Anne Fleck

DOCTORA EN MEDICINA

¡ENERGÍA!

La vía más saludable para escapar
del laberinto de la fatiga

Incluye plan de autoayuda práctico de 30 días

Título original: *ENERGY! Der gesunde Weg aus dem Müdigkeitslabyrinth. Mit 30-Tage-Selbsthilfeprogramm*, por Anne Fleck

© 2023. De la traducción, Roberto Romero González
© 2021 dtv Verlagsgesellschaft mbH & Co. KG, Múnich
© 2023. De esta edición, Editorial EDAF, S.L.U., por acuerdo con dtv Verlagsgesellschaft mbH & Co. KG Tumblihgerstrasse 21, 80337 Múnich, representados por Ute Körner Literary Agent, S.L.U., C/ Aragó, 224 pral. 08011 Barcelona, España

Diseño de la portada: Marta Elza
Maquetación y diseño de interior: Diseño y Control Gráfico, S.L.

Créditos de las ilustraciones: Ilustraciones de la lupa, el lápiz, la cruz y los puntos de acupuntura: www.zweiband.de
Todas las demás ilustraciones: Anne Fleck
Cita de la pág. 149: Anselm Grün, Kraftvolle Visionen gegen Burnout und Blockaden
© 2012 Verlag Herder GmbH, Friburgo de Brisgovia Reservados todos los derechos

Todos los derechos reservados

Editorial Edaf, S.L.U.
Jorge Juan, 68,
28009 Madrid, España
Teléf.: (34) 91 435 82 60
www.edaf.net
edaf@edaf.net

Ediciones Algaba, S.A. de C.V.
Calle 21, Poniente 3323 - Entre la 33 sur y la 35 sur
Colonia Belisario Domínguez
Puebla 72180, México
Telf.: 52 22 22 11 13 87
jaime.breton@edaf.com.mx

Edaf del Plata, S.A.
Chile, 2222
1227 Buenos Aires (Argentina)
edafadmi@gmail.com

Edaf Chile, S.A.
Huérfanos 1178 - Oficina 501
Santiago - Chile
Telf: +56 9 4468 05 39/+56 9 4468 0597
comercialedafchile@edafchile.cl

Junio de 2023

ISBN: 978-84-414-4209-2
Depósito legal: M-596-2023

PRINTED IN SPAIN   IMPRESO EN ESPAÑA

COFÁS

Este libro es para…

personas como tú,
de mente abierta y con curiosidad.

Y para cualquiera que desee emprender un viaje hacia el bienestar
para disfrutar de más energía, más salud y más calidad de vida.

ÍNDICE

CON SALUD
Y LAS PILAS CARGADAS:
EL PRINCIPIO ¡ENERGÍA!

Si no cambias de dirección nunca,
corres el riesgo de llegar allí donde te lleve la corriente.

. . . . LAO-TSE . . .

¿Te gustaría sentirte con más energía? ¿No te apetecería disfrutar de una vida plena de vitalidad y con buena salud hasta una edad más que avanzada? A lo mejor te encuentras presa de la fatiga y el agotamiento, hasta el punto que al terminar el día el cuerpo tan solo te pide que te tumbes. ¿O quizás padeces un ramillete de síntomas inconexos y raros? ¿Sufres a menudo de enfermedades infecciosas? ¿O el cansancio te obliga a deambular por la vida como un espíritu sonámbulo? Tal vez los valores de tus análisis de sangre están en la horquilla de la «normalidad», pero tú percibes que se te escapa algo, aunque nadie sabe explicarlo con certeza... ¿Te consideras una persona dispuesta a aceptar nuevas perspectivas y a tomar las riendas de tu salud personalmente? ¡Si has respondido que «sí» mentalmente, este es el libro ideal para ti! Su objetivo es abrir una vía a la esperanza para todo el mundo.

Porque las pandemias víricas no son el único obstáculo que nos complica la vida. La fatiga y las enfermedades coronarias, los síndromes autoinmunes y las afecciones inflamatorias, la diabetes, las diversas formas de demencia, el sobrepeso y el cáncer se ciernen como amenazas constantes, dispuestas a fastidiarnos, tanto individualmente como a la sociedad en conjunto. A veces parece que solo cabe rendirse y aceptar el deterioro paulatino de la salud y someterse a los devastadores efectos de la falta de energía, así que acabamos claudicando y asumiendo que hay que vivir a fuego lento, bajo mínimos. En semejante panorama, sería muy importante que cada persona pelease por recuperar sus niveles de energía. Porque si queremos exprimir todo nuestro potencial vital, es imprescindible estar a tope de energías y con buena salud. La vitalidad es la clave para que explotes tus talentos y hagas realidad tus planes e intenciones. A menudo nos damos cuenta de que, la verdad, cuanto nos proponemos y hacemos queda muy lejos de aquello de lo que seríamos capaces en realidad.

«En realidad», el trabajo es gratificante. «En realidad», deberíamos alegrarnos e ilusionarnos cuando las amistades nos hagan una invitación. «En realidad», siempre tendríamos que gozar de un paseo en bicicleta o una jornada de esquí o senderismo. Al contrario de lo que sucede cuando se padece una depresión o se sufre el síndrome de desgaste profesional, no nos faltan ni estímulos ni ganas de disfrutar... sencillamente, nos faltan energía y capacidad de rendir al máximo. Pagamos un precio muy elevado: la falta de energía afecta a cómo pensamos o actuamos y repercute negativamente sobre la capacidad de tomar decisiones. Sepulta muchos de nuestros sueños e ilusiones, nos arruina el estado de humor y como si fuese un veneno, intoxica nuestras relaciones personales. En suma: nos pone mucho más difícil lograr lo que ansiamos y disfrutar de una buena calidad de vida. Vamos, que esa fatiga crónica tan insidiosa no tiene nada, pero nada de bueno. Y tampoco tiene nada en común con el clásico cansancio que es normal sentir tras practicar deporte o disfrutar del sexo.

A lo largo de las últimas décadas, esa falta de energía ha proliferado y se ha acentuado hasta convertirse en un fenómeno de masas. Quienes ya la sufren deberían servir de luz de alarma, una advertencia de los factores que hasta ahora nos pasan desapercibidos y que nos roban esa esencia vital. Yo misma, desde hace años, recibo en mi consulta a personas que gozan de buena salud y quieren seguir así. Pero muchos de mis pacientes acuden en busca de ayuda para pelear contra el déficit de energía, aguantar los problemas que acarrea un sistema inmunitario debilitado y soportar su mala salud general. La mayoría llegan tras una larga odisea, tras visitar a otros facultativos, profesionales de la medicina que no han sabido darles una solución. Porque las pruebas y análisis típicos sirven de poco: «Parece que todo está bien»... pero, por desgracia, no es así.

Estas personas están atrapadas en un laberinto de síntomas, no saben cómo buscar la salida. No es infrecuente que amistades y familiares les aconsejen que dejen de afanarse por encontrar las causas y se acostumbren a convivir con esas carencias de energía y salud: «En estos tiempos, todo el mundo anda cansado», o bien «Tendrías que dormir un poco más», o incluso «¡Tampoco será para tanto, seguro que tus defensas funcionan bien!». Mucha gente ya se ha habituado de tal forma a este panorama que les parece normal y consideran que todo es cuestión de psicosomática. Tienen la sensación de que nadie se lo toma en serio, que se estigmatizan como «enfermos ilusorios», hipocondríacos o pacientes del Dr. Google. En resumen, sienten frustración, y es lógico. Porque en el fondo, toda pérdida crónica de la energía suele ser una llamada de auxilio del organismo.

En mi labor profesional, desde hace años me esfuerzo por poner en práctica una nueva perspectiva, basada en la prevención, que considere a la persona individual como conjunto y cuide su salud globalmente. No quería limitarme a aliviar síntomas y curar enfermedades puntuales solamente administrando medicinas, sin más. Me encanta ese trabajo de investigación detectivesca: indagar en las causas que alteran el equilibrio regular de los procesos del cuerpo (lo que técnicamente se denomina homeostasis). Es imprescindible para prevenir dolencias eficazmente y para conducir terapias con éxito. Con este planteamiento he ido desarrollando el *Método de la Doctora Fleck*, que se basa en supuestos clásicos y probados de la medicina clásica, pero incorpora aspectos innovadores de la medicina preventiva, la medicina ortomolecular y la nutrición, además de remedios curativos naturales efectivos. Esta perspectiva apuesta por el concepto global y por localizar las causas de los problemas. Apuesta por la salud, no por la enfermedad. Los éxitos conseguidos con mis pacientes han demostrado hasta qué punto pueden dar frutos la labor de investigación y la modificación del estilo de vida. Éxitos con los que ni podría soñar hace 20 años, toda una cura de humildad para mí.

¿QUÉ CABE ESPERAR DE ESTE LIBRO?

Mi intención es explicarte el contexto actual y proponerte planteamientos y enfoques beneficiosos para la salud, que te servirán de herramientas útiles. Acompáñame y descubrirás una nueva perspectiva de tu salud, además de conceptos muy interesantes sobre tu organismo. Aprenderás a confiar en tu cuerpo, porque ese no miente. Cuando emite síntomas como la fatiga o cuando el sistema inmunitario se pone en huelga, es porque tiene un motivo. En la mayoría de casos, se trata de una serie de factores, que conforman un mosaico plural y complejo. Para detectarlo hay que actuar como detectives y examinarlo todo con lupa, pieza por pieza. Eso sí, a estas alturas, te ofrezco un pequeño consuelo: ¡no eres la única persona que sufre estos problemas! Y además, resulta que tienen solución. Aquí van las buenas noticias: una vez reconozcamos el mosaico de factores causantes, es posible diseñar una escapatoria para recuperar las energías y activar nuestra capacidad propia para restablecer la salud.

El eje de este libro eres tú, tu salud y tu energía vital. La clave será entender qué idioma habla tu organismo y al cabo, entrar en acción. La estrategia del programa ¡ENERGÍA!, que se asienta sobre el Método de la Doctora Fleck, te ofrece un camino para encontrar los orígenes de esa fatiga, para liberar todo tu potencial de salud y mejorar notablemente la calidad de vida.

Y por si necesitas más motivación: ¿a que no sabías que la membrana mucosa del intestino es uno de los bastiones fundamentales de tu salud? ¿A que tampoco sabías que existen métodos sencillos para reforzarla? ¿Te suena que el café con leche o el pan de harina de espelta ecológica podrían privarte de parte de tu energía si resulta que tienes dificultades para digerir las proteínas de la leche o el gluten y no eres consciente de ello? ¿Sabías que dolencias inflamatorias silenciosas, las alteraciones del sistema inmunitario y las infecciones son capaces de entrar a hurtadillas en tu organismo y robarte la energía? A lo mejor te resulta chocante enterarte de que los empastes dentales con oro o amalgama metálica pueden dañar a las centrales energéticas del organismo (o sea, las mitocondrias) y quizás sean culpables de que te ataque la fatiga o alguna enfermedad crónica. Y eso mismo podría suceder como consecuencia de una antigua lesión por latigazo cervical que te haya dejado tocada la columna vertebral. Pues te invito a acompañarme y descubrir todas estas y muchas más cosas.

Ten bien a mano tu lupa de detective y así, con la ayuda de este libro, podrás ponerte a buscar pistas y pruebas para identificar qué soluciones prácticas tienes a mano para sentar las bases de una vida renovada, llena de energía. Mucha atención, que esta parte del viaje también será interesantísima: por ejemplo, descubrirás que algunos alimentos en realidad son auténticos ladrones de energía, te contaré cuándo es el momento ideal para comer y nutrirte, pero también para hidratarte, hacer ejercicio físico o dormir. Y conocerás cómo adaptarte para encontrar tu ritmo ideal. Puedes comenzar por las sencillas recetas del Plan ¡ENERGÍA!, planteado de forma muy inteligente, y con pequeños cambios en tu estilo de vida para cambiarlo de forma constructiva. Con estos primeros pasos se abren grandes posibilidades. Aprenderás cómo mejorar tus digestiones, cómo cuidar de la flora intestinal para que prolifere de manera saludable, cómo aliviar el trabajo de los sistemas de detoxificación del organismo, cómo dormir mejor, cómo sanar las infecciones ocultas y cómo reducir el estrés cotidiano.

UN CAMINO PARA RECORRER EL LABERINTO DE LA FATIGA Y SALIR

En tu discurrir por lo que yo llamo «Laberinto de la fatiga», descubrirás procesos impresionantes que suceden en el organismo, encargados de mantener el equilibrio necesario para gozar de buena salud. Y te aconsejo que no te limites a memorizar la información, sino que reflexiones, porque todo esto va de ti y de tu cuerpo. Te animo a que te tomes la lectura como un viaje por tu propio organismo. Cuando veas las palabras «hígado» o «intestino», dedica un instante a pensar en qué valiosa labor desempeñan en ese momento esos protagonistas en tu seno. *A medida que leas este libro, irás concienciándote sobre la tremenda y compleja labor de los sofisticados mecanismos que operan en tu cuerpo.* Lo que me propongo lograr en cada línea de esta obra es daros nuevas fuerzas, a ti y a tu salud, para que incluso en edades avanzadas ten mantengas en forma y disfrutes de una buena calidad de vida. Y si en algún momento la teoría se te hace muy cuesta arriba o no comprendes bien algún concepto técnico o una sigla, no te preocupes ni te desanimes. También he incluido «Notitas para visitas médicas», así como información sobre pruebas y análisis, pensando siempre en cómo explicarle tu caso a los profesionales de la medicina. No hace falta que te lo aprendas todo de memoria. Tan solo tienes que saber dónde consultar la información útil para tu próxima cita.

No te vendrá mal una agenda o un bloc de notas para apuntar los detalles más importantes de tu labor detectivesca. Puede ser que veas reflejado tu perfil en varios apartados del libro. Y quizás tengas la impresión de que en tu caso particular coinciden varias causas y no una sola. Hasta podrías llegar a la conclusión de que no te queda más remedio que seguir todas las pistas a la vez... ¡Relájate, no te agobies! Esta es la clave: tendrás en tus manos la propuesta de actuación del Plan ¡ENERGÍA!, de eficacia probada. Y te ayudará a reconquistar tu energía y tu salud. Pero también a identificar sistemáticamente los factores que te afectan, si es que te interesa. Por eso conviene que tomes nota por escrito de los datos fundamentales.

Vamos a adentrarnos en el organismo humano, fascinante y complejísimo, donde se desarrollan miles de procesos que dependen unos de otros. En la primera parte, abordaremos las causas ocultas de la carencia de energía y los posibles factores desencadenantes que favorecen la aparición de enfermedades. Y para eso serán muy útiles las listas de síntomas y los *Tests de autodiagnóstico* interactivos y cuidadosamente diseñados con base empírica. A menudo pasa que la percepción de los síntomas es mucho más significativa que contar con unos valores «normales» en una analítica, que no sirven de gran cosa para investigar qué pasa. Los resultados de los tests de autodiagnóstico nos aportarán pistas muy interesantes para continuar avanzando. Adicionalmente, te comentaré cómo son las modernas pruebas y análisis de laboratorio que le ayudarán a tu médico a refinar la investigación y seguir buscando huellas.

Lo fundamental es no olvidar que, si las molestias son persistentes, el autoexamen y la observación consecuentes son muy útiles, pero no pueden sustituir a la valoración y la terapia a manos de profesionales de la medicina con experiencia. En este libro me centro en las causas *propias del organismo* que se ocultan tras la fatiga, factores hasta ahora poco conocidos (o completamente desconocidos) y que tienen la capacidad de proliferar y agudizarse hasta transformarse en dolencias crónicas. Naturalmente, aunque este sea un manual ambicioso, es imposible que cite y presente todas y cada una de las causas.

El doctor o doctora que atienda su caso debería considerar (y descartar o abordar) otras enfermedades graves o trastornos psíquicos sobre los que existan sospechas, como pueden ser la depresión o el síndrome de desgaste.

¡ABRAN PASO! MÁS SALUD Y NUEVAS ENERGÍAS

En la segunda parte, pondré en tus manos el hilo de Ariadna para que puedas salir del laberinto. Conocerás los ingredientes del Plan de salud ¡ENERGÍA! al detalle y te daré consejos eficaces para transformar tu estilo de vida con éxito. Observaremos con lupa cómo es el ritmo de los distintos procesos del organismo, cuáles son los principios de la nutrición en ¡ENERGÍA!, cómo disfrutar de un sueño de calidad, cómo estimular los mecanismos de detoxificación del cuerpo y cómo es la terapia de los micronutrientes. Además, también aprenderás a estimular la salud intestinal, el sistema inmunitario y tus capacidades de regeneración y regulación.

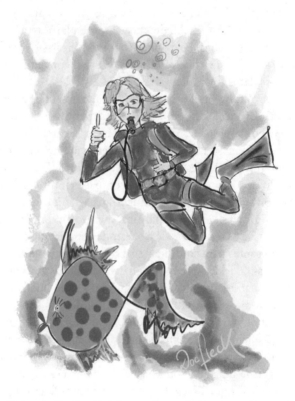

La medicina individualizada moderna bucea en el organismo para buscar factores ocultos que propician problemas.

Y en la tercera parte, ¡toca entrar en acción! El *Plan ¡ENERGÍA! de 30 días* es el punto de partida ideal para aplicar los nuevos conocimientos a la práctica. Tendrás que corregir y perfeccionar tu ritmo, desenmascarar los factores escondidos en tu alimentación que te roban la energía, rebajar de verdad el nivel de estrés y desarrollar tu propia fórmula para disfrutar de salud y energía. Porque la medicina moderna es «a medida». Además, te propondré un buen número de recetas sabrosísimas y muy sanas. Ya verás: tenedor y cuchillo son herramientas básicas para recuperar energía. Aunque te limites a seguir tan solo algunas recomendaciones, notarás cambios en tu nivel de energía y en tu salud general. Y si te esfuerzas para ir retocando tu estilo de vida poco a poco, a tu ritmo, te esperan un montón de sorpresas positivas. Las *Listas de verificación* prácticas para profundizar en el diagnóstico que figuran en la parte final del libro están pensadas para prepararse de cara a citas médicas posteriores. Te ayudarán a ahondar en las indagaciones junto a tu médico y a llevar un seguimiento a largo plazo de las alteraciones que percibas en tu organismo, para prevenir la carencia crónica de energías y otras enfermedades. Asimismo, proponen soluciones prácticas, concretas y eficaces.

Me hace mucha ilusión que tú, querida lectora o querido lector, tomes tu salud en tus manos y no te rindas a la falta de energías y otras molestias. Aprovecha *¡ENERGÍA!* como una vía de escape para encontrar la salida al laberinto personal de la carencia de energía, la propensión a sufrir infecciones y otros problemas. Sé que este libro también puede afectar de manera muy notable a tu nivel de energía, tu salud y los de tus seres queridos. Por eso espero que sepas exprimirlo para convertirte en la persona que puedes llegar a ser.

PARTE 1

LADRONES
DE ENERGÍA
OCULTOS

El organismo no miente

El cuerpo humano es un mecanismo fascinante. Todos los procesos que mantienen nuestro organismo en funcionamiento se engarzan entre sí y dependen unos de otros. Conforman un sistema único, muy sofisticado, que conservamos en marcha con una energía vital saludable. Macro y micronutrientes, enzimas y neurotransmisores condicionan la circulación sanguínea y controlan la respiración, el ritmo cardíaco, la digestión, el metabolismo, la musculatura, el movimiento, la capacidad de toma de decisiones, los sentimientos y el razonamiento. Si algo altera ese equilibro tan delicado, se descompone el orden de todos esos procesos tan minuciosos, que nos suministran la energía. Es como si unos granitos de arena entorpeciesen el movimiento de un engranaje. Al principio son imperceptibles, pero luego se hacen notar de forma brutal, hasta que encallan, se interrumpe el flujo de energía y se pierde capacidad y resistencia. La fatiga y la propensión a sufrir infecciones aparecen como síntomas habituales, que repercuten negativamente sobre la calidad de vida.

Algunos agentes bien conocidos de esa sensación de cansancio son la carencia de nutrientes esenciales, la astenia primaveral, la falta de apetito sexual o de capacidad física para el ejercicio, incluso la resistencia interna a realizar tareas cotidianas poco agradecidas. Al mismo tiempo, existe una serie nada desdeñable de causas desconocidas que nos rodean y actúan como una auténtica aspiradora, que nos absorbe la energía. Estos factores actúan fuera del radar de la percepción y alejados de las prácticas y consultas médicas más habitual. Pero vamos, lo repetiré una vez más: el organismo no miente. Por medio del síntoma del «cansancio», como les ocurren a millones de personas de todo el mundo, señala la existencia de un posible problema oculto. Si sufres de forma constante de una ausencia aguda de energía, que parece no tener un origen claro, no te dejes consolar por frases vacías del estilo «no te pasa nada, ¡no vale la pena que te estreses». ¡Ponte en guardia! Esos factores ladrones de energía existen, son reales y provocan esa clase de fatiga que te hace sentir como una guitarra eléctrica desenchufada. Es hora ya de desenmascarar esos factores dañinos. Sobre todo, porque si les dejas cauce libre, a largo plazo pueden convertirse en enfermedades crónicas. Te propongo desentrañar cuáles son las causas escondidas de tu déficit energético y buscar una salida a ese laberinto de fatiga permanente. ¡Vamos, sumerjámonos en el problema!

¿QUÉ FACTORES NOS **ROBAN** O NOS **PROPORCIONAN** ENERGÍAS O **FATIGA?**

Si aprendemos a reconocer qué factores nos sustraen la energía, no solo recuperaremos esas energías, sino que también mejoraremos la salud notablemente.

. . . .

No hay nadie para quien sea desconocida la sensación de cansancio. Pero el cansancio «sano» es un fenómeno totalmente natural del cuerpo. Es una señal, que nos dice: «Relájate, descansa. Es hora de tomarse una pausa o de echarse en la cama». Eso sí, el cansancio no siempre se atiene a un patrón claro y fácil de entender. Piensa en la astenia primaveral, que se debe al cambio fisiológico del organismo tras el fin del invierno. O en esa sensación de agotamiento tan satisfactorio tras una excursión larga, una jornada de trabajo culminada con éxito, una tarde de deporte o de practicar sexto.

A diario, en nuestro organismo se suceden un sinfín de procesos. En cada segundo de vida, el cuerpo se afana por mantener el estado de salud. Como si se tratase de un artista circense, hace malabares con las complejas reacciones a estímulos internos y externos que nos afectan en los planos físico, psíquico y mental. Por ejemplo, libera hormonas que regulan el estrés cuando nos esforzamos por cumplir un plazo límite. O reacciona controlando el nivel de azúcar en sangre cuando te zampas una pizza precocinada. También domina la defensa inmunitaria ante virus y bacterias cuando viajas en transporte público u ordena deshacerse de las sustancias tóxicas que nos transmiten mohos invisibles presentes en un bocadillo, en el medioambiente o en productos químicos. El organismo se esfuerza por alcanzar y mantener el equilibro entre todos los procesos e intenta amortiguar o defenderse de los factores externos e internos que inciden sobre ese balance y podrían alterarlo. Esa lucha por conservar el equilibrio saludable se denomina homeostasis. Pero atención, porque no está garantizado, ni muchísimo menos. Cuando sentimos que físicamente estamos en un nivel muy bajo, lo que experimentamos es una indicación estratégica del organismo: «escucha, ahora mismo nos enfrentamos a unas circunstancias especiales y tengo que solucionarlas». Probablemente no sean los propios factores estresantes los que nos hagan sentir cansancio y propicien que enfermemos, sino más bien la incapacidad de anularlos.

Por tanto, los sistemas reguladores del organismo son frágiles, sensibles al estrés y propensos a sufrir dificultades. Todo esto afecta al sistema inmunitario, al sistema nervioso, a la salud del aparato digestivo, etc. Y además, todos estos procesos y sistemas están entrelazados. Interactúan unos con otros y se estabilizan mutuamente, como los hilos que componen una telaraña excepcionalmente delicada. Por norma general, no solemos enterarnos en absoluto de los malabarismos que el cuerpo ejecuta entre bambalinas. Nos pasan desapercibidos los ataques de precisión que el sistema inmunitario lanza contra virus y bacterias, al igual que la acción de los neurotransmisores de las células inmunitarias, que despliegan sus efectos en todos los tejidos del organismo. Tan solo en contadas ocasiones nos percatamos de que sucede algo extraordinario. De hecho, ni siquiera nos enteramos cuando las mitocondrias (las centrales energéticas que abastecen a las células) afrontan dificultades. Cuando las mitocondrias no disponen de suministros y condiciones adecuados, el sofisticado metabolismo energético renquea y los procesos bioquímicos no discurren correctamente por sus vías habituales. También flaquea la síntesis de hormonas y enzimas imprescindibles (por ejemplo, para la digestión o para las tareas de limpieza que desarrolla el hígado). Ante este panorama, el organismo pasa a trabajar en modo de ahorro de energía y prosigue su actividad.

Tomemos como ejemplo una carencia nutricional oculta que, en realidad, es más común de lo que sospechamos: la deficiencia de vitaminas D o B_{12}. Esto es lo que puede suceder como consecuencia de la falta de vitamina B_{12}: anemia (falta de hierro en la sangre), caída del cabello, piel reseca y alteraciones neurológicas potencialmente irreversibles, como trastornos de la sensibilidad, sensación de quemazón en la lengua, hormigueo en las extremidades, debilidad muscular, alteraciones del equilibrio o depresiones. La carencia de hierro, por ejemplo, debida a la menstruación, también provoca fatiga. Ese déficit nutricional desemboca en un déficit de glóbulos rojos, denominado anemia. Debido al bajo número de glóbulos rojos, los órganos del cuerpo reciben menos oxígeno y entonces es cuando nos aplasta el agotamiento. Otro ladrón de energía: durante la generación de energía en las mitocondrias, se produce también un «desecho» tóxico, concretamente los radicales de oxígeno, denominados en inglés ROS, «Reactive Oxygen Species». Si las mitocondrias reciben un suministro óptimo de micronutrientes, son plenamente capaces de librarse del problema. Pero si el aporte es insuficiente, resulta imposible eliminar los radicales libres y estos dañan a los orgánulos donde se genera la energía, las propias mitocondrias. Para revertir la situación, estas últimas «bajan una velocidad» y limitan su actividad para protegerte frente al riesgo de toxicidad. Como consecuencia, se produce menos energía y caen los niveles de ATP o adenosintrifosfato, la sustancia que sirve como «moneda» en el intercambio energético del organismo. Como resultado, el nivel de energía cae. Es un ejemplo clarísimo de este fenómeno y también de lo que solemos sentir en estos casos: sentimos abatimiento, falta de energía, fatiga, una sensación enfermiza.

Pero hay buenas noticias: si logramos detectar los factores que nos sustraen esa energía, podemos mejorar nuestro dinamismo y nuestra salud de forma decisiva. Para identificar a los culpables, también hay que medir los productos del metabolismo (metabolitos) o las carencias nutricionales, pues desempeñan un papel clave para la medicina del futuro, porque aspira a evitar la enfermedad y no a limitarse a tratar los síntomas. Si no nos olvidamos de la lupa e iniciamos la labor de investigación médica sin demoras para destapar las huellas químicas y fisiológicas de las alteraciones del metabolismo, podremos diseñar estrategias terapéuticas inmediatas, precisas e individualizadas, para recobrar la energía vital.

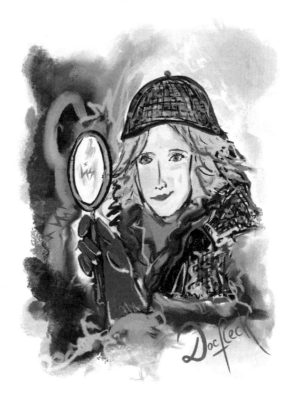

Nuestra guía será la investigación detectivesca médica y la búsqueda de indicios.

CUANDO LA **DIGESTIÓN** **SUFRE** EN SILENCIO

La clave no solo está en qué, cómo y cuándo comemos, sino también en cómo digerimos los alimentos.

¿Que qué tiene que ver la digestión con la falta de energía? ¡Pues mucho! Si tu organismo es incapaz de digerir y aprovechar debidamente los nutrientes y líquidos que tomas, provocará un estado de carencia nutricional. El resultado es que sientes cansancio y malestar, como si algo te hubiese chafado. Pero las siguientes preguntas no son las únicas claves: ¿cómo, qué y cuándo como? Esta es la cuestión más importante: ¿cómo lo digiero? Es decir: ¿qué sustancias nutrientes absorbe mi organismo?

Si tu médico o doctora te detecta una deficiencia de micronutrientes y vitaminas (por ejemplo, de vitamina B_{12}), eso puede significar que no digieres los alimentos correctamente. No sería algo infrecuente, porque le pasa a mucha gente. Y por eso resulta todavía más sorprendente que sean tan pocas las personas que se someten a análisis y pruebas para detectar estos déficits. ¿Tal vez seas tú también víctima de una digestión pobre y no lo sepas? Podría ser. Yo misma estoy en esa situación. Pero cuando sabemos qué problema afecta a la digestión, se puede actuar con precisión. Y es necesario hacerlo, porque la señal de la fatiga no viene sola. Hay muchas otras alteraciones que se pueden desarrollar a partir de problemas crónicos en estómago e intestino, desde el acné hasta las gingivitis. Problemas que pasan años inadvertidos y sin tratamiento. Así que empecemos ya nuestro viaje por los misterios del organismo con la lupa en la mano: ¡analicemos la digestión! Verás que vale la pena.

TU SISTEMA DIGESTIVO Y CÓMO FUNCIONA

Mientras la digestión parece funcionar sin problemas, no le dedicamos ningún caso, por desgracia. Tan solo le prestamos atención cuando algo «no funciona bien» en la tripa. Quizás cuando nos afectan la acidez o el ardor de estómago, cuando sufrimos una diarrea o padecemos flatulencias con sus penosos efectos secundarios. El caso es que el aparato digestivo es la puerta fundamental hacia la energía y la salud; más vale que tengamos la llave a buen recaudo. Este sistema alberga aproximadamente al 80 % de las células inmunitarias. ¿No está nada mal, verdad? Se encarga de asimilar nutrientes y de deshacerse de toxinas y elementos no digeribles. Precisamente por todo ello, un aparato digestivo enfermo constituye un ladrón de energía y un agente nocivo de primer orden.

El sistema digestivo es muy completo, está compuesto por mucho más que el intestino. Concretamente, abarca boca, esófago, estómago, páncreas, intestino delgado e intestino grueso, además del recto. Y además, no debemos olvidarnos del hígado y la vesícula biliar, las estrellas secretas de todo este espectáculo. También contribuyen con su labor las misteriosas bacterias que habitan en la boca y en los intestinos, las cuales actúan como directoras de orquesta escondidas para tu salud y que denominamos en conjunto *microbioma*. Con que un solo elemento de este sistema tan complicado diseñado por la naturaleza falle en sus funciones, todo el organismo sufre las consecuencias.

La digestión empieza en la propia boca. Basta imaginarnos la comida, ver algo apetitoso o percibir su olor para estimular las glándulas salivales, que a lo largo del día generan entre medio y un litro de saliva. Este líquido se ocupa de facilitar la masticación y contiene enzimas activas que ya en la misma boca descomponen los carbohidratos simples (como el almidón) y los preparan para que el cuerpo los asimile. Cuando masticamos comenzamos a desintegrar debidamente los alimentos. En circunstancias óptimas, el bolo alimenticio acaba tan bien masticado que se parece a una líquido espeso y cremoso. Vamos, hasta que «se deshace en la lengua».

Si deglutimos pedacitos de alimentos pobremente masticados y mal predigeridos, acaban por llegar en ese estado al intestino y allí favorecen la proliferación de bacterias intestinales perjudiciales. El predominio creciente de las bacterias menos beneficiosas causa daños en la membrana mucosa intestinal, porque las bacterias «buenas» o beneficiosas acaban desplazadas. Y ellas producen nutrientes esenciales, como el ácido butírico, imprescindible para mantener la integridad de esa mucosa. Por tanto, una masticación deficiente tiene el potencial de fomentar la aparición de un bioma poco saludable en los intestinos y generar a largo plazo agujeros en la membrana mucosa que los reviste. Esto a su vez puede desembocar en intolerancias alimentarias que nos agoten y enfermedades autoinmunes (véanse los capítulos «Intolerancias alimentarias» y «Enfermedades autoinmunes») de la primera parte. En resumen: ¡Mastica bien! Es algo muy sencillo, pero fundamental para la reforzar tu salud y tu nivel de energía, ¡más importante de lo que piensas!

Luego, al tragar, el bolo alimenticio atraviesa un tubo musculoso denominado esófago, para llegar al estómago. Allí la papilla alimenticia se revuelve como si estuviese en una lavadora y continúa descomponiéndose, preparándola ya para su asimilación en el intestino. Para que el estómago acometa ese trabajo tan movido, necesita suficiente «detergente». O sea, jugos o ácidos gástricos. Y por eso cada día las glándulas presentes en la mucosa que recubre el interior del estómago segregan entre tres y cuatro litros de jugos gástricos, que contienen distintas enzimas digestivas y variedades del ácido clorhídrico, entre otras sustancias. Las enzimas son unos elementos auxiliares de lo más asombroso. Son imprescindibles para una vida sana y sirven de apoyo en todos los procesos básicos del metabolismo y la digestión. Una de las enzimas digestivas, la pepsina, se encarga de preparar las proteínas de pescados, carnes, huevos o setas para que sea posible asimilarlas después. Otras enzimas ayudan en la digestión de las grasas. El ácido clorhídrico, por su parte, tiene una misión durísima como guardaespaldas: se ocupa de neutralizar bacterias nocivas, virus y parásitos que a veces viajan ocultos en los alimentos. La propia mucosa gástrica se protege de la acción agresiva de los jugos gástricos por medio de una capa mucosa que la separa de los ácidos. Ya ves, el organismo es misterioso y está muy bien pensado.

El páncreas entra en acción estimulado por el estómago. Su papel consiste en verter más enzimas digestivas en el intestino delgado: la proteasa, para las proteínas; la amilasa, para los hidratos de carbono y la lipasa, para las grasas. También se produce aquí una hormona llamada insulina, que regula el nivel de azúcares en la sangre y que coopera estrechamente con la hormona leptina, que se sintetiza en los tejidos adiposos y es responsable a su vez de la sensación de saciedad. La leptina notifica al cerebro cuándo hemos comido suficiente. Estas dos hormonas colaboran mano a mano, en perfecta armonía, y le señalan al cerebro cuándo hemos asimilado suficientes nutrientes.

Entonces es cuando se pone en marcha el hígado para intervenir en la digestión. Es uno de los órganos con más virtudes, pero también de los que pasan más desapercibidos. No solemos prestarle mucha atención mientras trabaja sin descanso por cuidar nuestra salud. Como si fuese una abejita laboriosa, no descansa prácticamente nunca, al igual que pulmones y corazón. Se levanta muy temprano y entre las 2 y las 3 de la madrugada, arranca su potente motor. Si resulta que te despiertas a menudo sobre esa hora, tal vez sea una señal de alarma que indique problemas en el hígado. Quizás esa sea la fuente de tu falta de energía. Porque el hígado no solo se encarga de contribuir a la digestión en silencio, trabajando en segundo plano. También sirve de depósito de glucosa, vitaminas y minerales, centro de reciclaje para la síntesis de proteínas y neurotransmisores, órgano de control y filtrado de la sangre, órgano desintoxicador y eliminador de desechos generados en el organismo o de elementos nocivos ajenos. Además de todo eso, produce la bilis, esencial para digerir correctamente las grasas. La bilis se acumula en la vesícula y segrega según requiera la digestión, en pequeñas dosis, que penetran en el intestino delgado y se mezclan allí con la papilla digestiva.

Y el propio intestino delgado está implicado directamente en la digestión, con un papel heroico. Es la porción de los intestinos que carga con la mayor parte del proceso y resulta fascinante. Mide nada menos que entre cuatro y seis metros de longitud, pero cabe perfectamente plegado en la cavidad del vientre. Empieza en el duodeno, situado a la salida del estómago, y desemboca en el intestino grueso. El intestino delgado no solo se ocupa de digerir los alimentos, sino que además permite que la mayor parte de los nutrientes (agua, electrolitos, vitaminas) sean absorbidos y retirados de la papilla. Una tarea hercúlea, que ejecuta con la contribución de las enzimas digestivas y de minúsculas protuberancias de la mucosa que reviste sus paredes interiores, las vellosidades intestinales. Estas irregularidades están dotadas de miles de millones de estructuras que parecen deditos en miniatura. Su imagen recuerda a las suaves cerdas de un cepillo observadas al microscopio y sirven para multiplicar la superficie de absorción del intestino delgado hasta el equivalente de una cancha de tenis. Estos deditos, delgados como hilos, parecen acariciar y peinar la cavidad o lumen intestinal, entrando en contacto con la papilla, de la que captan nutrientes seleccionados, una delicia valiosísima para tu salud.

Los nutrientes así capturados son aspirados a continuación y de forma controlada por las células inteligentes de la mucosa intestinal.

El proceso digestivo continúa después con las heces, que van siendo empujadas hasta el recto. Para que este material de desecho tenga la consistencia adecuada y pueda ir fluyendo a su destino final, es importante que contenga un buen suministro de fibra alimentaria. Estas fibras previenen el estreñimiento e impiden que se formen incrustaciones o fecalomas (también llamados coprolitos), que se adhieren a la mucosa del intestino y provocan que residuos tóxicos no deseados procedentes de la materia fecal penetren en la circulación sanguínea (fenómeno conocido como endotoxemia intestinal).

Los tropiezos y obstáculos que surgen en la digestión no son un tema que suela tratarse sistemáticamente en las consultas médicas. Pero el caso es que la detección temprana de las «zonas problemáticas» es una herramienta poderosísima. No solo para combatir los problemas de falta de energía, sino también para prevenir enfermedades graves y cuidar el sistema inmunitario. Así que es muy recomendable conocer cuáles son los puntos problemáticos más destacados de la digestión:

- Falta de ácidos gástricos o hipoclorhidria
- Carencias de enzimas digestivas
- Problemas de la flora intestinal: disbiosis
- Alteraciones de la membrana de la pared intestinal: síndrome del intestino permeable

Saber detectar los problemas en estas zonas que suelen pasar desapercibidas es uno de los pilares fundamentales de mi método terapéutico. Mi objetivo es ayudar a todos los pacientes que confían en mí, de la mejor manera posible, e indagar como una detective para encontrar las causas ocultas de sus problemas.

PROBLEMA 1: FALTA DE ÁCIDOS GÁSTRICOS O HIPOCLORHIDRIA

Antes de nada, tenemos que aclarar una confusión que lleva décadas fastidiándonos: el ácido clorhídrico del estómago es un agente beneficioso para la digestión, no un enemigo. Lo necesitamos, es imprescindible. Nos protege de bacterias, hongos y parásitos perjudiciales que acceden al interior del organismo viajando en la comida y que podrían establecerse y proliferar en los intestinos con nefastas repercusiones. Además, si padecemos una deficiencia de este ácido, no se verterán suficientes enzimas digestivas en el intestino delgado. Y eso podría tener como efecto que los carbohidratos y las proteínas no se digiriesen satisfactoriamente, así que quedarían fragmentos de papilla enteros. A su vez, estos servirían de alimento a bacterias nocivas, las cuales son peligrosas porque pueden desencadenar procesos de descomposición y fermentación, con el riesgo de causarnos fuertes problemas de flatulencias y distensión abdominal. Los ácidos gástricos trocean las proteínas en fracciones que podemos asimilar: concretamente, en aminoácidos, que el organismo requiere para disponer de músculos fuertes, huesos robustos, esmalte dental, neurotransmisores, células inmunitarias y hormonas.

Una carencia de ácidos gástricos puede originar un déficit de aminoácidos fundamentales, como la lisina, lo que a su vez facilitaría la propagación de infecciones recurrentes. Si alguien es presa de una fatiga interminable, o si encadena resfriados o cistitis sin cesar, o incluso si sufre de infecciones por herpes, haría bien en examinar su digestión en cuanto sea posible, tomarse en serio lo que expongo en este libro y aplicar los consejos prácticos con la ayuda de su médico o doctora. Y claro, revisar la calidad, la cantidad y el ritmo de su alimentación (véase el capítulo «Comer y beber a un ritmo adecuado» de la segunda parte). El déficit de lisina afecta especialmente a personas que siguen dietas vegetarianas y veganas, ya que este aminoácido está presente fundamentalmente en las proteínas animales (carne, pescado, huevos, etc.). Optar por complementos alimentarios bien pensados sirve en este caso de ayuda rápida y eficaz. Profundizaré sobre este tema en otro apartado (véase el capítulo «Dieta vegetariana y vegana: últimas novedades» de la segunda parte).

Los problemas de digestión originados por la hipoclorhidria pueden causar estreñimiento y evacuaciones insuficientes, impedir que se asimilen nutrientes importantes y como consecuencia, favorecer el desarrollo de dolencias crónicas. Así que no conviene perder tiempo, ¡hay que cambiar las cosas! ¿Y cuáles podrían ser las causas originarias de la hipoclorhidria? El ácido clorhídrico gástrico se sintetiza en unas células especializadas del estómago, las células parietales. Son muy sensibles y su funcionalidad puede sufrir alteraciones por efecto del alcohol, ciertos fármacos o una mala nutrición. También existe la posibilidad de que se formen anticuerpos que actúen contra ellas. Entonces surge una gastritis autoinmune, una enfermedad que afecta aproximadamente a un 1 % de la población. Al debilitarse la función de las células parietales, se ocasiona una insuficiencia en la producción de ácidos gástricos, que habitualmente pasa desapercibida. Ese déficit de producción también puede estar condicionado por otras circunstancias. Por ejemplo, por una infección no detectada por bacterias *Helicobacter pylori* (que pueden proliferar en el estómago), por una gastritis ligada al estrés o por motivos de edad avanzada. De hecho, los niveles de ácido clorhídrico gástrico van descendiendo a medida que envejecemos. Si consideras que existe la posibilidad de que produzcas una cantidad insuficiente de estos ácidos (véase el *Autotest* anexo a este mismo capítulo), deberías solicitar que se te hagan pruebas para comprobar si sufres alguna de las enfermedades que acabo de citar.

Y como a mí personalmente me afecta de manera recurrente una molestia muy relacionada con los ácidos gástricos, querría mencionarla: se trata de la acidez. Esta es una enfermedad generalizada, que por error suele habitualmente relacionarse con un exceso de ácidos gástricos. Pero la acidez no solo puede surgir como fruto de alteraciones en la musculatura del esófago o por un exceso de ácido gástrico, sino también por una deficiencia de este último. De hecho, cuando se registra una insuficiencia del ácido gástrico, las proteínas no se digieren bien. En vez de avanzar y entrar en el intestino delgado, muchas de esas proteínas se acumulan y constituyen una *masa indigesta* que permanece en el estómago. Entonces, a veces, se produce un pequeño reflujo, un fenómeno por el cual algo de ácido se vierte al esófago. El reflujo también puede manifestarse si el ácido gástrico no alcanza la concentración suficiente, por ejemplo, si por beber demasiado durante las comidas se diluye o «se agua». En este caso, la musculatura del estómago está obligada a dar lo mejor de sí y exprimirse a fondo para triturar la papilla gástrica. Con semejante esfuerzo, existe el riesgo de que algo de ácido gástrico se escape y fluya de vuelta hacia el esófago.

El problema de la acidez se puede volver ardiente, fundamentalmente si continúan produciéndose fugas de ácidos gástricos y como resultado, los alimentos siguen digiriéndose de manera insatisfactoria. Entonces caemos prisioneros de una indigestión que nos acarrea fatiga y una acidez pesada y permanente. Estos datos empíricos son muy relevantes y significativos. Han influido en gran medida en mi método terapéutico.

Si tú padeces una falta de energía habitual *y* sufres de acidez de estómago, ¡no te desesperes! No te preocupes en exceso. Tú haz el siguiente autotest y ten muy en cuenta los consejos que recojo en este libro, porque te ayudarán a ganar calidad de vida. En la segunda parte de este mismo libro, te enseñaré cómo ayudar rápidamente a tu digestión y superar tus problemas de fatiga.

Autotest

Hipoclorhidria, insuficiencia de ácido gástrico

Anótate un punto por cada pregunta que respondas con «sí».

- ¿Tienes la necesidad imperiosa de eructar *durante* o *inmediatamente después* de las comidas?
- ¿Sientes *inmediatamente* después de comer que tienes el vientre hinchado?
- ¿Tus uñas se quiebran con facilidad o presentan manchas blanquecinas?
- ¿Has detectado fragmentos de alimentos sin digerir incrustados en tus heces?
- ¿Te han diagnosticado la enfermedad por reflujo gastroesofágico (RGE)?
- ¿Has tomado medicamentos contra el reflujo (bloqueadores de ácido)?
- ¿Tienes propensión a encontrarte algo indispuesto/a o mal tras tomar medicamentos o complementos alimenticios/dietéticos?

Evaluación

De 0 a 3 Es bastante improbable que sufras una insuficiencia de ácidos gástricos significativa (hipoclorhidria).

4 o más Es probable que sufras una insuficiencia de ácidos gástricos significativa (que padezcas de hipoclorhidria). Si ya te han diagnosticado con anterioridad la enfermedad por reflujo gastroesofágico, también existe la posibilidad de que sufras carencias de enzimas digestivas y que tu flora intestinal se haya visto alterada.

PROBLEMA 2: CARENCIAS DE ENZIMAS DIGESTIVAS

Las enzimas ostentan un gran poder: controlan todos los procesos vitales esenciales para garantizar que el organismo funcione correctamente. Sin ellas, no habría nada que marche bien. Las enzimas digestivas son muy potentes y son responsables de descomponer la papilla digestiva, como indica su nombre. Una insuficiencia de estas enzimas es prácticamente igual de problemática para el organismo que una deficiencia de ácidos gástricos (la hipoclorhidria de antes): porque empobrece el suministro disponible de nutrientes fundamentales. El nivel de energía disponible toma el camino descendente. A menudo sucede que se superponen insuficiencias simultáneas de enzimas digestivas y de ácidos gástricos. Y es que, aunque gocemos de buena salud y nos alimentemos a la medida de nuestras necesidades: somos lo que comemos, pero solo si somos capaces de digerirlo debidamente. Como ya he dicho antes, no basta con «comer sano». Aunque llevemos una dieta equilibrada, si nos faltan las enzimas imprescindibles, es posible sufrir fatiga, problemas digestivos y carencias nutricionales que favorezcan la aparición de enfermedades. A medida que vamos cumpliendo años, la producción de enzimas va decayendo. También hay otros factores que influyen negativamente sobre los niveles de enzimas: el estrés, las toxinas presentes en el medioambiente o una alimentación poco adecuada, basada en productos precocinados, aceites vegetales refinados, grasas trans como las presentes en patatas fritas, frituras en general, azúcares o edulcorantes artificiales (como el aspartamo o la sucralosa). Ya va siendo hora de que te revises a fondo y, si resulta necesario, actúes para reequilibrar tu digestión.

 Autotest

Déficit de enzimas

Anótate un punto por cada pregunta que respondas con «sí».

- ¿Notas una sensación de saciedad excesiva, distensión o hinchazón abdominal, o bien flatulencias severas aproximadamente *entre dos y cinco horas* después de comer?
- ¿Tus heces incluyen fragmentos de alimentos sin digerir incrustados?
- ¿A menudo sucede que tienes deposiciones muy voluminosas o con un olor fétido más maloliente de lo habitual?
- ¿Sufres estreñimiento con frecuencia?
- ¿Padeces de anemia? ¿O se te ha diagnosticado una insuficiencia de vitamina B₁₂ o una falta de hierro, causantes de la anemia?
- ¿Tienes facilidad para que te aparezcan moratones y hematomas? (Indicio de carencia de vitamina C y vitamina K)

Evaluación

De 0 a 3   No parece que necesites un aporte extra de enzimas digestivas.

4 o más   Probable que sufras alguna carencia de enzimas.

Notas prácticas para tu próxima cita médica

Un médico de cabecera o de familia puede solicitar pruebas de laboratorio rutinarias para medir los niveles de ciertas enzimas digestivas (por ejemplo: amilasa, lipasa o elastasa pancreática). Si tras cubrir el autotest anterior resulta que es muy probable que sufras de una insuficiencia aguda de enzimas, sería recomendable que tomases suplementos de enzimas digestivas. Se trata de preparados muy eficaces y de alta calidad, que se dispensan en farmacias o a través de establecimientos especializados disponibles en Internet.

PROBLEMA 3: PROBLEMAS DE LA FLORA INTESTINAL: DISBIOSIS

El microbioma, es decir, la comunidad de bacterias que habitan en el tracto digestivo, constituye el alto mando de tu organismo. Se calcula que ahí pululan y proliferan alrededor de 100 000 millones de bacterias. O sea, que las vellosidades intestinales (esas minúsculas protuberancias que sobresalen de la mucosa que reviste las paredes interiores del intestino delgado) están repletas de microbios. Hasta la fecha se han identificado más de 500 especies distintas. Suponen entre dos y tres kilos de tu peso corporal. Una masa nada despreciable, que sirve a tu salud, porque generalmente la mayoría de esas bacterias intestinales son de las «buenas». O sea, beneficiosas. Ese colorido carnaval de bacterias es completamente único y específico en cada persona, como una huella dactilar. Y se trata de las jefas ocultas, que controlan en buena medida tu salud.

Mientras permanezcan en un equilibrio estable, estos microbios que parecen insignificantes te mantendrán con buena salud y contribuirán a que luzcas una figura esbelta. Condicionan los estados de humor, los sentimientos y sensaciones, la calidad del sueño, tus preferencias y apetitos, tanto en cuestiones de alimentación como de libido. Entre los intestinos y el cerebro tiene lugar una intensa comunicación a través de un eje denominado *gut-brain axis* en inglés, similar a una autovía de varios carriles por la que circula información en ambos sentidos. Esta vía conecta a la flora bacteriana con la médula espinal y con el cerebro mediante transmisiones nerviosas. Intestino y cerebro también hablan constantemente a través de hormonas y neurotransmisores (por ejemplo, con la ayuda del neurotransmisor GABA o ácido gamma-aminobutírico. Si la flora intestinal sufre alguna alteración, eso limitaría la producción de precursores hormonales como el triptófano. Ante una carencia de triptófano, nuestra tolerancia al estrés es menor y el sueño resulta menos reparador. Además, también se reduce el suministro disponible de la sustancia básica para sintetizar serotonina, la hormona de la felicidad. Así que solemos padecer bajo un estado de humor peor, más cansancio y menos energías.[1] Alrededor del 95 % de los componentes de la serotonina los producen en el intestino bacterias «buenas».

Por desgracia, un nivel insuficiente de serotonina también va de la mano con una insuficiencia de la melatonina, la hormona del sueño.[2] Por eso es imprescindible contar con un microbioma sano para gozar de energías, buen humor, sueño reparador y un sistema inmunitario robusto.[3]

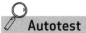

Autotest

Disbiosis (problemas en la flora intestinal)

Anótate un punto por cada pregunta que respondas con «sí».

- ¿Llevas más de 3 meses sufriendo flatulencias, distensión abdominal, dolores intestinales, estreñimiento o diarrea?
- ¿Has tomado antibióticos en los últimos 6 meses?
- ¿Has dejado de fumar en los últimos 6 meses?
- ¿Has tomado bloqueadores antiácidos en los últimos 3 meses?
- ¿Tu alimentación contiene poca fibra vegetal (verduras, frutas, hortalizas, cereales, frutos secos)?
- ¿Consumes a menudo azúcar o edulcorantes?
- ¿Padeces de fatiga, agotamiento o apatía?
- ¿Sientes picazón en la zona genital (ano, vagina)?
- ¿Tus deposiciones se parecen a una papilla, con salpicaduras en el inodoro?
- ¿A menudo sucede que tienes deposiciones con un olor fétido más maloliente de lo habitual o sufres de halitosis (mal aliento)?
- ¿Tienes acné aunque ya has dejado atrás la adolescencia?
- ¿Se te cae el cabello, tienes las uñas muy finas o quebradizas?
- ¿Te han diagnosticado una enfermedad autoinmune (por ejemplo, artritis reumatoide, esclerosis múltiple, tiroiditis de Hashimoto o vitíligo?
- ¿Sufres limitaciones en la movilidad o padeces problemas para dormir bien?
- ¿Sufres un nivel de estrés crónico extremo?

Evaluación

De 0 a 2   Si has respondido a alguna de las primeras cuatro preguntas con un «sí», es probable que tengas disbiosis, pero una puntuación tan baja sugiere que, en cualquier caso, sería de grado leve.

De 3 a 7   Disbiosis de grado leve a medio.

De 7 a 15   Disbiosis de grado severo.

CONCLUSIÓN: ....

Lo más aconsejable siempre es tratar la disbiosis, especialmente si sufres de una fatiga muy acusada. En el capítulo «Una digestión sana: manual básico para terapia» encontrarás un plan de eficacia probada para restaurar y renovar tu flora intestinal.

Notas prácticas para tu próxima cita médica

Los análisis de heces que se realizan en laboratorios especializados aportan información muy útil para conocer la composición el microbioma o flora bacteriana. La vertiente más innovadora son las pruebas de heces genético-moleculares. En cualquier caso, hasta la fecha no son muchas las instituciones y organizaciones de atención médica que ofrecen esta opción.

UN CONSEJO: ....

Si a tenor del resultado que has sacado en el autotest sospechas que podrías sufrir disbiosis, empieza a seguir la propuesta de dieta ¡ENERGÍA! y las recomendaciones para restaurar y cuidar el intestino, que encontrarás en este mismo libro (véase el capítulo «Una digestión sana: manual básico para terapia» de la segunda parte) y vigila los síntomas. Ten paciencia, porque este tipo de terapia para el intestino requiere mucho tiempo. Mientras tanto, siempre puedes considerar la posibilidad de realizar una prueba de heces, como medida de control. Eso sí, te aconsejo fervientemente que no caigas en la tentación del sobrediagnóstico.

Claro que siempre existe el riesgo de que la simbiosis pacífica entre las bacterias intestinales y nosotros, los seres humanos, sufra algún percance. La disbiosis o disbacteriosis, término que denomina un mal estado de la flora intestinal, consiste en la proliferación perjudicial de bacterias, hongos y parásitos perniciosos en los intestinos, que se hacen con el poder e infestan el intestino delgado. A menudo, estos terroristas microscópicos secretan compuestos tóxicos con los que bombardean la mucosa interior del intestino y que pueden dañar su membrana. Como resultado, aumenta el peligro de que la mucosa intestinal se vuelva porosa (véanse las siguientes páginas, que tratan sobre el síndrome del intestino permeable).[4]

Estas son algunas de las posibles causas de la disbiosis: administración de antibióticos con demasiada frecuencia (sin equilibrarlos con probióticos), estrés crónico, toma de medicamentos durante períodos extensos, una alimentación incorrecta debido a la cantidad o calidad de los carbohidratos, azúcares y edulcorantes, e incluso un exceso de higiene. La disbiosis es ya una enfermedad generalizada, que por desgracia suele pasar desapercibida. Sería necesario detectarla en fases tempranas y combatirla siempre hasta remediarla. Aquí van las buenas noticias: para restablecer el equilibrio saludable de las colonias bacterianas, en realidad, bastaría con dos ingredientes: una serie de cambios relativamente pequeña y una enorme dosis de paciencia, de entre tres meses y dos años de duración (véase el capítulo «Una digestión sana: manual básico para terapia» de la segunda parte del libro).

PROBLEMA 4: ALTERACIONES DE LA MEMBRANA DE LA PARED INTESTINAL, SÍNDROME DEL INTESTINO PERMEABLE

La membrana y las mucosas de los pulmones, la boca y el tracto digestivo son la primera (y delicada) línea de defensa del organismo. La muralla que lo separa del mundo exterior. La capa mucosa que recubre las paredes del tracto digestivo, que empieza en la boca, suma una superficie total aproximada de 500 metros cuadrados. Bastante más que la epidermis (o sea, la piel) con sus 2 metros cuadrados y el doble que los pulmones, que llegan a los 100 metros

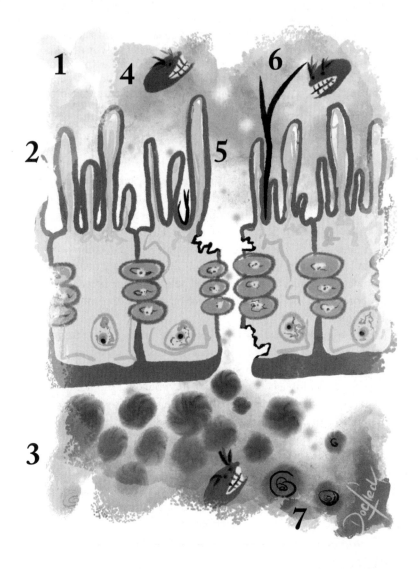

La pared intestinal y su membrana mucosa
son la muralla que protege nuestro organismo.

Por el canal intestinal **1** *viajan componentes alimentarios, gluten* **5** *, bacterias* **4** *, virus, hongos y levaduras, aditivos, etc.*

Si la barrera mucosa que protege las células de la pared intestinal **2** *está debilitada, estos elementos pasan al torrente sanguíneo* **3** *. El gluten activa la zonulina* **6** *, una proteína propia del organismo que, a su vez, daña a las células de la pared intestinal* **2** *de forma indirecta.*

Si ciertos componentes de la papilla alimentaria como el gluten o bacterias atraviesan la barrera intestinal sin control, las células inmunitarias **7** *las considerarán intrusos amenazadores y pelearán duramente para neutralizarlas con reacciones inflamatorias. Esas medidas defensivas tan drásticas provocan también perjuicios para otras células y se desencadena una endotoxemia. Las sustancias secretadas por las células inmunitarias para estimular la inflamación viajan transportadas por la sangre y llegan a todo el organismo. Así originan inflamaciones silenciosas en otros puntos, que sientan los cimientos de la fatiga, la falta de energías y otras dolencias vinculadas.*

cuadrados. Y como es lógico esperar, tiene una importancia clave. Por eso ofrecer un diagnóstico sensible y preciso del estado (bueno o malo) de la membrana mucosa intestinal es una de las herramientas esenciales de la medicina moderna cuando se concentra en buscar causas. Quizás radique aquí también el origen oculto de tu fatiga aparentemente insuperable o de tu salud tan débil.

¡Es hora de sacar la lupa! Imagínate que la capa mucosa que reviste la pared intestinal interior es un muro formado por fichas de dominó alineadas. Están tan juntas entre sí como si las hubiésemos fijado con un cemento muy fino, casi invisible. Esas fichas de dominó en realidad son las células de la membrana mucosa. Y el cemento está compuesto por estructuras reticuladas, proteínas que no solo se encargan de mantener unidas las células, sino que las comunican unas con otras. Las denominamos uniones estrechas («tight junctions» en inglés). Esa barrera, formada por una sola capa de células, está recubierta por una lámina de moco liviano, producido por el propio tejido de la membrana mucosa, con la ayuda de bacterias beneficiosas. Ese moco actúa como un traje o revestimiento protector a la hora de luchar contra intrusos no deseables.

La membrana mucosa intestinal regula la absorción de nutrientes para la sangre y se ocupa de impedir que ninguna sustancia indeseada salga del intestino y penetre en el torrente sanguíneo. Las estructuras de proteínas que se apretujan *entre* las células que forman la pared de la membrana (el «cemento» que decíamos antes) cumple una función muy importante en este contexto. Cuando la barrera mucosa se vuelve franqueable, como se puede apreciar y demostrar en muchos pacientes, según mi experiencia profesional, hablamos de que esas personas padecen el *síndrome del intestino permeable*. Lo que sucede es que se abren agujeros en la pared intestinal, a través de los cuales de repente es posible que restos de alimentos, heces, desechos, bacterias nocivas, virus, hongos y parásitos acaben por llegar a la sangre. Entonces es cuando se desata el caos, porque el sistema inmunitario reconoce que esos intrusos son sustancias extrañas, es decir, antígenos. Y se lanza a combatirlos. Eso provoca que se intensifique la defensa inmunitaria, que se manifiesta como una *reacción inflamatoria*. Por desgracia, la inflamación no permanece limitada a esa zona, sino que de forma subrepticia se puede expandir hasta afectar a todo el organismo.

Esas reacciones inflamatorias consumen muchas energías del cuerpo y empeoran aún más la permeabilidad de la mucosa intestinal. Como consecuencia, aumenta el riesgo de sufrir y desarrollar intolerancias alimentarias, migrañas y enfermedades autoinmunes[5] (véase el capítulo «Intolerancias alimentarias y enfermedades autoinmunes» de la primera parte del libro). Ya ves, al final todo está relacionado y la dependencia es constante. Si una ficha del dominó se cae, como en este caso la barrera mucosa intestinal, provoca una reacción en cadena inmunitaria violenta y tumultuosa, que consume grandes porciones de energía y que a veces se hace notar como una llamada de auxilio del cuerpo: «¡Socorro, estoy agotado!». En la actualidad, se discute sobre qué causas alterarían la barrera intestinal y se barajan factores como un microbioma disfuncional o alterado, la acción de medicamentos que dañan la mucosa (como los analgésicos), los antibióticos, el estrés, el alcohol, el azúcar y los edulcorantes. Será necesario renovar los esfuerzos en la investigación de cara al futuro, para reforzar las evidencias empíricas.

Autotest

Síndrome del intestino permeable

Anótate un punto por cada pregunta que respondas con «sí».

- ¿Sufres de alguna intolerancia alimentaria?
- ¿Llevas años sufriendo constantemente de estrés sin compensarlo?
- ¿Padeces alguna enfermedad autoinmune (como reuma, diabetes, esclerosis múltiple o vitíligo, por ejemplo)?
- ¿Padeces alguna alteración en la flora intestinal? Consulta el autotest anterior.
- ¿Tomas con regularidad medicamentos como analgésicos, antiinflamatorios o antipiréticos (contra la fiebre) como aspirina, ibuprofeno o diclofenaco sódico (Voltarén)?
- ¿Bebes alcohol más de tres días por semana?

Evaluación

De 0 a 1 Las probabilidades de que sufras el síndrome de intestino permeable son muy bajas.

> 2 No sería descabellado pensar que tu barrera intestinal está afectada. Para contar con un diagnóstico seguro y preciso, deberías solicitarle pruebas de laboratorio a tu médico o doctora. Fíjate también en la «Nota práctica para tu próxima cita médica». El objetivo de cualquier medida terapéutica debería ser restablecer la barrera intestinal. Encontrarás consejos e información al respecto en apartados posteriores de este libro. Por ejemplo, consulta el capítulo «Una digestión sana: manual básico para terapia» de la segunda parte del libro). Si has respondido afirmativamente a la pregunta sobre intolerancias alimentarias, las probabilidades de que padezcas este problema son muy elevadas.

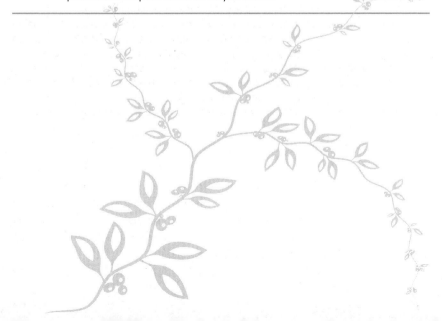

Notas prácticas para tu próxima cita médica

Las siguientes pruebas han demostrado ser eficaces para el diagnóstico del síndrome del intestino permeable en la consulta[6] médica:

- **Zonulina.** El análisis de zonulina es un método sencillo y económico para diagnosticar con certidumbre cuál es el estado de la barrera mucosa intestinal. La zonulina es una proteína cuya misión es regular las uniones estrechas («tight junctions») que actúan como porteras de la membrana mucosa. Si se detecta un alto contenido de zonulina en las heces, sabremos que la pared intestinal es más permeable de lo conveniente.[7]

- **Alfa-1-antitripsina.** Esta enzima se sintetiza en la mucosa intestinal. Con frecuencia se puede detectar un valor más elevado de lo normal cuando las reacciones inmunitarias contra restos alimentarios provocan una subida del nivel de alfa-1-antitripsina en las heces. También se registran valores muy altos en caso de alteraciones inflamatorias de la membrana mucosa intestinal.

- **Calprotectina.** Los glóbulos blancos o leucocitos de la sangre sintetizan y secretan esta proteína con más intensidad al producirse reacciones inflamatorias. Así que sirve como sismógrafo para calibrar la intensidad de las enfermedades inflamatorias[8] y la actividad inflamatoria general (análisis de sangre y heces).[9]

- **Inmunoglobulina A secretora (sIgA).** La inmunoglobulina defiende la barrera mucosa intestinal y combate antígenos, agentes patógenos y toxinas.[10] La generan las células inmunitarias de la pared intestinal. Si se detectan niveles demasiado bajos de esta proteína en las heces, señalan que existe una actividad insuficiente de las células inmunitarias del intestino, así como una permeabilidad anormalmente alta de la mucosa intestinal. Si los valores son más altos de lo normal, indican que la defensa de las células inmunitarias de la membrana mucosa intestinal está sobreexcitada.

- **Endotoxinas.** Cuando sufrimos del síndrome del intestino permeable, en la sangre es donde más probable resulta detectar endotoxinas. Estas sustancias pueden estimular una reacción inflamatoria y favorecer una fatiga crónica.[11] Las endotoxinas son componentes de la pared celular de las bacterias intestinales que se han liberado y vertido tras la muerte de la colonia bacteriana. Desde el punto de vista genético-molecular, se trata de lipopolisacáridos (LPS). Los LPS activan las células inmunitarias y estimulan la liberación de neurotransmisores que refuerzan la inflamación. Determinar cuál es el nivel de actividad de los LPS es un test de laboratorio innovador, también para investigar posibles *inflamaciones*. Por eso todavía no es una prueba rutinaria establecida con firmeza en los procedimientos de diagnóstico.

Aquí van las buenas noticias: una vez sepamos cuál es el problema, por norma general es posible tratar con terapia la membrana mucosa intestinal para repararla (véase el capítulo «Una digestión sana: manual básico para terapia» de la segunda parte del libro). Así le sucedió a una de mis pacientes, Paula, que logró de ese modo librarse de una fatiga muy pesada.

Caso de paciente real

Paula · 37 años · Veterinaria

Paula es una veterinaria que siente auténtica pasión por su profesión. Una de esas veterinarias que sabe perfectamente qué es tratar con animales, como para ayudar en partos de vacas. Vino a mi consulta porque llevaba siete años padeciendo una fatiga que la aplastaba. Además, en los últimos diez años había engordado alrededor de nueve kilos, lo cual también la preocupaba. En nuestro primer encuentro, me relató que todos los exámenes médicos anteriores a los que se había sometido habían terminado «sin encontrar nada». Se achacaba aquel cansancio a las exigencias de su trabajo y a su implicación con su marido, su hijo de once años y dos perros de raza mixta muy inquietos. Como su marido no disponía de ingresos regulares, tuvo que actuar como cabeza de familia y alimentar y cuidarlos a todos. Se veía con claridad que estaba desesperada, que su valentía estaba a punto de venirse abajo como un castillo de naipes.

Al estudiar su historial clínico y examinarla, detecté que Paula sufría de molestias digestivas desde hacía mucho tiempo: frecuentes eructos nada más terminar de comer, flatulencias y heces grasientas con restos de alimentos a medio digerir. Años atrás había tenido que tomar antibióticos durante muchas semanas seguidas, para tratarse de una infección grave que se había formado en uno de sus dedos afectado por una herida. La anamnesis reveló también que Paula tragaba la comida sin apenas masticarla, que bebía mucho en las comidas y consumía barritas de proteínas con edulcorantes como tentempiés. El diagnóstico confirmó que su flora bacteriana no se encontraba en buen estado y que su capacidad digestiva se había debilitado debido a la masticación pobre y al consumo de bebidas al comer, lo que a su vez limitaba la producción de ácidos gástricos. Además, los valores detectados en las pruebas de laboratorio eran alarmantes: indicaban que su barrera intestinal era porosa (nivel anormalmente alto de zonulina en heces) y padecía actividad inflamatoria oculta (sobre esto profundizaré en capítulos posteriores). Me acuerdo mucho de sus ojos, enormes, y de las arrugas de su sonrisa tan franca cuando por fin dimos con las causas que le robaban la energía.

Como estrategia terapéutica, le recomendé practicar conscientemente la masticación, renunciar a productos con edulcorantes y azúcares añadidos y a beber agua con zumo de limón entre comidas, pero no durante las comidas. El siguiente paso consistió en curar su intestino (véase el capítulo «Una digestión sana: manual básico para terapia» de la segunda parte del libro) con la ayuda de glutamina (que sirvió de sustituto al «cemento» de la pared intestinal que cité antes), bacterias intestinales probióticas y agentes probióticos, que actúan como alimentación saludable para la colonia bacteriana intestinal. Por último, empezó a tomar enzimas digestivas antes de las comidas y adaptó su dieta según el plan ¡ENERGÍA! para corregir malos hábitos.

Tan solo seis semanas después de iniciar el tratamiento, Paula se sentía renovada, otra persona. Los problemas digestivos y las flatulencias habían desaparecido, «como volatilizados». Los valores de las pruebas de laboratorio se habían normalizado y sus niveles de energía vital habían repuntado drásticamente. Y un efecto secundario con mucho peso: transcurridos diez meses tras la primera cita, Paula alcanzó su peso ideal. ¡Y sin dietas espartanas ni historias de esas!

Deberías preocuparte, y mucho, por la salud de tus intestinos. Porque si obligas a las células inmunitarias de su membrana mucosa a luchar sin descanso contra influencias tóxicas (suplementos alimentarios o medicamentos, por ejemplo), puede desencadenar un círculo pernicioso que, como una avalancha, origine una inflamación crónica y fatigante cuya raíz estará en el intestino. Las reacciones inflamatorias, sean del tipo que sean, nunca brotan de la nada. No son artistas ególatras que actúan completamente en solitario. Es necesario que las conozcamos y entendamos mejor para desentrañar cuáles son las causas de las enfermedades y de la falta de energía vital. A eso nos dedicaremos en el siguiente capítulo. ¡No te olvides la lupa!

INFLAMACIONES SILENCIOSAS: UN PROBLEMA DE DIMENSIONES DESCONOCIDAS

Las inflamaciones no aparecen
como llovidas del cielo.

· ·

Todas las reacciones inflamatorias son en realidad como un redoble de tambor: avisan de que algo marcha mal en el organismo. Nos dicen: «¡Mirad todos! ¡Aquí está pasando algo!». Son la respuesta natural a las amenazas y también un instrumento muy eficaz para conservar la salud. Sirven como herramienta de protección esencial, porque impiden que se cuelen en el organismo huéspedes nada deseables, tales como virus, bacterias, hongos o partículas contaminantes. Para ello, las tropas defensoras del sistema inmunitario «atrapan» a los intrusos y los anulan y eliminan. Les ayudan los anticuerpos, unas pequeñas partículas proteicas.

Imagina que te haces un corte en un dedo mientras picas verduras. Entonces se rompe la integridad de la piel y tu organismo se defiende poniendo en marcha un proceso denominado *inflamación aguda* para detener a los agentes patógenos entrantes. También detiene la hemorragia y dirige con máximo cuidado la reparación de la piel y la curación de la herida. A lo largo de este proceso, el organismo va pasando lentamente de la reacción proinflamatoria a un estado antiinflamatorio. Si el cuerpo careciese de esa fabulosa capacidad para inflamarse, acabaríamos por sucumbir como consecuencia de un pequeño corte superficial. Cuando la inflamación aguda ha sanado, el batallón de células inmunitarias se retirar para recuperarse y vuelve a cerrar las compuertas de la reacción inflamatoria rápidamente. Bajo condiciones normales, una inflamación dura entre cuatro y seis días.[12]

¿Cuál es el problema?

Pues que no todas las inflamaciones son estrictamente locales y limitadas. No todas desaparecen al terminar su función. La que deberíamos temer, la peligrosa, es la *inflamación crónica*, que se extiende «sistemáticamente» por todo el organismo como un incendio fuera de control, que nos fatiga y aumenta la probabilidad de que enfermemos. Y lo hace todo de puntillas, sin hacer ruido, sin manifestar los síntomas clásicos de la inflamación. Es sutil. Es discreta. Es muda. Por eso la llamamos *inflamación silenciosa* (la bautizaron así en inglés: *silent inflammation*). Que una inflamación se convierta en crónica y provoque secretamente un caos en el organismo depende de los factores desencadenantes y de con qué intensidad activen el sistema inmunitario.

Las inflamaciones silenciosas sobrecargan de trabajo a los sistemas de desintoxicación del cuerpo, con lo cual agudizan la falta de energía. Además, sirven de abono a enfermedades causadas por el estilo de vida imperante, como dolencias autoinmunes, trastornos cardiovasculares, diabetes, osteoporosis, parodontitis, enfermedades cutáneas como la rosácea o la psoriasis y un largo etcétera. Es una lista interminable y muy triste. Pero algo elemental y muy significativo es que los *factores desencadenantes* de una inflamación silenciosa se pueden rastrear, detectar y combatir. Porque las inflamaciones silenciosas acechan ocultas, invisibles. ¿Se atreverán a salir de su escondrijo para aprovechar la oportunidad que les brinde una inflamación registrada en el organismo? A menudo, la única señal de alarma que las acusa es la fatiga. Así que ya es hora de investigar a fondo y localizar cuáles son las causas ocultas de las inflamaciones.

Además de las reacciones inmunológicas inflamatorias de las células inmunitarias de la membrana mucosa intestinal, uno de los factores desencadenantes más importantes son nuestros hábitos alimentarios. Concretamente, comer «demasiada cantidad», comer «demasiado y constantemente» y comer «demasiado a menudo».[13] Para funcionar de manera óptima, las células adiposas del organismo requieren que, tras recibir un suministro de nutrientes, se les conceda una pausa suficiente entre comidas para descargarse. Probablemente por eso las pausas de ayuno entre comidas sean tan importantes, para que las células del organismo inicien el proceso de autofagia (término que deriva del antiguo griego: *autós* = uno/a mismo/a, *phagein* = comer): consiste en que el sistema de gestión de residuos de la propia célula entre en acción para «zamparse» la basura generada y reciclarla.[14] Y además, si las sometemos a un aporte constante de nutrición, las células adiposas deben soportar una carga adicional: cuando las llenamos de forma persistente debido a que comemos con excesiva frecuencia, aumentan de tamaño rápidamente y eso pone en riesgo su abastecimiento de oxígeno y nutrientes.[15] Sorprendidas por esa situación, las propias células adiposas solicitan ayuda. Y su llamada de auxilio es fisiológicamente idéntica a una inflamación, pues este proceso garantiza la irrigación sanguínea para preservar la vida de las células.

Pues bien, la inflamación de las células adiposas no es inofensiva, porque pone en marcha una cascada de reacciones inmunológicas que acarreará graves consecuencias y de paso, ancla y agudiza el círculo vicioso de la inflamación crónica. La grasa abdominal es el centro más destacado para originar estas inflamaciones, porque vierte neurotransmisores proinflamatorios (la adipoquina) en la circulación sanguínea. Este problema puede afectar también a personas que, por su aspecto visual, parecen esbeltas y delgadas. A lo mejor en tus análisis de laboratorio se han detectado valores inflamatorios más altos de lo normal sin que exista una explicación clara al respecto. ¿No estarás dudando de la «lealtad» de tu propio organismo? ¿No confías ciegamente en él y en sus capacidades de recuperación y curación? El caso es que esos indicadores inflamatorios detectados en laboratorio tan solo apuntan, discretamente, que el organismo se enfrenta a problemas reales y que lo hace de forma constructiva.

En la mayoría de casos, pasarán años hasta que te complique la vida con síntomas propios de dolencias inflamatorias como el dolor en las articulaciones, valores de azúcar en sangre muy altos o alteraciones cardiovasculares. *Muchos* años. Y durante todos esos años, que quizás ya se estén descontando, una de las señales de advertencia suele ser la fatiga. Pero no la oímos, no la escuchamos o la despreciamos como algo pasajero e irrelevante. Pero cuando acudes a la consulta médica con molestias claras, empieza el drama: hay que convivir y combatir con distintos síntomas durante años, probando una tras otra un sinfín de terapias. ¿Qué problema entraña esto? Que mientras los factores causantes sigan siendo una amenaza presente y real, la inflamación continúa su curso de expansión.

Muy a menudo, hay factores a los que no se presta atención, especialmente los hábitos alimentarios perjudiciales y las dificultades en la digestión (véase el capítulo «Cuando la digestión sufre en silencio» de la primera parte). La nutrición puede ser el principal aliado de tu salud, pero también su enemigo más cruel. Por eso considero que es importantísimo verificar que tú no seas de esas personas que «comen para alimentar la inflamación». Es decir, que deberías limitar al mínimo la ingesta de alimentos que favorecen los procesos inflamatorios, como productos muy densos en carbohidratos, muy ricos en grasas trans, azúcares o edulcorantes. Y tomar tres comidas principales al día, sin recurrir a menudo a tentempiés ni picoteos entre horas (véase el capítulo «La fuerza de la alimentación» en la segunda parte del libro). Además de los trastornos de la digestión y la grasa abdominal que ya he citado, hay otros factores que influyen sobre la inflamación silenciosa: la falta de actividad física y de sueño, el estrés crónico y otros factores ambientales (como los hongos, el tabaco, los microplásticos, el ruido y la polución).[16]

Los batallones de defensa inmunitaria, sobreexcitados, se verán superados por la tarea en algún momento. Y entonces es cuando se desarrolla una tolerancia inmunitaria alterada, que lleva aparejadas más intolerancias, por ejemplo, a ciertos alimentos. Así es como se cierra el círculo vicioso, que se retroalimenta a sí mismo. Pero hay buenas noticias: si conseguimos restablecer el equilibrio de la membrana mucosa intestinal, fomentamos la labor desintoxicadora propia del organismo, adaptamos la alimentación a pautas más saludables y reducimos el estrés cotidiano como te enseñaré en el plan ¡ENERGÍA!, es posible desmontar el círculo vicioso y ponerle fin para siempre.

 Caso de paciente real

Bastian · 47 años · Controlador de tránsito aéreo

Bastian acudió a mi consulta por consejo de su esposa, que estaba preocupada, para «que le hiciese una revisión». Hacía unos cinco años que llevaba notando un bajón de energía cada vez más acusado, cuando en general se describía como una persona optimista y sin enfermedades previas dignas de mención. Al acabar la jornada laboral se sentía tan «chafado» que no le quedaban fuerzas para nada más que para ver series de televisión en el sofá. El resto de la familia sufría junto a él. Ninguno de los estudios anteriores había descubierto nada sospechoso. Era un hombre alto, delgado, con cabellos oscuros y ojos claros como los de un perro husky, que trabajaba sentado en su puesto, de gran responsabilidad y presión. «No hay amigas más íntimas que la silla de la oficina y mis posaderas, lamentablemente», me contó con mirada traviesa. Fumaba desde los 18 años, unos diez cigarrillos diarios. Bebía tan solo ocasionalmente, vino o cerveza. Y durante el trabajo comía sin seguir un ritmo fijo: por las mañanas, algo de cereales, un bocadillo o tostadas con embutido. A mediodía, sándwiches bastante cargados de carbohidratos, pastelitos o algún plato precocinado del microondas. Y de cena, menús clásicos familiares en casa. Tomaba tentempiés y picoteaba entre horas a menudo. Le encantaban las gominolas, los cacahuetes y las manzanas. También bebía zumo de manzana en esas ocasiones. Además, a lo largo de un día se podía zampar casi un paquete entero de chicles, porque le ayudaba a concentrarse.

Cuando lo examiné, me llamó la atención que el perímetro abdominal era un poco superior a lo esperable. Al estudiar los órganos internos con ultrasonidos, detecté un pequeño problema de adiposidad en el hígado. Sospechaba que el motor que impulsaba esa apatía y esa carencia de energías podía ser una inflamación silenciosa, así que para confirmar el diagnóstico, solicité pruebas de laboratorio y análisis de heces. El resultado fue clarísimo: se detectaron parámetros inflamatorios (CRP, calprotectina y lipopolisacáridos o LPS), además de una leve alteración de la flora bacteriana y una insuficiencia flagrante de micronutrientes (vitaminas D y B_{12}, magnesio y coenzima Q_{10}). Así que enseguida identificamos varias causas plausibles que justificarían la fatiga de Bastian: presentaba un perfil TOFI (del inglés «thin outside, fat inside»), o sea, un obeso atrapado en un cuerpo delgado. Por fuera parecía esbelto, pero tenía una cantidad desorbitada de células grasas alteradas e inflamadas en su organismo, que vomitaban neurotransmisores inflamatorios desde el tejido adiposo abdominal a la sangre y empujaban al hígado a volverse graso. Los dos factores principales que promovían la alteración inflamatoria de las células adiposas eran los hábitos de alimentación inadecuados y el tabaco. Pero *había más agentes involucrados para robarle la energía vital: la flora bacteriana intestinal alterada, perjudicada por la abundante ingesta de edulcorantes procedentes de los chicles, y también la falta de elementos esenciales como la vitamina D.*

Yo especifiqué las metas de la terapia: 1. Contrarrestar la inflamación y el hígado graso de origen no alcohólico por medio del plan de nutrición ¡ENERGÍA! y la interrupción de la ingesta de nicotina a largo plazo. 2. Revertir el mal estado de la flora bacteriana intestinal. 3. Corregir la insuficiencia de micronutrientes. 4. Rebajar de forma sólida el nivel de estrés, principalmente mediante más ejercicio físico, ya que la actividad muscular libera miocinas, neurotransmisores que actúan con efecto antiinflamatorio. Bastian eligió tomar el desayuno de la doctora Fleck como «almuerzo tardío» pasadas las 10 de la mañana. Esta receta, que encontrarás en el apartado «Recetas de ¡ENERGÍA!» en la tercera parte del libro, destaca por su altísimo contenido en ácidos grasos omega 3 y fibras alimentarias de cáscaras de psilio o psyllium, además de frutos del bosque con propiedades antiinflamatorias. Una combinación muy saludable para el intestino, que además le aportaba sensación de saciedad duradera. Si le asaltaba el apetito por algo dulce o se le antojaban gominolas, lo contrarrestaba regularmente con un golpe de sustancias amargas en formato de aerosol complementadas con vitamina B$_{12}$, que se aplica directamente en la lengua. Así cuidaba de las bacterias beneficiosas de sus intestinos y compensaba sus niveles de vitamina B$_{12}$. Además, tomó complementos alimenticios muy concretos. En cuanto al picoteo, solo se permitió comer hortalizas crudas acompañadas de hummus o puré de frutos secos. En cuanto a la nicotina, se propuso reducir a cero el consumo con el apoyo de la acupuntura. Cuando apenas habían transcurrido tres semanas, Bastian se sentía ya un 70 % más en forma y comenzó a hacer ejercicios con pesas y a montar en bicicleta. Ocho semanas después de comenzar la terapia, había compensado por completo la carencia de micronutrientes. Los valores anómalos detectados en los análisis de sangre y heces de laboratorio se normalizaron en un plazo de cuatro meses, tras restablecer la salud del intestino y tomar probióticos. A los seis meses, el hígado graso dijo adiós en las pruebas de ultrasonidos. Bastian se sentía tan bien como cualquier otra persona, con las pilas cargadas y más sano que nunca. Continúa siguiendo las recomendaciones del plan ¡ENERGÍA! y disfruta de una gran calidad de vida compartiéndola también junto a su familia.

 Autotest

¿Cómo detectar la presencia de inflamaciones ocultas?

Anótate un punto por cada pregunta que respondas con «sí».

- ¿Tienes sobrepeso o un perímetro abdominal muy grande?
- ¿Te lagrimean o pican los ojos a menudo?
- ¿Padeces ataques de estornudos, te gotea la nariz o se te tapona?
- ¿Te sangran las encías o las tienes inflamadas?
- ¿Tienes acné, la piel muy seca, erupciones cutáneas o algo similar?
- ¿Sientes palpitaciones o que tu ritmo cardiaco es irregular?
- ¿Notas dolores, rigidez o hinchazón en las articulaciones? ¿Sufres dolores musculares o debilidad muscular?

- ¿Tienes infecciones de vejiga frecuentes o algún otro tipo de infección a menudo, como sinusitis?
- ¿Sientes picazón en algún punto del cuerpo (por ejemplo, en la zona genital, en el cuero cabelludo o en el ano? ¿O sufres pérdidas de orina?
- ¿Fumas habitualmente?

Evaluación

0   No es probable que padezcas una inflamación silenciosa.

1   Es posible que sí padezcas una inflamación silenciosa, pero todo apunta a que es leve y no muy extendida.

> 2   Cuanto más elevada sea la puntuación, más probable será que sufras actividad inflamatoria silenciosa y que se encuentre más extendida. Esto es especialmente relevante para personas que fuman o que tienen una circunferencia abdominal muy acusada. Si resulta que tienes una puntuación muy alta, no te frustres. Porque hay buenas noticias: ahora sabes por qué te ataca la fatiga y sabes que hay maneras de escapar de esa situación. Si sigues las recomendaciones del plan ¡ENERGÍA!, a largo plazo no solo superarás esa carencia de vitalidad, sino que también ayudarás a prevenir enfermedades crónicas. No te lo tomes como un consuelo, sino como una motivación.

MUY IMPORTANTE: ....

Las inflamaciones son la respuesta que da el sistema inmunitario cuando se encuentra sobreexcitado ante multitud de factores. A menudo esas reacciones tienen mucho que ver con «un mastocito que ha enloquecido». Si has obtenido una puntuación elevada en el autotest, te recomiendo que leas el fascinante capítulo que aborda la activación de los mastocitos (en la primera parte, el capítulo «¿Te afecta un agotamiento total e instantáneo?» Descubramos el misterioso síndrome de activación mastocitaria), un fenómeno que hasta hoy permanecía oculto e ignorado con demasiada asiduidad. ¡Pero espero que pronto cambie este panorama!

 Notas prácticas para tu próxima cita médica

Los valores de laboratorio más reveladores son: CRP y high sensitive (hs)-CRP, velocidad de sedimentación globular o eritrocitaria (VSG), calprotectina y anticuerpos LPS (endotoxinas). Sin una búsqueda orientada con precisión, mucha gente no sabrá siquiera que en su seno hay una reacción inflamatoria descontrolada sembrando el caos. A veces, aunque la inflamación silenciosa ya esté minando la vitalidad, los valores inflamatorios presentan una leve subida, otras veces todavía se sitúan dentro de los parámetros normales. ¿Cuál es el problema de los valores inflamatorios clásicos? Pues que tan solo hacen sonar la «alerta de inflamación», pero no señalan cuál es el origen del problema. Por eso me dicta la experiencia que es tan importante contar con una anamnesis precisa e indagar para localizar las causas, como alteraciones de la digestión y otros factores desencadenantes potenciales.

ENFERMEDADES AUTOINMUNES: LA FATIGA COMO SÍNTOMA GUÍA

Tu cuerpo es tu mejor amigo, ¡no tu enemigo!

Varias olas arrasadoras anegan el mundo: el sobrepeso, el cáncer, los virus. Mientras tanto, las dolencias autoinmunes como la diabetes o el reuma nos torturan discretamente y se figuran, tras el infarto al corazón, los accidentes cerebrovasculares (como ictus y derrames cerebrales) y el cáncer, entre las enfermedades más comunes de la época moderna, con cientos de síntomas y cuadros clínicos. El avance imparable de estas enfermedades por las naciones industrializadas a lo largo del último siglo no es ninguna sorpresa, ya que tiene mucho que ver con la alimentación y la salud intestinal. El «síntoma guía» que comanda y une todos los cuadros clínicos de las dolencias autoinmunes es... ¿a que lo adivinas? Pues sí, la fatiga. Es una señal de advertencia que muchas veces se malinterpreta y suele ser el principio de una poderosa cascada de síntomas.

Las enfermedades autoinmunes son *procesos inflamatorios crónicos*, es decir, casi como las hermanas pequeñas de la inflamación silenciosa. Cuantas más reacciones inflamatorias se desarrollen en el cuerpo, más se debilitará la flora bacteriana intestinal y, cuanto mayor sea el grado de permeabilidad de la membrana mucosa intestinal, más intensa será la carga de agentes tóxicos o extraños procedentes de antiguas enfermedades víricas que afecte al cuerpo (por ejemplo, una infección por herpes crónica). Y por tanto, mayor será también la probabilidad de que el sistema inmunitario se transforme y deje de ser un aliado de confianza para volverse un terrorista caótico y destructivo.

Por tanto, el factor desencadenante central es una alteración del sistema inmunitario, que desemboca en una pérdida de la tolerancia respecto a los tejidos del propio organismo. Los fieles batallones de la defensa inmunitaria, que mientras gozabas de buena salud te protegían de bacterias, virus, hongos, parásitos, aditivos alimentarios y toxinas ambientales, ahora son presa de la ceguera. Ya no saben distinguir entre sustancias *ajenas* y *propias* (en griego clásico: *autós*). Y eso tiene consecuencias catastróficos. En lugar de vigilar y guardar eficazmente las fronteras exteriores del organismo en el intestino, la piel y las mucosas (boca, nariz, ojos, pulmones), las tropas de élite del sistema inmunitario atacan a tejidos del organismo que están absolutamente sanos. Para ello solicitan que entren en acción unos asesinos a sueldo verdaderamente eficientes: los anticuerpos. Las reacciones de anticuerpos, aunque sean muy extensas e intensas, se pueden producir sin que notemos ningún síntoma. Sin embargo, los científicos aprecian que existe una relación entre esa clase de cansancio o fatiga que nos sobreviene de golpe y la producción de anticuerpos.[17] Cuantos más cañones se alisten, o sea, cuantos más anticuerpos se sinteticen, más rotunda y pesada será la carga que desestabilice el balance energético del cuerpo como consecuencia de la actividad autoinmune.[18] Si este fenómeno permanece sin detectar y sin tratar, la misma sobrerreacción puede provocar la destrucción de los órganos afectados. Por eso es tan importante diagnosticar la situación sin demora.

Por desgracia, la definición actual de las enfermedades autoinmunes mantiene a muchas personas ancladas en esa falta creencia que sostiene que su cuerpo es su enemigo. Muchas de ellas, sobre todo mujeres, se sienten traicionadas por su cuerpo... y presa de una fatiga interminable. Pero yo estoy total y absolutamente convencida, de corazón: tu cuerpo no es tu enemigo. No pretende hacerte daño en ningún caso. Lo que intenta, por todos los medios a su disposición, es restablecer el equilibrio saludable. Lamentablemente, ese proceso entraña el riesgo potencial de que algunos soldados del sistema inmunitario pierdan el control y reaccionen de forma exagerada. Y es precisamente eso lo que hacen cuando se unen diversos factores como para componer un puzle siniestro.

Los siguientes factores favorecen la aparición de una enfermedad autoinmune[19]:

- Problemas de alimentación, carencias nutricionales y de micronutrientes[20]
- Pérdida de la integridad de la barrera mucosa intestinal (síndrome del intestino permeable)[21]
- Predisposición genética

A continuación, te invito a conocer un puñado de enfermedades autoinmunes que a menudo se nos olvidan o quedan en el anonimato. Todas ellas comparten un rasgo común: la fatiga como potencial señal de advertencia. Además, te expondré qué pruebas concretas son más útiles para detectarlas. Lo más importante: *toda persona* que ya esté afectada debería ponerse en manos de un o una profesional de la medicina con experiencia, que utilice los métodos más modernos, y estudiar a fondo las recomendaciones prácticas e innovadoras de mi plan ¡ENERGÍA! En dicho plan te propongo estrategias sacadas de mi método, de eficacia probada en la práctica, que puedes aplicar para poner orden en un sistema inmunitario alterado. Estrategias que son aptas por igual para todas las enfermedades autoinmunes y que incluso podrían ser beneficiosas en casos aparentemente desesperados (véanse los capítulos «Una digestión sana: manual básico para terapia» y «Cómo detoxificarnos correctamente» en la segunda parte del libro).

LA GLÁNDULA TIROIDEA Y LA TIROIDITIS DE HASHIMOTO

La glándula tiroidea o tiroides suele quedarse olvidada en la actividad médica rutinaria o no se le presta demasiada atención. Pero las hormonas que esta glándula segrega condicionan el estado metabólico general del organismo y dirigen multitud de funciones corporales. Algunos especialistas médicos determinan un perfil hormonal particularmente estrecho, trabajan con valores normales muy restringidos y cuando detectan valores hormonales básicos que no son sospechosos, no se fijan específicamente en los anticuerpos tiroideos.[22] Además, cabe añadir que, cuando el tiroides ya tiene algún problemilla, a menudo se opta por pasarlo por alto, ya que todavía sigue al pie del cañón, aunque renquee un poco. En muy pocos casos se consigue detectar la hipofunción de la glándula tiroidea (o sea, hipotiroidismo) con las manos en la masa. Sucede lo mismo con la inflamación por origen autoinmune de este órgano, conocida como tiroiditis de Hashimoto.[23] Ambos trastornos absorben y malgastan nuestras energías, porque provocan que la producción de hormonas tiroideas sea insuficiente. Por tanto, surge una carencia de los agentes impulsores más importantes para la actividad cardíaca, la presión sanguínea y el metabolismo energético.

Para poner fin al exceso de producción de anticuerpos, evitar daños en el órgano y evitar la necesidad de tomar medicamentos durante largos períodos de tiempo, es imprescindible conseguir un diagnóstico temprano de la enfermedad de Hashimoto.[24] Si permitimos que la ventana de oportunidad para aplicar un tratamiento transcurra sin actuar, la capacidad de trabajo de la glándula tiroidea se irá fundiendo como un helado olvidado al sol. El final de este proceso nos enfrenta a una hipofunción autoinmune de la glándula y una vida cotidiana a medio gas, atenazada por la fatiga.

La enfermedad de Hashimoto todavía tiene más síntomas:

1. Caída del cabello, sequedad en la piel
2. Aumento de peso sin explicación clara
3. Estreñimiento
4. Ronquera y dolor de garganta ocasional
5. Sensibilidad acusada ante el frío, menor tolerancia al estrés

 Notas prácticas para tu próxima cita médica

Los siguientes valores han demostrado ser indicadores muy útiles en la práctica médica. Merece la pena determinar los valores de anticuerpos en fases tempranas. La proliferación de los anticuerpos se inicia años antes de que aparezcan los primeros síntomas.

● **La hormona TSH** (hormona estimulante de la tiroides o tirotropina) se libera en la glándula pituitaria del cerebro y estimula a la glándula tiroidea para que sintetice hormonas. Cuando la glándula vacila o está débil, el nivel de TSH se dispara.

● **T4 libre (FT4)** es la forma almacenada de la hormona tiroidea T4 (tiroxina) biológicamente inactiva, que no está ligada a proteínas y circula *libre* en la sangre. Entre otras misiones, estimula el metabolismo energético.

● **T3 libre (FT3)** es la forma *activa* de la hormona tiroidea T3 (triyodotironina), el combustible para las centrales energéticas de las células, las mitocondrias. Flota y viaja libremente en el torrente sanguíneo, llama a la puerta de las membranas celulares y al penetrar en ellas, estimula el metabolismo.

● **La T3 reversa (o inversa)** sirve de freno para inhibir y retardar la función de la glándula tiroidea.

Lo hace impidiendo que la T3 libre «llame a la puerta» y penetre en las células del organismo. Así reduce la eficacia de esta otra hormona o la anula por completo.

● **Anticuerpos** antitiroglobulina (también denominados TAK) y anticuerpos antiperoxidasa tiroidea o TPO (también llamados anticuerpos microsomales, MAK). Su presencia indica que hay algún proceso autoinmune en marcha. Estos anticuerpos son agresivos y atacan a la tiroides hasta destruir sus tejidos.

La detección de los anticuerpos en la sangre confirma el diagnóstico. En las etapas tempranas de la enfermedad de Hashimoto, los valores de las hormonas tiroideas (TSH, FT3, FT4) suelen permanecer dentro de lo normal, aunque es preciso señalar que «normal» no significa necesariamente ideal. La prueba de T3 inversa, o bien para comprobar cuál es la relación entre T3 libre y T3 inversa, es muy esclarecedora. Nos indica si tienes mucha cantidad de T3 libre en la sangre y serías capaz de arrancar árboles de cuajo o si, por el contrario, la que abunda y predomina es la T3 inversa, en cuyo caso te sentirás como un velero en calma chicha. Un frenazo potente, o sea, un valor muy alto de T3 inversa, puede ser fruto de una intoxicación por metales pesados (mercurio, plomo, arsénico, cadmio), de atenerte a una dieta extrema durante semanas o de un ayuno prolongado sin asesoramiento médico. Otros factores propiciadores pueden ser un elevado nivel de estrés o un exceso de ejercicio físico, quizás en forma de sobreentrenamiento, que dispara el nivel de las hormonas del estrés. Aunque médicos y doctoras certifiquen en los análisis de laboratorio rutinarios que los valores registrados en sangre sean correctos, muchas de las personas que acuden a mi consulta se quejan de falta de vitalidad. En cuanto reviso el historial y las pruebas anteriores, queda claro: a menudo, la investigación que se desarrolla en el laboratorio no es suficiente o las pruebas no se valoran con el espíritu crítico requerido. A todo eso hay que sumar que, cuando se determinaron los valores considerados normales para la glándula tiroidea, también se tuvieron en cuenta mediciones tomadas en personas que padecían alteraciones de la función tiroidea. Por ese motivo, el intervalo de referencia estándar de los valores de la glándula tiroidea todavía presenta una distorsión acusada y anómala. Como resultado, es posible que los valores en sangre se encuentren dentro del intervalo «normal» aceptable aunque la función tiroidea ya sufra alteraciones.

Los siguientes se pueden considerar «valores normales» de la glándula tiroidea verificados en la práctica:

- TSH 1–2 mU/l
- T4 libre > 1 ng/dl
- T3 libre > 2,6 pg/ml (se considera ideal un valor > 3,2)

Si los valores detectados se sitúan por encima o por debajo de estos, deben interpretarse como señales de advertencia de una posible perturbación de la tiroides. Echa un vistazo a los análisis e informes que hayas ido acumulando y no olvides mirarlos con lupa. Si sientes una fatiga insuperable y te parece que no tienes ganas de nada, yo te aconsejo que acudas a tu consulta médica para hacerte unas pruebas y pedir asesoramiento. Eso sí: llévate contigo los consejos del apartado práctico de este libro, el programa ¡ENERGÍA! y tómatelos en serio.

Hablando de seriedad: cuando la glándula tiroidea se desequilibra, las glándulas suprarrenales también sufren (véase el capítulo «Glándulas suprarrenales agotadas: un motivo de fatiga insidiosa» de la primera parte del libro). A menudo sucede que las glándulas suprarrenales se toman demasiado en serio el trastorno que afecta a la tiroides e intensifican la producción de hormonas del estrés (el cortisol es la más destacada) para compensar la dejación de funciones de la glándula tiroidea. Entonces no solo surge una falta de energía, sino que también aparece el insomnio y la tensión interna. Pero el camino hasta el diagnóstico final puede ser muy prolongado y doloroso, como veremos en el siguiente ejemplo de paciente real. Es la historia de la «glándula tiroidea olvidada» de una paciente a la que tomé mucho cariño.

Caso de paciente real

Delia · 32 años · Abogada

En su primera visita, Delia expuso ante mí un sinfín de cartas médicas y resultados de laboratorio, con la esperanza de que hallase una respuesta a su falta de energía, que era un enigma. Y con una tranquilidad admirable me espetó: «¡A ver si a usted se le ocurre algo, porque yo así, no puedo seguir!». Delia peleaba desde hacía años con un agotamiento que afectaba a todas las facetas de su vida. Era «como si viviese a cámara lenta», en sus propias palabras. A menudo se sentía tan cansada que limitaba al máximo sus contactos sociales y se hundía en la soledad. Además, se le caía el cabello y le costaba muchísimo bajar de peso.

Los análisis y pruebas habituales no arrojaban más que el mismo resultado, repetido una y otra vez: «Todos los indicadores son correctos». Desesperada, Delia siguió el consejo de algunos facultativos, que le recomendaron acudir a psicoterapia, y pasó varios meses en clínicas para tratar de reducir su nivel de estrés. Para mí, ella era un ejemplo perfecto de optimismo, formalidad y confianza. Me parecía una persona muy seria y formal, pero también muy divertida y natural. El último psicoterapeuta al que había visitado le había aconsejado concentrarse en la búsqueda de factores físicos que desencadenasen sus problemas y prestar atención a mejorar su estilo de vida. Había dejado de fumar hacía años, no bebía una gota de alcohol y seguía una dieta vegetariana con muchos productos bio, cereales integrales y queso.

El resultado de su programa de nutrición era este: Delia adoraba las tostadas de trigo integral con mermelada para desayunar. Y para mantenerse con fuerzas en el trabajo, su principal socio eran los bocadillos de queso. Juntas nos pusimos a escarbar y hurgar entre todos aquellos resultados y los últimos análisis de laboratorio, que pregonaban haber encontrado «Valores normales» y nada más. Sin embargo, yo me di cuenta de que los indicadores de su tiroides, aunque estaban dentro del intervalo de valores normales oficial, no se situaban en la zona óptima. Se había detectado una hormona tiroidea (la FT3) en valores altos y esa era la principal sospechosa de una incipiente caída de la actividad o hipofunción de la tiroides, que a su vez podría motivar la caída del cabello y los problemas de peso. Por ese motivo, para determinar las causas reales, decidí analizar los niveles de autoanticuerpos tiroideos y entonces descubrí que padecía una intolerancia al gluten. Los resultados de los análisis indicaron la presencia de anticuerpos que actúan contra el tejido de la glándula tiroidea (TPO) y contra el gluten. Y de ese modo, ágil y rápido, habíamos encontrado una explicación trivial y mundana para la fatiga de Delia: padecía un trastorno autoinmune de la glándula tiroidea, debido a su intolerancia al gluten. Pero llevaba años incluyendo el pan de trigo integral en su dieta diaria y eso acentuaba el problema.

En los meses siguientes, adecuó su nutrición para cuidar el intestino y conseguir una reacción antiinflamatoria, según los principios del programa ¡ENERGÍA! Así que eliminó de su dieta los productos lácteos y con gluten, porque conllevaban el riesgo de mantener en marcha un proceso autoinmune por medio de procedimiento de mimetismo molecular. Además, tomó complementos nutricionales que favorecían la función tiroidea, la función inmunitaria y la digestión, con sustancias amargas, glutamina, probióticos y prebióticos, vitaminas del grupo B, aceites de algas, selenio, zinc, hierro, yodo, vitamina C y *vitamina D. Y como es imprescindible un sueño de calidad para facilitar la producción de hormonas y las funciones de desintoxicación y purificación del hígado, le recomendé también cuidar de su descanso y que procurase dormir bien (véase el capítulo «Dormir bien: el secreto de la regeneración» de la segunda parte del libro). Para ello, al principio tomó también extracto de bufera o ashwagandha (conocida también como ginseng indio), una planta con bayas medicinales (véase el capítulo «Dopaje sano y suave con medios naturales» de la segunda parte) y puso en práctica rituales para prepararse antes de irse a acostar.*

Tras pocas semanas notó mejoras y la fatiga fue remitiendo. De repente, se sentía alegre y con ganas de reunirse con sus amistades a tomar café, volvía a cuidar su vestimenta y su aspecto, despertó en ella el interés por las relaciones y se encontraba vital, con ganas de disfrutar y hacer cosas. A los nueve meses, más o menos, los anticuerpos tiroideos habían desaparecido por completo de su sangre. Y también se habían corregido la caída del pelo y los problemas de peso. Hasta la fecha, Delia sigue apostando fielmente por el plan ¡ENERGÍA! y con gran éxito. La fatiga ya no la preocupa: la ha desterrado de su vida. Este caso, al igual que muchos otros, demuestra que sí están justificadas las dudas sobre la opinión (y la percepción) de que no es posible influir sobre los trastornos autoinmunes con una intervención sobre el estilo de vida. Una terapia global y completa, que desvele cuáles son los factores desencadenantes potenciales de la reacción inmunitaria puede, como mínimo, detener el proceso autoinmune y de paso, ayudar a recuperar la energía perdida. Además, existen resultados de estudios de investigación recientes muy interesantes, centrados en la denominada como aféresis terapéutica (o sea, la eliminación de anticuerpos u otros agentes dañinos por medio de un procedimiento similar a la diálisis) que son muy prometedores incluso en los casos más graves y resistentes a las terapias.[25]

EL SISTEMA NERVIOSO: LA ESCLEROSIS MÚLTIPLE

Las células nerviosas del organismo están protegidas frente a agresiones y elementos nocivos por la mielina, una membrana biológica muy fuerte. Pero cuando se desarrolla una esclerosis múltiple, esa vaina protectora de mielina sufre alteraciones inflamatorias en el cerebro y en la médula espinal. Es decir, se «esclerotiza». Y esa misma reacción inflamatoria paraliza el metabolismo energético en las mitocondrias, las centrales eléctricas de las células. Como consecuencia, se manifiesta una carencia de energía aguda. Las molestias más típicas suelen aparecer en ataques que parecen obra de infractores reincidentes, con combinaciones de muy distintos factores y niveles, para después desvanecerse completamente, como por su propia voluntad. En la actualidad, entre los factores causantes de la esclerosis múltiple se sopesan los trastornos en la flora intestinal[26] y ciertas toxinas, como los metales pesados[27] en altas concentraciones.

Estos son algunos de los posibles síntomas de la esclerosis múltiple:

- Fatiga
- Trastornos sensoriales, como la sordera, o sensaciones como pinchazos de agujas
- Alteraciones de la coordinación y el movimiento, dificultades para la concentración y la memoria
- Dolores y debilidad musculares
- Problemas para tragar y hablar
- Dolor en los ojos, especialmente al moverlos; inflamación del nervio óptico
- Trastornos digestivos
- Picor muy fuerte en la piel, sobre todo en cuello y nuca

 Notas prácticas para tu próxima cita médica

Si esta clase de síntomas se manifiestan de forma repetida, para asegurar la precisión del diagnóstico, se recurre a especialistas en neurología y a un análisis por imagen de resonancia magnética en un departamento de radiología. En caso de enfrentarnos a un casos de esclerosis múltiple, la imagen presentará las típicas placas o cicatrices de inflamación en el cerebro o en la médula espinal (según se trate de una resonancia de una u otra zona). La terapia de esta dolencia debe estar bajo el control de un especialista en neurología, pero *siempre* en combinación con métodos médicos innovadores y que conciban la salud en su perspectiva global. Según mi experiencia, así es posible incluso detener con éxito el avance de la enfermedad.

 Caso de paciente real

Fiona · 42 años · Librera

Cuando Fiona vino a verme a mi consulta, esta adorable madre de familia y excelente librera ya conocía con seguridad su diagnóstico, pues padecía de esclerosis múltiple. Sufría por la presión de su trabajo, pues su profesión estaba en riesgo debido a la tremenda competencia de Internet. A menudo se sentía deprimida y presa de la ansiedad. Fiona me explicó que la atenazaba una fatiga insuperable, que le faltaba fuerza muscular, que no dormía bien y padecía dificultades para concentrarse, así como trastornos de la sensibilidad, sobre todo en la vista. Además, se sentía siempre hinchada. Yo la invité a viajar en el tiempo: ¿qué sucesos habían ocurrido en su vida antes de desarrollarse la enfermedad? Entonces recordó que dos años antes había asumido la dirección de la librería, heredada de manos de su padre, y que la presión la había hecho más propensa a sufrir infecciones. Había sufrido una infección grave por herpes zóster con dolor neurológico, que logró combatir y aplacar tomando medicamentos durante 14 días. Pero por desgracia, nadie le había recomendado en aquel momento que tomase complementos nutritivos con vitaminas del grupo B para ayudar a regenerar los tejidos nerviosos y vitamina D para apoyar al sistema inmunitario. Dos años más tarde, estalló la esclerosis múltiple.

Al principio había rechazado tratarse con medicamentos, pero debido a la intensidad de los síntomas, había aceptado finalmente una terapia con fármacos. ¿Y cómo era su estilo de vida? No fumaba, tan solo bebía alcohol de vez en cuando (le encantaba el licor de huevo) y le gustaba montar en bicicleta. Pero su alimentación sí que era mejorable: sus comidas eran irregulares y tomaba muchos alimentos ricos en carbohidratos y azúcar, como muesli por las mañanas, muchos panecillos a mediodía y frutas desecadas y dulces para picotear. Para cenar, lo más habitual en su familia eran sándwiches o similares, acompañados de ensaladas. Pocas veces cocinaban de verdad y comían caliente. Los menús más elaborados los reservaban sobre todo para los fines de semana. Le costaba muchísimo resistirse a la tentación (y al consuelo de sus problemas) que le ofrecían los helados, la bollería industrial o incluso la masa de bizcocho sin hornear. Era como si anulasen sus miedos por unos instantes.

Al igual que sucedía con muchos otros pacientes, los resultados de las pruebas de laboratorio rutinarias no desvelaban nada anómalo. Así que le recomendaron que acudiese a psicoterapia. Pero yo me planteé como meta desentrañar qué se escondía detrás de la esclerosis múltiple. Solicité para un diagnóstico pruebas de laboratorio, con análisis de heces y anticuerpos. Así detecté señales que apuntaban hacia cierta sensibilidad al gluten y a los lácteos. Además, se registraban parámetros de inflamación elevados, niveles de mercurio altos, alteraciones en la flora intestinal (como ya me esperaba), una fuerte deficiencia de elementos vitales (de vitaminas D, B_6 y B_{12}, sí como de ácido fólico y también de selenio, de la coenzima Q_{10} y de ácidos grasos omega 3) y una disfunción de las mitocondrias. Además, los anticuerpos de larga duración contra la infección por herpes zóster se habían disparado, multiplicando casi por 100 su presencia normal. Ese era un indicio decisivo: la elevadísima carga vírica acumulada durante años, el enorme nivel de estrés y la agitación de las defensas provocada por la alteración de la flora bacteriana intestinal habían actuado como una tormenta y habían provocado que apareciese la enfermedad. Y aún nos encontramos algo más: Fiona tenía varios empastes dentales de amalgama y un retenedor fijo de metal (un estabilizador para las piezas dentales delanteras) en la mandíbula inferior tras una intervención odontológica. Dado que se sospecha que existe una relación entre los altos niveles de mercurio y la esclerosis múltiple, así como con otras enfermedades autoinmunes, aquí podría suceder algo.

Estas fueron las metas que definí para la terapia: 1. Reducción de la carga vírica crónica como factor desencadenante de la cascada de reacciones inflamatorias y la debilidad inmunitaria. 2. Cambio en la nutrición y reducción del nivel de estrés mediante la aplicación del Plan ¡ENERGÍA! y al mismo tiempo, el saneamiento del intestino. 3. A continuación, retirada de todos los elementos metálicos de la boca y terapia de desintoxicación intensiva. 4. En primera instancia, continuación de la terapia con fármacos. Fiona no recibió de buen grado la noticia de que debía seguir tomando medicamentos y sobre todo, que debía librarse de los implantes metálicos. Pero entendía que era necesario. Le expliqué que los metales en la boca acaban pasando al resto del organismo transportados por la saliva y en algunos casos hay expertos que defienden que pueden originar fatiga y reacciones inflamatorias. Fiona empezó el tratamiento. Tras tan solo cuatro semanas de seguir la dieta ¡ENERGÍA! (sin gluten ni lácteos), corregir la deficiencia de micronutrientes, seguir con la medicación, sanear el intestino y tomar sustancias amar-

gas para estimular la digestión, su nivel de vitalidad mejoró un 50 % y retomó los paseos en bicicleta. Siete meses tras empezar la terapia, las alteraciones de la visión y la sensibilidad habían desaparecido. Tres meses después, le recomendé que se pusiese en manos de especialistas para, con sumo cuidado, eliminar el retenedor dental y los empastes de amalgama. En este caso, fue todo un acierto. La sensación de fatiga se atenuó casi por completo y una resonancia magnética mostró que las pequeñas cicatrices inflamatorias blancuzcas («lesiones medulares») se habían reducido casi hasta desvanecerse tras eliminar los metales de su cavidad bucal.

Después de seis meses más, en los que respetó los preceptos de alimentación del plan ¡ENERGÍA! así como el programa para restablecer su flora intestinal y corregir los déficits de micronutrientes, consiguió deshacerse de la influencia de los metales pesados con un método de medicina ambiental. En la última resonancia magnética de control, gracias al innovador y sofisticado concepto de terapia, ya no se apreciaban placas de inflamación en su tejido cerebral. Había escapado de la fatiga y de los trastornos del sueño y de la concentración. Volvía a sentirse fuerte y vital para su familia, sus amistades y su actividad profesional. La mantuvimos vigilada en observación durante más de un año. Bajo esa supervisión siguió fiel a la dieta ¡ENERGÍA! y a los complementos nutricionales, que le evitaron los posibles efectos secundarios de la medicación. También pudo reducir notablemente la dosis. Hasta hoy, Fiona sigue disfrutando, libre de síntomas. En su última visita, desprendía un halo de energía vitalista.

EL PÁNCREAS: LA DIABETES MELLITUS TIPO I

La que conocemos como diabetes tipo I es una enfermedad provocada por anticuerpos que atacan al páncreas. Si se diagnostica en fase temprana, su pronóstico es mucho más favorable que en otros casos. Lamentablemente, con frecuencia se pierde la oportunidad de detectar la actividad de los anticuerpos. La fatiga es precisamente una de las señales de advertencia clásicas de la diabetes. En quienes padecen esta dolencia, la sangre sigue transportando una gran cantidad de glucosa, rica en energía, pero no consiguen hacerla llegar correctamente al interior de las células para que la aprovechen. Por eso, las células sufren un déficit de energía.

La diabetes tipo I comparte nombre con la diabetes tipo II, pero en realidad se trata de enfermedades distintas. En el caso de la diabetes tipo I, se produce la destrucción de unas células muy concretas del páncreas (las llamadas células β), que son las encargadas de sintetizar la hormona insulina, cuya misión es bajar el nivel de azúcar. Por eso, si se sufre de diabetes tipo I, *siempre* hay que administrar insulina; no sirve la terapia mediante antidiabéticos orales. Hoy sabemos que la diabetes tipo I puede aparecer a cualquier edad. En el caso de personas de edad avanzada, se denomina con las siglas LADA (Late-onset Latent Autoimmune Diabetes in the Adult, diabetes latente autoinmune en adultos).

Estos son los síntomas más típicos de una diabetes mellitus tipo I sin tratar:

- Fatiga
- Sensación de sed intensa, ganas de orinar y micciones muy frecuentes (poliuria)
- Sequedad y picor en la piel
- Pérdida de peso
- Problemas en la cicatrización de heridas
- Propensión a sufrir infecciones (como infecciones urinarias, hongos en los pies y otras infecciones cutáneas)
- Gingivitis, parodontitis
- Alteraciones de la vista
- Mal aliento (halitosis, olor a acetona en el aliento, que recuerda al hedor a fruta casi podrida)

 Notas prácticas para tu próxima cita médica

- **Resultados de laboratorio clásicos para la diabetes:** Azúcar en sangre en ayunas, insulina, péptido C, HbA1C (hemoglobina glicosilada, la memoria del nivel de azúcar en sangre).
- **Anticuerpos antiglutamato decarboxilasa (GAD65):** estos anticuerpos son determinantes para diferenciar el diagnóstico respecto al que correspondería a una diabetes tipo II. Unos resultados positivos ratifican el diagnóstico. Si por el contrario son negativos, tampoco descartan al 100 % que se trate de una diabetes tipo I. Para confirmar de forma definitiva el diagnóstico, se realizan pruebas sobre los anticuerpos que actúan contra los islotes o sobre la insulina (que en pacientes jóvenes suele estar muy alta).

PERO ATENCIÓN A ESTO: . . . .

La prueba de tolerancia a la glucosa oral que se emplea para diagnosticar la diabetes *no* le servirá de nada aquí a ningún médico.[28] ¿Y por qué? Pues porque esa prueba puede arrojar resultados que encajen con una diabetes de tipo II y por tanto, podría inducir a equívoco. Se da por sentado que aproximadamente el 20 % de todos los pacientes diagnosticados de diabetes tipo II en realidad padecen la diabetes tipo I. Por eso mismo, si sospecha que padece diabetes o enferma con síntomas similares, insista en que se analicen sus anticuerpos. Este recurso permite ahorrarse el riesgo de someterse a una terapia incorrecta e innecesaria[29] con consecuencias fatales para su pronóstico a largo plazo[30].

LAS ARTICULACIONES: LA ARTRITIS REUMATOIDE

La artritis reumatoide es una enfermedad autoinmune crónico-inflamatoria, que afecta principalmente a las articulaciones, pero que también puede originar molestias en otros órganos, como el corazón, las vías sanguíneas y los pulmones. Las inflamaciones son el motor que impulsa la fatiga, la debilidad y la falta de energía.[31] Esta enfermedad se manifiesta en forma de ataques y puede destrozar las articulaciones, así que nos amedrenta con la pesadilla de la invalidez. Por eso es tan importante contar con un diagnóstico temprano y con una intervención terapéutica de especialistas en reumatología, sin olvidar introducir cambios en el estilo de vida. Todos ellos factores esenciales[32] para salvaguardar la calidad de vida y la funcionalidad articular de las personas afectadas.

A continuación enumero los síntomas posibles de la artritis reumatoide temprana[33]:

- Fatiga
- Sensación de debilidad, capacidad limitada para tolerar esfuerzos físicos y psíquicos
- Posible pérdida de peso y febrícula o temperatura elevada en general
- Dolores e hinchazón (edemas) en las articulaciones, que se manifiestan esporádicamente como ataques, especialmente en torno a los dedos de manos y pies, en tres o más articulaciones, durante al menos seis semanas; «dolor al estrechar la mano»
- Afectación simétrica a las articulaciones (lo más típico es que afecte a ambas manos o ambos pies)
- Rigidez matutina de las articulaciones (síntoma crítico si se prolonga durante más de una hora)
- En fases posteriores de la enfermedad: posibles deformidades articulares, nódulos reumáticos (quistes o nódulos de tacto gomoso que se forman en la cara interna de las articulaciones), afectación del sistema cardiovascular o pulmonar

 Notas prácticas para tu próxima cita médica

Tu propio médico de cabecera puede analizar los siguientes indicadores:

- **Análisis de sangre con detección de los factores reumatoides IgG, IgM, IgA** (se trata de distintos anticuerpos)
- **Autoanticuerpos CCP** (péptido cíclico citrulinado, menudo trabalenguas)
- **Proteína C reactiva** (la hs-CRP o CRP de alta sensibilidad indica si se registra una inflamación y también ofrece información sobre el riesgo de trastornos cardiovasculares)

- **Análisis ANA:** se centra en los anticuerpos antinucleares (ANA), un tipo de autoanticuerpos que actúan contra estructuras del núcleo celular propias del organismo. Funcionan como marcadores de determinadas enfermedades autoinmunes y su presencia se puede detectar antes de que se inicien los síntomas.[34]
- **Imágenes de las articulaciones para diagnóstico:** Su médico o doctora observará la articulación mediante ultrasonidos o bien, si no lo considera necesario, se limitará a solicitar de inmediato una artrografía de rayos X de las manos y los pies, en dos planos. Este procedimiento no solo es aconsejable para el diagnóstico, sino que también se aplica en fases posteriores, para documentar el desarrollo de la enfermedad.

INTERPRETACIÓN: . . . .

Si la prueba de ANA arroja un resultado positivo y las demás pruebas no detectan nada, la probabilidades de que se padezca una artritis reumatoide no son altas. Si el valor de ANA detectado es significativamente alto, el proceso de diagnóstico debería seguir su curso, porque existen más trastornos reumáticos, como el lupus eritematoso o el síndrome de Sjögren, que también presentan entre sus síntomas unos valores anómalos de anticuerpos antinucleares.[35] Y para terminar de liar la madeja: en algunas formas de artritis reumatoide, los análisis de laboratorio al principio no detectan nada de nada. Lo fundamental es que, si aparecen molestias sospechosas, no conviene perder tiempo. Es imprescindible ponerse a buscar un diagnóstico y repetir el proceso obligatoriamente unos meses más tarde. De todos modos, aunque no se disponga de un diagnóstico absolutamente claro, si persisten problemas como la fatiga y el dolor en las articulaciones, yo recomiendo comenzar a aplicar las estrategias de la segunda parte del libro (véanse los capítulos «El ritmo correcto», «La fuerza de la alimentación», «Una digestión sana: manual básico para terapia» y «Cómo detoxificarnos correctamente») y también las de la tercera parte (Plan ¡ENERGÍA! de 30 días).

MUY IMPORTANTE: . . . .

Con frecuencia, aunque se sufran las molestias reumáticas consideradas típicas, los análisis de sangre no detectan anticuerpos. La comunidad de especialistas en reumatología habla entonces de patología seronegativa; se decir, con resultado negativo en suero sanguíneo. En mi experiencia como reumatóloga he comprobado que es preciso empezar siempre por descartar otras causas. No es raro que se detecten en las personas afectadas «ataques de reuma» problemáticos que no responden a la terapia clásica, que luego resultan ser una infección no detectada antes o problemas dentales[36]. En estos casos, con un restablecimiento de la flora intestinal, con detoxificación, el saneamiento de los problemas dentales y una terapia estimulante adecuada, se consiguió resolver el «reuma» con éxito. Tan solo hay que investigar y buscar las causas... pero eso exige sumergirnos a fondo en el problema.

EL INTESTINO DELGADO: LA CELIAQUÍA

La celiaquía es un trastorno con condicionantes hereditarios, originado por una reacción inflamatoria autoinmune en el intestino delgado.[37] Entonces sucede que los anticuerpos destruyen las vellosidades intestinales, esas minúsculas protuberancias que recuerdan a pelitos y revisten la membrana mucosa del intestino. Es decir, su superficie de absorción. El culpable de desatar esta carnicería autoinmune y activar la formación de anticuerpos es el *gluten*. Cuando se propaga la inflamación y las vellosidades intestinales acaban destrozadas, el organismo pierde energía por dos vías distintas: por un lado, la propia inflamación actúa como una enredadera que atenaza al cuerpo y absorbe energía; por otro lado, las vellosidades intestinales resultan muy perjudicadas y pierden parte de su capacidad para captar los macro y micronutrientes esenciales de la papilla digestiva.

Muy bien, sabemos el nombre del culpable. ¿Pero con quién estamos tratando? «Gluten» es un término que denomina a un grupo de proteínas presentes en muchas variedades de cereales: trigo, espelta, farro, centeno, cebada, kamut y escanda menor. La avena no contiene ni rastro de gluten de forma natural[38] y de hecho, existen centros de producción que trabajan bajo estrictas medidas para evitar que la avena se contamine y entre en contacto con el gluten. Los productos así obtenidos se consideran y etiquetan como «sin gluten»[39]. Se considera que esta proteína tiene una función aglutinante y de hecho, es la que da forma a las masas y aporta esa estructura esponjosa tan agradable a panes, bizcochos y demás. Precisamente por esas propiedades, es habitual utilizarla como elemento de unión y relleno. Así que no solo nos lo encontramos en panes y bollería elaborados con cereales con gluten (como galletitas saladas, bollos, pasteles, crackers, fideos, pastas, muesli, obleas o pan), sino también en alimentos y productos en los que no cabría esperarlo en principio: bebidas alcohólicas, cubitos de caldo, platos precocinados (como salsas y puré de patata en polvo), en la huevina que se emplea en hostelería, en dulces, complementos dietéticos, «aromatizantes naturales», levaduras, almidones espesantes, estabilizadores, combinado con ácido cítrico y hasta en productos cosméticos y de aseo personal. Pero es que incluso está presente en los sellos y sobres de correo postal listos para humedecer y pegar. El muy canalla se esconde en todas partes. Por eso es importantísimo afilar el olfato, por así decirlo, y extremar la vigilancia (véase el *Plan ¡ENERGÍA! de 30 días* en la tercera parte del libro), así como someterse a pruebas si tienes sospechas, para confirmar si el gluten te supone un problema o no.

Lo más preocupante, en realidad, es que muy a menudo, los primeros indicios que señalarían la existencia de un problema ligado al gluten pasan desapercibidos o no les concedemos la importancia que tienen. Si lo único que sientes es cierta debilidad y malestar, lo más probable es que lo achaques a otras causas. Es muy corriente que tras la aparición de síntomas como la fatiga todavía transcurran años hasta que se llegue al diagnóstico de celiaquía. Y lo que es peor: en muchas personas no se identifica demasiado tarde, sino que directamente no se llega a diagnosticar *jamás*, lo cual puede acarrear molestias y otros trastornos derivados (véase más adelante).

Síntomas de la celiaquía[40]:

- Fatiga
- Limitaciones en la capacidad y resistencia física
- Limitaciones en la capacidad psicológica (como tener la «mente nublada»)
- Estados de ansiedad y depresión
- Problemas digestivos (ardor de estómago, diarreas, estreñimiento, flatulencias e hinchazón abdominal tras las comidas, heces de color claro y olor anómalo)
- Carencias de nutrientes, por ejemplo: ácido fólico, hierro y vitamina B_{12} (anemia); zinc («manchas blancas en las uñas», propensión a sufrir infecciones); vitamina D (densidad ósea debilitada, incluso a edades muy jóvenes, hasta pérdidas óseas y osteoporosis), vitamina K (tendencia a sufrir hemorragias, cardenales y hematomas); vitamina A (piel y mucosas resecas, pérdida parcial de la visión, ceguera nocturna); ácidos grasos omega 3 (sequedad en piel y mucosas, limitaciones en la capacidad física, visión debilitada)

Además, a veces la celiaquía tiene otras manifestaciones derivadas:

- Partos prematuros
- Retrasos en el crecimiento, alteraciones del desarrollo, retraso en la pubertad
- Infertilidad sin origen claro, abortos repetidos
- Debilidad muscular (cuesta mucho hacer ejercicio físico)
- Valores anormalmente altos en el hígado sin explicación clara (enzimas hepáticas: transaminasas)
- Pérdida de peso sin explicación clara
- Dolores articulares, inflamación de las articulaciones (artritis)
- Erupciones cutáneas de origen incierto (dermatitis herpetiforme)
- Manchas en las piezas dentales o pérdida del esmalte dental

Si el análisis de tejidos de muestra tiene resultado positivo, el diagnóstico está claro. Si las pruebas de anticuerpos son negativas, se puede analizar la sangre también para intentar detectar la presencia de ciertos genes (HLA-DQ2 o HLA-DQ8). Si el resultado de ese análisis es positivo, las probabilidades de diagnosticar una celiaquía son muy altas.

Notas prácticas para tu próxima cita médica

Durante mucho tiempo, la única posibilidad de conseguir un diagnóstico fiable entrañaba analizar una muestra de tejidos (biopsia) que debía extraerse mediante un procedimiento de endoscopia gastrointestinal. Afortunadamente, en la actualidad se han ideado análisis de sangre y heces que ayudan a confirmar el diagnóstico.[41]

Análisis de anticuerpos: anticuerpos antigliadina (AGA) y anticuerpos antigliadina desaminada (DGA) como pruebas sobre muestras de sangre y heces. Las intolerancias al gluten latentes no se pueden identificar solamente detectando la presencia de anticuerpos antigliadina o antitransglutaminasa. Se recomienda repetir la toma de muestras, siendo lo óptimo hacerlo seis meses después de la primera prueba. Si el resultado es positivo, debe procederse a efectuar una colonoscopia y la mejor solución será eliminar el gluten de la dieta de por vida.

Pero conviene actuar con precaución en los análisis de sangre: aunque los valores estén situados dentro del intervalo normal aceptable, es posible que exista una celiaquía. A veces la enfermedad permanece como muda durante años, aunque ya esté perjudicando a la mucosa intestinal.[42] Incluso puede darse el caso de que la persona afectada no sufra molestias en la digestión y tan solo sienta un leve cansancio. Si es tu caso y continúas tomando gluten con frecuencia, la enfermedad avanzará hasta que se manifieste con molestias notables y agudas. Por eso es tan importante aplicar los consejos prácticos de mi plan ¡ENERGÍA!, porque nos permiten aclarar la situación y determinar si deberías borrar el gluten de tu vida en el futuro.

La verdad es que al principio eso no tiene ninguna gracia. Yo misma estudié durante años en un paraíso gastronómico como Italia y nada me gusta más que un buen plato de pasta. En los primeros pasos de esta senda, es habitual experimentar todo tipo de desencuentros con los productos de panadería y bollería industrial sin gluten que te encuentras en el supermercado: galletas con la consistencia de un ladrillo o bizcochos arenosos que se desmoronan, resecos y con sabores peculiares, como mínimo. Es un viaje a lo desconocido, muy lejos de nuestra zona de confort acostumbrada, no es un camino sencillo. Además, los productos sin gluten que de veras saben bien también suelen costar bastante más.

Sinceramente, a mí me sorprende (y consterna) contemplar que la alimentación «sin gluten» a menudo se considere una moda pasajera propia de hipocondriacos, algo que supuestamente la propia industria estimula. Pero mi experiencia dibuja un panorama muy distinto: la intolerancia al gluten avanza y prolifera a pasos agigantados.[43] Es un factor cómplice en la aparición de múltiples problemas de salud, incluida la fatiga crónica y la falta de energía. Por eso existe una demanda que crece sin cesar de este tipo de productos. Y supermercados y especialistas en alimentación saben perfectamente que deberían atenderla con opciones de buena calidad, agradables al paladar pero sin estar cargadas de aditivos.

A fin de cuentas, las personas celíacas no serían las únicas que pueden beneficiarse de una dieta sin gluten. En los últimos años, diversos estudios han seguido la pista de otro trastorno relacionado: la sensibilidad al gluten.[44] Hoy suponemos que condiciona al 30 % de la población y abundan los investigadores que opinan que, en realidad, la cifra verdadera es más alta. Quienes padecen este problema e ingieren alimentos con gluten luego se enfrentan a síntomas como fatiga, dificultades para mantener la concentración, alteraciones del estado de ánimo, inflamaciones de las mucosas nasales, molestias digestivas, dolores musculares y articulares, dolores de cabeza o erupciones cutáneas.[45] El método más sencillo y eficaz para diagnosticarla es el siguiente (atención, porque esto exige valentía): evitar los productos que contengan gluten (incluidos todos los panes bio con harina de espelta) durante un plazo de tiempo determinado. Como mínimo, 14 días, aunque lo ideal serían 21. Si entonces resulta que el cansancio y los dolores articulares, las cefaleas o los problemas de digestión desaparecen... ¡te doy la bienvenida al club! En el apartado más práctico de este mismo libro te contaré detalladamente cómo prescindir del gluten sin grandes complicaciones. Consulta la tercera parte, el *Plan ¡ENERGÍA! de 30 días*. ¡Cuántas veces recibo a pacientes que me cuentan que la única manera que tienen de recuperar su calidad de vida y su energía es cambiar su alimentación! Y siempre es gratificante conocer sus historias.

 Caso de paciente real

Antonella · 34 años

Llegado este punto, me gustaría exponer un caso muy curioso con el que me topé al investigar distintos materiales para este libro.[46] Se trata de una paciente celíaca de 34 años de edad. La he bautizado como «Antonella» y presentaba unos valores en sangre elevadísimos que apuntaban a una celiaquía. Se sometió a una endoscopia y el examen reveló que tenía «el intestino delgado absolutamente pelado», todas las vellosidades intestinales (o sea, los pliegues en forma de pelitos de la mucosa que recubre las paredes) se habían atrofiado. Antes del diagnóstico, Antonella sufría una fatiga extrema, se le caía el cabello y padecía también de pérdida ósea u osteoporosis. Ya en su infancia era siempre la más pequeña de la clase. Los médicos le prescribieron una dieta sin gluten. Un año más tarde, una revisión constató que su situación no había mejorado ni un ápice. Los valores medidos en sangre y la colonoscopia consiguiente confirmaron que la terapia no había servido de nada. Surgieron entonces dudas acerca de las recomendaciones y la paciente insistió en que era muy escrupulosa con la comida.

Al final se detectó un detalle: acudía todas las semanas a misa y comulgaba. Entonces se realizaron más análisis y se identificó que padecía de un grave caso de celiaquía. Bastaba una cantidad mínima de gluten para condenarla a una fatiga crónica. Un año más tarde, tras renunciar a la comunión (pues la oblea contenía gluten), Antonella había recuperado su energía y la vitalidad en el cabello. Su densidad ósea había experimentado una notable mejoría y los valores de los análisis de sangre se habían normalizado, al igual que se habían reparado las paredes intestinales.

Esta es una demostración más de que, en caso de padecer una celiaquía confirmada, es imprescindible renunciar por completo al gluten. En estos casos no hay lugar para saltarse las normas en ocasiones especiales. Y aquí vienen las buenas noticias: si sufres de celiaquía, tienes una excelente oportunidad de mejorar tu estado de salud rápidamente en cuanto prescindas totalmente del gluten. Muchas parroquias contemplan ya la comunión sin gluten, si este problema te afecta, ¡no dudes en consultar!

UNA CHISPA DE ESPERANZA

A menudo, la «primera» enfermedad autoinmune que se desarrolla en el organismo abre el camino para que aparezcan otras dolencias. De esta manera, es frecuente que la celiaquía arrastre tras de sí al escenario a otras compañeras como la diabetes tipo I o la tiroiditis de Hashimoto.[47] Eso implica que, si sufrimos un trastorno autoinmune, es necesario comprobar si el gluten nos causa problemas y, en caso necesario, adaptar nuestra alimentación en consecuencia. Con el tiempo, me he convencido de lo siguiente: llegará el día en que se considere una negligencia médica que el doctor o la médico no verifique si su paciente sufre alguna clase de intolerancia al gluten cuando dicha persona sufra de trastornos autoinmunes, sean los que sean. Asimismo, también debería proceder a recetar una terapia complementaria basada en la nutrición, la regeneración de sus intestinos y la detoxificación. ¡Aquí no hay lugar para titubeos! Porque con la ayuda de este libro, también puedes tomar el timón de tu salud en las manos.

Con cierta asiduidad se divulgan dudas sobre la irreversibilidad de los procesos autoinmunes. La visión imperante reza así: «¡Eso es imposible». Por desgracia, en la medicina convencional, hasta el momento, se apuesta por gestionar y sobrellevar las enfermedades autoinmunes en lugar de intentar desactivar la dinámica autoinmune. Desde mi experiencia como especialista en reumatología, yo ofrezco esperanza: para cebar, reavivar y mantener en marcha los procesos inmunitarios nocivos, se requieren factores acelerantes *que deben proceder del exterior*. En su mayor parte, las causas originarias de los trastornos autoinmunes son poco conocidas o no se entienden del todo. Pero, sea como

sea, si se consiguen evitar sistemáticamente los factores que incentivan la reacción inmunológica (por ejemplo, si se restablecen las barreras de la membrana
mucosa gastrointestinal, se reduce el nivel de estrés, se eliminan los puntos
problemáticos de la dentadura, se curan las infecciones, se suprimen alimentos
que estimulan el sistema inmunitario como el gluten o los lácteos y se apuesta
por una nutrición bien pensada, con los complementos precisos), es posible
frenar el proceso autoinmune.[48] Y en este contexto, este libro pretende servir
de guía y orientación. Será de gran utilidad conocer qué factores desencadenan las molestias y borrarlos de su vida. De media, las células inmunitarias
estimuladas hasta la histeria tardan entre 9 y 12 meses en olvidar el factor que
las excitó. ¡Así que conviene ser constantes! Si actuamos de forma coherente y
firme, existe una posibilidad para detener con éxito el avance de los trastornos
autoinmunes, desactivar la fatiga que los acompaña y recuperar nuestra calidad
de vida anterior.

GLÁNDULAS SUPRARRENALES AGOTADAS – UNA FUENTE DE FATIGA INSIDIOSA

Hay cosas más importantes en la vida
que acelerarlo todo cada vez más.

.... MAHATMA GANDHI ...

«¡Estoy estresadísimo/a, hasta arriba!» es una frase que se oye a menudo. Nadie está a salvo de circunstancias que nos tensan los nervios: de repente, nos encontramos en medio de un atasco cuando tenemos una cita inminente; la jornada laboral ha sido larga y extenuante; o quizás el dentista, en plena revisión rutinaria, nos avisa de que nuestra dentadura requiere bastante más reparaciones de las previstas, etc.

El organismo humano es una maravilla y su capacidad de resistencia es colosal. Eso nos ayuda a sobrellevar el estrés de forma constructiva. Eso sí: nuestro cuerpo no está preparado para soportar de forma constante un bombardeo de estrés. A ello cabe añadir que los factores estresantes a los que nos enfrentamos han ido cambiando radicalmente con el paso del tiempo. Antaño eran el hambre, la sed, el frío, el calor o peligros de la naturaleza, como huir o pelear ante la aparición de un tigres dientes de sable... hoy nos afecta la dependencia constante del móvil, las avalanchas diarias de correos electrónicos, el ruido o la angustia existencial. Por desgracia, estos factores no nos resultan desconocidos. Cuando reviso el buzón de correo electrónico, a veces añoro aquella época menos acelerada en la que todavía imperaba el correo postal y se escribían cartas a mano, cuidando la caligrafía. Antes el cartero pasaba una vez al día como mucho (cuando no era una vez a la semana), pero en la actualidad, la campanita del correo digital suena y suena sin parar, cientos de veces al día a veces, y nos obliga a estar siempre alerta, como si nos apuntasen con un arma. Un factor estresante de primerísimo orden. Pero todavía hay más detalles que nos estresan, aunque no sean tan visibles: la falta de sueño, el sedentarismo, las dietas de choque o los ayunos sin supervisión médica, las comidas demasiado frecuentes o esa perniciosa costumbre de preocuparnos siempre por el resto del mundo, pero no por nuestro bienestar.

EL ESTRÉS Y LA REACCIÓN DEL ORGANISMO

El sistema nervioso autónomo, también denominado sistema nervioso vegetativo, permanece oculto tras el telón y es quien domina los hilos de las funciones centrales del organismo. No está sometido a nuestro control consciente, pero se encarga de regular la respiración, el ritmo cardiaco, la presión sanguínea, la temperatura corporal, la digestión, la actividad del sistema inmunitario, el equilibrio hormonal, la libido y muchos otros detalles. Una auténtica joya que trabaja en secreto.

Imaginemos que, de repente, debes enfrentarte a una reacción de estrés aguda: quizás no te hayas tropezado con un oso hambriento en la montaña, sino con un intruso en tu casa. A mí me sucedió una vez, al regresar de una guardia nocturna en la clínica. En fracciones de segundos, se activa la parte del sistema nervioso autónomo que sitúa al cuerpo en un nivel de capacidad de reacción reforzado: se trata del sistema nervioso simpático. Las pupilas se dilatan, el corazón se acelera, la respiración se vuelve más intensa y se deriva sangre del tracto intestinal para dirigirla a la musculatura de las extremidades, para correr más rápido. Ahora el organismo está dispuesto para luchar o para huir. En estos momentos de urgencia, la digestión es algo secundario. Cuando el peligro que nos estresaba haya desaparecido, entra en acción el rival opuesto al sistema simpático: el sistema nervioso parasimpático. Su misión es pisar el freno con suavidad. Ralentiza el ritmo cardiaco y la respiración, irriga de nuevo los vasos sanguíneos que atienden al sistema gástrico, reactiva la libido que se había quedado muda antes y pone en marcha los procesos de relajación que se requieran. Entonces surge una pregunta muy pertinente: ¿en la actualidad, cuándo desaparece objetivamente la situación de estrés?

Cuando el sistema nervioso simpático está excitado, el cerebro envía sin cesar impulsos nerviosos a las glándulas suprarrenales, para decirles que deben segregar de inmediato las hormonas del estrés, cortisol y adrenalina. Dichas hormonas ordenan que los nutrientes almacenados en las células se transformen al instante en azúcar, para mantener bien abastecido al organismo de carburante. Esta comunicación tan ágil entre cerebro y glándulas suprarrenales discurre a través del eje hipotálamo-hipofisario-gonadal o eje HHG[49]. Muy bien, ¿pero qué sucede cuando las glándulas suprarrenales no tienen ni un momento de reposo y trabajan siempre sometidas a una presión tan alta? Del grado de exigencia que deban soportar las glándulas suprarrenales depende *cómo* reaccionas ante el estrés: si te lanzas como un cohete al asalto de cada día o si te limitas a superar obstáculos sin fuerzas, como un animalillo que haya exprimido toda su vitalidad. Pues ya es hora de prestarle atención a estos órganos.

EL SECRETO DE LAS GLÁNDULAS SUPRARRENALES

Se trata de dos glándulas del tamaño de un albaricoque, que descansan sobre el extremo superior de los riñones, como si les sirviesen de gorro. Si te resulta completamente imposible concederte una merecida pausa para descansar a fondo porque la sobrecarga es permanente y el sistema nervioso parasimpático del organismo no interviene para desactivar la reacción de estrés, las consecuencias para todo el cuerpo y para nuestro nivel de energía son fatales. Lamentablemente, en estos tiempos nos llueve un bombardeo constante de estímulos que obligan a «luchar o huir». El estrés actúa como un martillo pilón, crónico, y supone un tremendo riesgo para la salud[50], ya que pone en marcha un proceso silencioso de degradación que se conoce como síndrome general de adaptación, definido por Selye. ¿Qué le sucede entonces al organismo?

1. Fase de alarma

En el primer subidón de estrés, la glándula suprarrenal segrega las hormonas del estrés, adrenalina y cortisol. Se produce entonces la «reacción de lucha o huida» clásica que ya he citado.

2. Fase de adaptación o resistencia

Si en lugar de desaparecer tras unos minutos los elementos desencadenantes de la situación estresante permanecen presentes durante horas, días e incluso semanas o más, el cuerpo opone resistencia e intenta adaptarse a la carga de estrés crónica. Para ello, las glándulas suprarrenales deben hacer horas extras y segregar cada vez más cortisol y adrenalina, para mantener el nivel de azúcar en sangre alto y que el cuerpo siga bien abastecido de energía, capaz de rendir al máximo. El rasgo distintivo de esta fase es un nivel anormalmente alto de cortisol y quizás una presión sanguínea más alta de lo normal. Un buen detective médico sabrá reconocer este indicio como un aviso de un posible agotamiento inminente de las glándulas renales.

El nivel de cortisol alto provoca las siguientes molestias:

- Nivel de fatiga cambiante
- Alteraciones en el estado de humor (irascibilidad, sensibilidad acusada)

- Ansiedad, miedo y estados depresivos
- Problemas de concentración y memoria, limitación de la capacidad de aprendizaje
- Apetito intensificado y ganas irrefrenables de consumir ciertos alimentos, como dulces
- Intensificación del almacenamiento de grasas corporales (especialmente en el abdomen)
- Síntomas del síndrome premenstrual, como un apetito insaciable y repentino por el chocolate, irritabilidad, sensación de hinchazón, sofocos, sudoración intensa

3. Fase de agotamiento

En esta fase, el organismo se siente constantemente fatigado, sin fuerzas ni ánimos, porque las glándulas renales se han quedado quemadas tras años y años de esforzarse sin parar. La producción de hormonas estresantes disminuye y la tolerancia a esfuerzos psíquicos y físicos del cuerpo cae en consecuencia. La carencia de cortisol no solo es un desastre para el organismo en conjunto por la fatiga constante que acarrea. Además, provoca que se altere la homeostasis sana, es decir, la capacidad para mantener todos los sistemas del cuerpo en un equilibrio saludable. Entre otros fenómenos, se producen alzas y caídas vacilantes en los niveles de azúcar en sangre y además, se paraliza la función de la glándula tiroidea, con lo que se redobla la sensación de fatiga. Además, ganan protagonismo ciertos neurotransmisores que pueden desencadenar inflamaciones crónicas que absorberán más energías, procesos autoinmunes, sobrepeso, síndromes dolorosos y fibromialgia.[51] Y todavía queda otro problema más: un nivel insuficiente de cortisol actúa como freno para la fortaleza del sistema inmunitario, que nos protege de virus, bacterias, parásitos, alérgenos, toxinas ambientales y otros agentes nocivos. Así aumenta la susceptibilidad a sufrir infecciones[52], influencias de sustancias tóxicas de la naturaleza y el entorno, y también a padecer reacciones inflamatorias[53]. Un indicio clásico: una picadura minúscula de algún insecto provoca una reacción tremenda en la piel, porque al organismo le falta la fuerza natural para poner coto a la inflamación.

Un nivel muy bajo de cortisol y el agotamiento de las glándulas suprarrenales se manifiestan a través de los siguientes síntomas:

- Cansancio constante a pesar de dormir un número suficiente de horas (cuando suena el despertador, nos cuesta una barbaridad levantarnos)
- Sensación de no tener energías ni siquiera para acometer las actividades cotidianas más sencillas (nos cuesta trabajo incluso levantarnos del sofá)
- Bajón del nivel de energía clásico a mitad del día (entre las 15:00 y las 17:00 horas)

- Niveles de energía más altos hacia la noche (tras la cena experimentamos cierta recuperación, como si llenásemos el depósito)
- Dificultades para sobrellevar momentos de estrés aunque sean leves, fuerte irritabilidad, bajo nivel de tolerancia (perdemos los estribos con una facilidad asombrosa)
- Aumento de la fatiga en los períodos de ayuno prolongados entre comidas (que se superan con tentempiés, dulces o café)
- Apetito constante por alimentos salados
- Propensión acusada a sufrir enfermedades como resfriados y a que la duración de las mismas se prolongue (infecciones frecuentes de las vías respiratorias)
- Reducción de la libido
- Depresiones, sentimientos de miedo y angustia
- Limitaciones en la capacidad de raciocinio, memoria y concentración (es típico sentirse como un profesor exhausto, disperso)
- Dolores en músculos o articulaciones
- Mareos (sobre todo inmediatamente después de levantarse)

Existe una sencilla prueba que puedes realizar en casa para evaluar cómo es aproximadamente la funcionalidad de las glándulas suprarrenales y detectar alguna posible debilidad en una etapa temprana. Claro que para confirmar el diagnóstico se aconseja recurrir a pruebas de laboratorio más precisas.

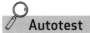 **Autotest**

Reflejo pupilar

- Apaga todas las luces y cierra las persianas de una habitación en la que haya un espejo hasta oscurecerla. A continuación, sitúate frente al espejo.
- Toma una linterna o similar, enciéndela y dirige el chorro de luz desde un lateral de la cabeza hacia un ojo, en un ángulo de 45 grados más o menos. ¡No apuntes con la linterna directamente al ojo! Fíjate bien en el espejo.
- Observa durante 30 segundos cómo reacciona la pupila ante la luz.

Si te resulta difícil ejecutar esta pequeña prueba, pide ayuda para que alguien te ilumine un ojo desde un lateral. Así además podrá contemplar también cómo es la reacción de la pupila a tu lado.

INTERPRETACIÓN: . . . .

En un entorno oscuro, las pupilas se dilatan para intentar captar más luz. En condiciones normales, la pupila (que es en realidad un pequeño músculo circular) se debería contraer de inmediato al recibir la luz de la linterna, como un reflejo, y después mantenerse contraída. Pero si la funcionalidad de las glándulas suprarrenales sufre algún deterioro, la pupila volverá a agrandarse enseguida. Será como si latiese, creciendo y contrayéndose alternativamente, para al final mantenerse dilatada. Si la pupila no consigue sostener la contracción, es un indicio claro de que la persona padece una insuficiencia suprarrenal. La duración de la contracción y el inicio del latido alternativo también proporcionan información aproximada sobre el alcance del trastorno en las glándulas suprarrenales.

Reacción de las pupilas	Interpretación
Contracción constante (al menos durante 20 segundos)	Funcionalidad sana y correcta
La pupila late tras 10 segundos	Funcionalidad límite, pero todavía satisfactoria
La pupila late tras 5 segundos	Funcionalidad limitada
La pupila late de inmediato y se amplía a continuación	Agotamiento de las glándulas suprarrenales

UN CONSEJO: ....

Merece la pena repetir esta prueba tan simple. Cuando las glándulas suprarrenales se recuperan gracias a que introducimos cambios en el estilo de vida, las pupilas consiguen permanecer en contracción cada vez más tiempo. Nota: Un valor muy bajo de presión sanguínea acompañado de síntomas como vista borrosa o mareos puede ser un indicador de que las glándulas suprarrenales sufren algún problema. Desde luego, hay muchos otros motivos que pueden provocar una presión sanguínea baja, pero por desgracia, hasta la fecha es habitual que no se contemple habitualmente la posibilidad de que las glándulas suprarrenales estén agotadas.

 Notas prácticas para tu próxima cita médica

El diagnóstico más fiable para evaluar la salud de las glándulas suprarrenales se consigue con una prueba de laboratorio denominada perfil de estrés. Se toman muestras de orina y saliva, para analizar el nivel total de cortisol y el ritmo diario al que oscila dicho nivel. En la actualidad ya existe la posibilidad de solicitar estas pruebas por Internet y remitir las muestras directamente a un laboratorio.

INTERPRETACIÓN: ....

Según el modelo clásico, el nivel de cortisol está en su punto más elevado a primera hora de la mañana y va bajando hasta el mínimo hacia la noche.

El agotamiento silencioso de las glándulas suprarrenales se describió con claridad en la literatura especializada ya durante la década de 1930, es cierto, pero en la práctica médica actual es poco frecuente que se opte por verificarlo mediante análisis de laboratorio. Cuando no se nos ocurre ninguna idea que justifique por qué una persona padece de fatiga, por qué tiene dificultades emocionales y parece próxima a sufrir un ataque de nervios, nunca se busca la causa para identificarla y combatirla hasta anularla.

Si en el futuro se detecta en una fase más temprana el inicio de la fatiga suprarrenal y se procede a tratarlo, sería posible mejorar la vitalidad y la salud de millones de personas. También por medio de un cambio en sus estilos y ritmos de vida, así como en la alimentación (véase también el capítulo «La fuerza de la alimentación» en la segunda parte del libro y el capítulo «Plan para recuperarse de una insuficiencia suprarrenal» en la tercera parte). En el siguiente caso real te presentaré la historia de un paciente que ejemplifica a la perfección con qué facilidad se puede precipitar hacia la fatiga e insuficiencia suprarrenal una persona, por joven que sea. Pero también veremos que no es un tropiezo irresoluble.

 Caso de paciente real

Henry · 32 años · Director ejecutivo de una empresa de Internet

Henry adoraba su trabajo, pero también le encantaba salir a correr y el color azul. Además, era un consumado aficionado a la vela y a los coches de época. Tenía un horario y una rutina muy estructurados, era una persona muy organizada. Su vida transcurría según vías y programas estrictamente definidos. Solía levantarse todos los días a las

5:30 de la mañana para dedicar tiempo a hacer ejercicio, atender las redes sociales y leer las noticias. En el trabajo se comportaba como un verdadero perfeccionista, que se exprimía entre 12 y 13 horas al día. A última hora de la tarde, a veces todavía salía a echar una carrerita, «para desconectar». La impaciencia del principal inversor de su empresa y sus mensajes de descontento empujaban a Henry a trabajar cada vez a un ritmo más acelerado. Competía a diario contra sí mismo, esmerándose para superarse. El corsé que imponían los plazos límite se fue estrechando más y más, hasta que trabajar horas y horas durante el fin de semana dejó de ser una excepción para convertirse en regla.

Pero entonces, algo se rompió y todo cambió. Cuando Henry me relató en la consulta su «explosión», sus ojos verdes temblaban de seriedad y no paraba de pasarse las manos por sus cabellos castaños, presa de los nervios. La separación repentina de su novia, con quien había mantenido una relación a distancia, lo había torturado y le dolía. Desde entonces, su sistema inmunitario había quedado tocado. Contrajo una grave infección gripal de la que le costó muchísimo recuperarse y que le obligó a permanecer cuatro semanas de baja laboral. Tras aquello, su vida cotidiana se le hacía muy cuesta arriba. Ya no conseguía concentrarse debidamente, se sentía hecho una piltrafa, no tenía fuerzas para salir a correr y por las mañanas tenía incluso dificultades para ponerse a caminar. El cuerpo le pedía que tomase todavía más café y había dejado de desayunar habitualmente.

Me llevé una sorpresa morrocotuda cuando el propio Henry me contó, que desde la tierna edad de 14 años no había un día que comenzase sin tomarse dos o tres tazas de café bien cargados, con tres azucarillos cada una y un chorrito de leche. Me lo explicó todo con una voz que daba a entender que aquello era lo más normal del mundo, nada raro. Le parecía imposible prescindir de aquella tradición que le daba impulso para empezar la jornada. Al elevado consumo de café había que sumar que no sabía resistirse a los dulces. Esbozando una sonrisa culpable, me contó que lo volvían loco los cruasanes y las gominolas de regaliz. Pero que tras cada miniorgía de dulces, se sentía irritable. Se alteraba por nimiedades, se mostraba impaciente y sufría un bajón de ánimo. Cuando oía sonar el teléfono, parecía que le fuese a estallar la cabeza. A primera hora de la tarde, sobre las 15:00, se sentía absolutamente abatido y agotado, tanto que notaba flojas las piernas. En esos casos se automedicaba con café y chocolate para soportar el resto del día. También le afectaba un hambre voraz por el picoteo salado, que saciaba con patatas fritas o galletitas saladas. Al atardecer ya solía encontrarse algo mejor y hacia las 22:30 de la noche, cuando notaba que se acercaba el siguiente bajón de energías, muy a menudo lo prevenía con un café expreso, para continuar trabajando hasta medianoche o incluso más allá. El diagnóstico fue bien sencillo: la «fatiga de las glándulas suprarrenales» que se había asentado y endurecido, manifestada en aquellos síntomas, se confirmó al realizar la prueba de las pupilas y otros análisis de laboratorio (perfil de estrés neurológico). Henry tenía que cambiar su estilo de vida.

Como terapia, lo primero que le prescribí fue fijarse un plan diario como apoyo flexible para darle una nueva estructura a sus jornadas, con el objetivo de recuperar la funcionalidad de sus glándulas suprarrenales. Según ese plan, debería irse a dormir lo más pronto posible, alrededor de las 22:00 y debería dormir hasta cuando pudiese por la mañana. Como ritual para empezar el día, debía beber dos vasos de agua grandes con media cucharadita de sal y después darse una ducha alternando agua caliente y fría. Tuvo que prescindir por completo de productos elaborados con harinas blancas refinadas, dulces y cafeína. Para desengancharse de esta última, optó por ir reduciendo paulatinamente la dosis a lo largo de dos semanas (véase el capítulo del «Plan ¡ENERGÍA! de 30 días» en la tercera parte del libro). Se limitó a tomar tres comidas principales al día, bien equilibradas, sin saltarse ninguna. Como tentempié a media mañana y media tarde, fruta y frutos secos ricos en proteínas, que aportarían energía a las glándulas suprarrenales. En lugar de rendirse a los placeres de la bollería, Henry (que no es muy amigo de cocinar) se decantó por ensaladas frescas y platos a base de verduras con proteínas de clara de huevo, aderezado por una dosis saludable de aceite de oliva. Con el paso del tiempo, fue reconociendo qué alimentos le sentaban bien y aprendió a evitar aquellos que repercutían negativamente sobre su nivel de energía, como las chucherías. Practicó ejercicios de respiración, que integró en su rutina diaria como aportes de energía, pero también se puso a practicar meditación y llevó un diario de gratitud. Durante los primeros seis meses hasta su regeneración completa, tomó ginseng y rodiola, dos remedios naturales que ayudan a reducir el nivel de estrés. Véase el capítulo «Dopaje sano y con medios naturales» de la segunda parte. Hasta la fecha, continúa fiel a una alimentación saludable y sigue tomando complementos dietéticos bien pensados.

Poco a poco, Henry aprendió a no exigirse más de lo razonable y aceptó que no podía satisfacer absolutamente a todo el mundo. Desarrolló una imagen más positiva de sí *mismo y cada vez más, fue eligiendo trayectorias específicas para esquivar los factores que le robaban la vitalidad (factores de toda clase, incluidas personas de su entorno que le provocaban un estrés negativo). Modificó su actitud hacia el trabajo y la manera de desempeñarlo, logró entablar un contacto más profundo con su equipo, sus amistades y su nueva pareja. Fue capaz de aceptar y decir «sí» de forma plenamente consciente a todo cuanto le ofrecía la vida, en lugar de limitarse a aceptar aquello que consideraba «ideal» desde su perspectiva extremadamente perfeccionista. De aquello han pasado dos años o más y hoy, si le preguntas por su «shock», incluso se muestra agradecido por ese incidente, porque le dio la oportunidad de preocuparse por sí mismo y su salud. Ahora lleva una vida nueva, «más plena, más sana y más feliz».*

Si resulta que tu autotest o los análisis de laboratorio te indican que a ti también te afecta este problema, no te estreses: ¡no eres la única persona que lo sufre, ni muchísimo menos! Para mimar las glándulas suprarrenales y mejorar su estado se requiere paciencia y, sobre todo, un equilibrio correcto entre descanso, alimentación, reducción del estrés y ejercicio suave. Si queremos regenerar su funcionalidad, deberíamos contemplar un plazo de entre tres y seis meses. Conviene evitar los ayunos estrictos, porque supondrían la puntilla para la fatiga suprarrenal.

¿Y cómo cuidar con esmero de las glándulas suprarrenales? Pues tienes las recomendaciones en la segunda parte del libro, en los capítulos «El ritmo correcto», «La fuerza de la alimentación», «Dopaje sano y suave con medios naturales» y también en la tercera parte, con el «Plan ¡ENERGÍA! de 30 días». Dejemos clara una cosa antes de nada: el camino más fácil para darles un momento de respiro a unas glándulas suprarrenales sobrecargadas de trabajo es fijarnos bien en qué alimentos tomamos más a menudo, porque las intolerancias alimentarias (conocidas o desconocidas) están ligadas a un debilitamiento de la función suprarrenal, dado que estimulan la secreción de cortisol. Cuanto más intenso sea el esfuerzo que deban realizar las glándulas para amortiguar el caos que provoca la reacción inflamatoria, más se fatigarán y por tanto, más propenso será el organismo a experimentar reacciones de intolerancia cada vez más fuertes y más estallidos inflamatorios. Un círculo vicioso que nos condenaría a una fatiga permanente. Poca gente sabe qué papel tan relevante puede desempeñar el café con leche como agente fatigante.

INTOLERANCIAS ALIMENTARIAS: EL CAFÉ CON LECHE TAMBIÉN PUEDE ADORMILARNOS

Lo que para unos es comida, para otros es amargo veneno.

.... LUCRECIO ...

El concepto «intolerancia alimentaria» engloba todas las molestias indeseadas que podrían estar vinculadas al consumo de alimentos. Las intolerancias alimentarias son un fenómeno frecuente y se propagan como un incendio fuera de control. Existe una distinción entre las reacciones inmunitarias y las no inmunitarias que se registran en el organismo. En el caso de las primeras, el cuerpo sí es capaz de digerir y absorber todos los componentes del alimento, pero los fieles batallones de tropas inmunitarias entran en acción (lamentablemente) por la presencia de ciertos componentes específicos del alimento. El sistema inmunitario tiene dificultades para distinguir con claridad entre quiénes son «los buenos» y «los malos». Se pierde entonces la tolerancia frente a componentes de los alimentos que en el fondo no entrañan riesgo alguno y los agentes inmunitarios los atacan sin piedad, como si se estuviesen defendiendo de enemigos nocivos como bacterias o virus. El sistema inmunitario fabrica anticuerpos y conjura una reacción inflamatoria absurda e irracional, que nos provoca fatiga.

Buen ejemplo de estas intolerancias alimentarias de origen inmunológico son el grupo de las alergias alimentarias, la celiaquía (enfermedad autoinmune) y las conocidas como pseudoalergias, por ejemplo, a los aditivos alimentarios. Si resulta que, tras consumir ciertos alimentos, padeces dificultades para respirar, te salen ronchas en la piel, notas hinchazón en las vías respiratorias o la lengua, es urgente que consultes a un médico y a un especialista en alergología, porque estos indicios apuntan hacia una sospecha: ¡podrías padecer una auténtica alergia!

Pero las otras intolerancias alimentarias, más sutiles, en las cuales el sistema inmunitario permanece al margen, son las culpables de la inmensa mayoría de las reacciones adversas a los alimentos. Por una parte, pueden ser originadas por una carencia (innata o adquirida) de ciertas enzimas, que provoca que los carbohidratos de la alimentación (como la lactosa = el azúcar de la leche o la fructosa = azúcar de las frutas) no se puedan digerir adecuadamente. Por otra parte, también pueden ser causadas por trastornos de la absorción intestinal de nutrientes. En ambas vertientes, el problema es similar: los carbohidratos que no se han digerido satisfactoriamente acaban, contra todo pronóstico, en tractos muy profundos del intestino. Allí hay bacterias que se encargan de descomponerlos, y eso tiene a menudo consecuencias nada agradables: flatulencias, hinchazón o diarrea, fatiga, restricciones a la capacidad de raciocinio y abatimiento del ánimo. Entre las intolerancias más comunes en Europa figuran las que afectan a la lactosa, la fructosa y la histamina. Esta última es objeto de debate científico actualmente por su posible vinculación al síndrome de activación mastocitaria (véase el capítulo ¿Te afecta un agotamiento total e instantáneo? El misterioso síndrome de activación mastocitaria en la primera parte del libro).

ELEMENTOS CONFLICTIVOS EN LA COMIDA

Cada persona es distinta y cada cuerpo reacciona de una forma distinta a los alimentos. Ahora bien, hay grupos de alimentos que causan problemas con más frecuencia que otros. Entre ellos destacan los alimentos que contienen gluten y los lácteos (derivados de la leche). El azúcar y los edulcorantes son «chicos malos», que aceleran la propagación del fuego.[54] ¿Pero qué síntomas concretos desencadenan? Pues eso también es algo muy individual. Un mismo alimento puede provocarle estornudos, goteo en la nariz o picores cutáneos a una persona, mientras que a otra la afecta con dificultades para concentrarse, alteraciones del carácter o de la digestión, o incluso con un ataque de fatiga repentino.[55] Por desgracia, un mismo alimento puede ocasionarle a una misma persona reacciones completamente diferentes en el mismo día. Vale, todo eso está muy bien, me dirás, pero si un compañero de trabajo está irritable, es propenso a padecer infecciones y siempre parece cansado, ¿quién iba a sospechar que la raíz de sus males está en el café con leche? Pues incluso hay juristas que, guiñando un ojo, afirman rotundamente que la composición de un desayuno podría tener repercusiones en una sentencia judicial.

Generalmente, cuando sufrimos una intolerancia alimentaria, los síntomas suelen hacer acto de presencia en un plazo que va desde los 30 minutos hasta las tres horas tras la comida. Pero también es posible que las molestias se retrasen y no aparezcan hasta el segundo o tercer día posteriores, lo cual dificulta la tarea de seguir el rastro del alimento culpable. Algo muy lógico: a ver, ¿quién tiene una memoria tan perfecta para recordar que tres días atrás se tomó un café con leche y establecer la relación con el bajón de cansancio que sufre hoy? Bueno, no te preocupes, porque estoy para ayudarte. Los ladrones de energía más habituales en la nutrición son la leche y sus derivados[56], así como el gluten.

LÁCTEOS Y GLUTEN: AGENTES SECRETOS FATIGANTES... Y ADICTIVOS

Si no somos capaces de digerir correctamente ciertos alimentos o sustancias como el gluten pero aún así los ingerimos, perjudicamos a la mucosa gástrica y esta corre el riesgo de volverse permeable (véase el capítulo «Cuando la digestión sufre en silencio: el síndrome del intestino permeable» de la primera parte del libro). Como resultado, las partículas de nutrientes del café con leche o la tostada del desayuno acaban penetrando en la sangre y pueden «nadar» en esa corriente hasta el cerebro. En realidad, el encéfalo está bien protegido y la barrera hematoencefálica actúa como su guardaespaldas. Tan solo deja pasar a sustancias y compuestos que el cerebro exige y que no pueden causarle ningún estropicio. Sin embargo, estudios recientes sostienen lo siguiente: Si el nivel de permeabilidad de la mucosa intestinal está por encima de lo normal, parece que esto afecta también a la barrera hematoencefálica (en inglés, *leaky brain o cerebro permeable*).[57]

Esta relación tiene un aspecto muy interesante: ciertos componentes de las proteínas de la leche y del gluten presentan una estructura química similar a la de los opiáceos. Y los opiáceos son sustancias que tienen efecto relajante y analgésico, originando una sensación de bienestar. Dos opiáceos muy bien conocidos y potentes son la morfina y la heroína. Pues resulta que las endorfinas, nuestras «hormonas de la felicidad» naturales, también se caracterizan por estructuras semejantes. Tanto en el intestino como en el cerebro disponemos de receptores sensibles a los opiáceos, a los cuales se anclan las endorfinas... pero también los fragmentos de proteínas de la leche y de gluten disfrazados de opiáceos, de modo que nos generan una sensación de placidez.[58] Como consecuencia, *todo* aquello que pueda provocarnos esa sensación de bienestar, tiene el potencial de ser adictivo. Eso incluye los deportes, el sexo, las drogas y el azúcar. Como consecuencia, el deseo imperioso de zamparnos un bocadillo de queso fundido puede ser fortísimo, sobre todo si a la fuerza de la costumbre sumamos este nuevo factor. Claro que los hábitos no son los únicos que tienen poder sobre nuestras mentes; también la comida detenta cierto poderío. Por desgracia, en los fugaces momentos de placer que experimentamos al comer ciertos alimentos, pocas veces nos detenemos a pensar que quizás nos estén robando energías. Las casomorfinas, partículas procedentes de la caseína (una proteína de la leche, difícil de digerir) suponen un problema tremendo. De acuerdo con algunos estudios, son las causantes de molestias potenciales como la fatiga y a menudo, las migrañas.[59] Por si fuera poco, la caseína también atrae la atención del sistema inmunitario. Su presencia instiga a los batallones defensivos a entrar en acción, lo cual ya sabemos que engendra más cansancio.

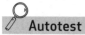

Autotest

Dieta de eliminación

El método más sencillo, honesto y por añadidura, gratis, para averiguar cuál es el alimento que te está perjudicando o que te fatiga consiste en una simple dieta de eliminación, acompañada de un «diario de nutrición», donde anotes tus reacciones a los alimentos. Consiste en dejar totalmente a un lado determinados alimentos, potencialmente «robaenergías» (lácteos y alimentos con gluten) durante al menos dos semanas, para después irlos reincorporando a su dieta *individualmente* y paso a paso (encontrarás instrucciones detalladas al respecto en el Plan ¡ENERGÍA! de la tercera parte del libro). En cuanto consumas el alimento en cuestión, debes actuar como si fueses Sherlock Holmes y observar con lupa los posibles síntomas: ¿Sientes agotamiento? ¿No notarás de repente problemas digestivos, dolores articulares o musculares, o quizás alguna dificultad para concentrarte? Ya lo verás, el cuerpo es muy sabio. Si tienes alguna sospecha acerca de una posible intolerancia, existen pruebas de laboratorio para confirmar o descartar el diagnóstico.

Notas prácticas para tu próxima cita médica

A menudo se emplean pruebas cutáneas (denominadas «prick tests») para desenmascarar problemas relacionados con los alimentos. Por desgracia, no solo son desagradables para quien se somete a ellas, sino que no son absolutamente precisas en cuanto a los alérgenos de la nutrición. Los problemas relacionados con la lactosa y la fructosa también se pueden investigar por medio de pruebas respiratorias. En algunas ocasiones, el análisis de anticuerpos IgG[60] es objeto de críticas, que no suelen girar en torno a la metodología del test, sino más bien en torno a la interpretación de los resultados. Concretamente, unos valores elevados de anticuerpos IgG son en primer lugar una expresión de una respuesta fisiológica del organismo ante componentes alimentarios. Los anticuerpos IgG no se analizan de forma rutinaria, pero sí aportan información indirecta. Son una pista que indica que la barrera de la mucosa intestinal no está intacta y por eso hay componentes de los alimentos que pasan del intestino a la sangre, para terminar provocando reacciones inmunitarias.

Bien podría ser que esto te afectase a ti también, dado que, por mi experiencia, padecer de alteraciones en la barrera intestinal que puedan desencadenar intolerancias alimentarias es un problema bastante corriente. Desgraciadamente, este fenómeno sigue infravalorándose. Para las personas que lo padecen suele ser muy incómodo hablar sobre sus intolerancias (y los problemas digestivos y el abatimiento que ocasionan). Por eso mucha gente prefiere callarse y sufrir en silencio.

 Caso de paciente real

Jakob · 27 años · Ingeniero

Cuando llamé a Jakob para que entrase en la consulta, de la sala de espera surgió un joven ingeniero, rubio y grandullón, envuelto en un abrigo muy holgado y con unas zapatillas deportivas de colores chillones. En nuestro primer encuentro, me explicó con cierto deje de frustración que llevaba más de tres años sufriendo de fatiga, con infecciones de sinusitis frecuentes, cambios constantes en el estado de humor y problemas digestivos, con flatulencias, hinchazón abdominal y diarreas. Las reacciones de su cuerpo a los alimentos eran cada vez más agresivas y suponían un obstáculo para reunirse con sus amigos o comer fuera de casa, así que procuraba evitar estas ocasiones, cada vez más. Por eso, poco a poco, la gente de su entorno lo iba considerando un caso preocupante, una persona difícil. Y eso lo agobiaba, era una losa. Pocos años antes, era una persona llena de energía, pero ahora le parecía que su vida consistía en deambular como un fantasma entre la niebla.

A pesar de su imponente complexión, parecía frágil y cuando se concentraba, fruncía sus cejas rubias con un gesto muy serio. Cuando le pedí que echase la vista atrás, se acordó de un detalle muy interesante. Pocos años antes de que comenzase a padecer todas esas molestias, lo que más quería era ganar masa muscular y peso. Por eso pasó un período bastante extenso alimentándose de forma monótona con grandes cantidades de proteínas, procedentes de huevos, carne, queso fresco batido y batidos de proteínas en polvo con edulcorantes. Para variar, como él dijo, incluía en el menú dulces, bocadillos, pasta gratinada con queso y pizza de su restaurante favorito, «el servicio de reparto por Internet». Verduras y frutas tenían poco o ningún protagonismo. A la hora de entrenarse en el gimnasio, al que acudía varios días a la semana, tomaba bebidas deportivas isotónicas con sustitutos del azúcar. Al principio no se percató de cómo empeoraba su nivel de energía ni de cómo iban apareciendo sus problemas de digestión, hasta que transcurrió un año, más o menos, y su cuerpo decidió protestar. Entonces se pasó un día espantoso clavado al inodoro, con una diarrea atroz. La noche anterior había ido a una fiesta donde había comida basura, patatas fritas y dulces. Posteriormente, este tipo de crisis dejaron de ser excepciones. Con orgullo, me explicó que ya había modificado su alimentación y ahora se limitaba exclusivamente a ingredientes de alta calidad con una dieta vegetariana. En su plan de alimentación resaltaba el pan integral con queso que él mismo horneaba, el muesli, el yogur y hasta cuencos de vegetales aderezados con «superalimentos». Tan solo desayunaba sus adorados copos de maíz muy de vez en cuando. Pero aún así, notaba que le fallaban las energías y se sentía decaído.

Le expuse que su carencia de energía y de ánimos, así como los problemas digestivos y la tendencia a padecer infecciones, eran el resultado de un cóctel tóxico que se había ido destilando a fuego lento, a lo largo de años, impulsado fundamentalmente por la rigidez de su vieja dieta, claramente inadecuada. Aquella nutrición monótona, pobre en fibra dietética y sobrecargada de proteínas y edulcorantes, había estropeado su flora intestinal y había lesionado la barrera mucosa, con lo cual habría suscitado la aparición de intolerancias alimentarias. El deterioro de la flora bacteriana también era el responsable de las alteraciones del ánimo, ya que es precisamente en el intestino donde se sintetizan los precursores de la serotonina, la hormona de la felicidad. Además, los análisis de laboratorio revelaron la existencia de intolerancias al gluten y a la caseína (la proteína de la leche). Por mi propia experiencia, sabía que los síntomas de las sinusitis ya apuntaban a que existía un problema con la caseína. En los análisis de sangre se detectó un alto nivel de amoníaco, que indicaba una ingesta poco sana de proteínas y dificultades para descomponer correctamente esas mismas proteínas.

Lo primero que le prescribí a Jakob fue paciencia y después le recomendé que renunciase a los cereales bio con gluten y a los lácteos. Toda una sorpresa para él, porque hasta el momento habían sido las estrellas de su dieta. Con el fin de ahorrarle trabajo a su intestino, que ya estaba bastante tocado, opté en su caso por una introducción paulatina y con mucha precaución del Plan ¡ENERGÍA!: pocas legumbres, pocas verduras y hortalizas fáciles de digerir (como zanahorias, calabacines e hinojo), una dosis contenida de proteínas en forma de pescado al vapor y carne de ave, arroz, patatas, pseudocereales sin gluten como el amaranto y el alforfón, y también grasas saludables, como aceites de algas. La primera semana le costó muchísimo dejar de lado el pan y el queso, pero la «adicción» no tardó en remitir. Además, Jakob se propuso sanear y restaurar sus intestinos con glutamina, cúrcuma, probióticos y prebióticos, además de beber a diario infusiones de hierbas y té verde (véase también el capítulo «Una digestión sana: manual para terapia» de la segunda parte del libro). Asimismo, varias veces por semana incluía en sus platos puñados de hierbas aromáticas con efecto antiinflamatorio, como el perejil y la albahaca. Un golpe de «decoración» sana y verde.

Con el tiempo fue notando que la situación mejoraba. El siguiente resultado se pudo constatar en breve: transcurridas apenas tres semanas sin gluten ni lácteos, su digestión mejoró sensiblemente. A medida que el intestino se fue recuperando durante las siguientes semanas, también aumentó su nivel de energía y se notó más equilibrado. En la actualidad, Jakob no padece ningún síntoma y es una persona libre, feliz. Sigue fiel a la dieta ¡ENERGÍA!, beneficiosa para el intestino y con efecto antiinflamatorio. Y tiene muy presente qué importante es cuidarse a uno mismo.

Si tú también sospechas que algún alimento para ti no solo es «adictivo», sino que también te roba la energía, espero que leas con ilusión la parte más práctica de este libro y hagas caso a las recomendaciones del plan ¡ENERGÍA! Todo cuanto sucede tiene una razón. Y eso también vale si a menudo sientes que se agota tu reserva de energía o enfermas con frecuencia. Si le pones una pizca de ganas y te atreves a experimentar, te esperan grandes recompensas. Porque si te decides a decirles adiós a los «ladrones de energía» que te describo, alcanzarás un hito crucial en el camino hacia la vitalidad y la salud.

¿TE AFECTA UN AGOTAMIENTO TOTAL E INSTANTÁNEO? EL MISTERIOSO SÍNDROME DE ACTIVACIÓN MASTOCITARIA

Los últimos avances en investigación nos brindan una oportunidad para cambiar.

· ·

¿Es habitual que de un momento a otro te machaque un agotamiento repentino y una sensación general de malestar? ¿Padeces un ramillete variado de síntomas inconexos que no hay forma de explicar con certeza? ¿Te encuentras mal con frecuencia a pesar de que, aparentemente, «todo está en orden»? De acuerdo con los últimos datos, no solo los casos de fatiga aguda, sino también cuadros clínicos sin justificación clara (como el síndrome del colon irritable[61], la fibromialgia[62] y la intolerancia a la histamina) podrían tener su origen en el denominado síndrome de activación mastocitaria (SAM)[63]. ¿Masto... qué? Es normal que este fenómeno tan camaleónico te resulte desconocido. Tranquilidad: les pasa lo mismo a muchos especialistas en medicina. La cuestión es que el SAM, cuya investigación se ha redoblado en los últimos años, afecta potencialmente hasta al 17 % de la población. Y lo que es peor; las estadísticas se corrigen constantemente al alza. Así que no tiene nada de «enfermedad rara». Al SAM le corresponde un lugar de honor entre las enfermedades generalizadas, en lugar de arrinconarlo y condenarlo al ostracismo entre las raras e infrecuentes.[64] De cara al futuro, sería fundamental (y muy significativo) que se investigase a fondo este fenómeno.[65] Todos los seres humanos tenemos mastocitos. La clave estriba en *si* nos afecta una activación dañina de estas células y hasta qué punto llega.

MASTOCITOS DESBOCADOS

Las células mastocitarias o *mastocitos*, como se denominan habitualmente, son un tipo muy especial de células que pertenecen al sistema inmunitario. Se forman en la médula ósea y luego se desplazan hasta *todos* los tejidos del cuerpo, donde ocupan la posición de vigilantes en guardia. Actúan como un servicio de seguridad perfecto para el organismo. Por eso se agolpan en sus límites, conformando la primera línea de defensa (en la piel, las mucosas o el intestino), así como a lo largo de los nervios y los vasos sanguíneos. ¿De dónde procede su nombre? Pues de su aspecto cuando los observamos con un microscopio: están repletos de más de 200 sustancias neurotransmisoras (como la histamina o la triptasa, por ejemplo) que les sirven para comunicarse con otras células. La más famosa de esas sustancias es la *histamina*. Los neurotransmisores se vierten cuando es necesario reunir a otros soldados de la defensa inmunitaria en un lugar determinado, donde se haya detectado una amenaza, y para generar una inflamación local como reacción defensiva.

Los mastocitos se activan como respuesta a distintos estímulos. El síndrome maligno se desarrolla cuando esos mismos mastocitos se activan erróneamente y de forma repetida para responder a estímulos como el estrés, amenazas víricas, bacterianas o de toxinas ambientales, pero también debidos a ciertos nutrientes. Por ejemplo, alimentos ricos en histamina como los tomates, las fresas, o alimentos recalentados, pueden generar un estímulo agudo. Entonces reaccionan como verdaderos fanáticos, se desbocan y entran en acción como enloquecidos, afectando de forma sistémica a todo el organismo sin control. Total, que hacen sonar la alarma constantemente, aunque en realidad no exista peligro alguno. Por ejemplo, supongamos que la flora bacteriana intestinal ha sufrido una alteración grave y como consecuencia, la población de bacterias se ha disparado. Eso multiplica la liberación de histamina y agudiza los síntomas de la reacción mastocitaria. Por eso, según mi experiencia, una terapia que pretenda combatir la activación mastocitaria siempre tendría que concentrarse en restablecer el equilibrio intestinal modificando la nutrición con fines médicos (véanse los capítulos «La fuerza de la alimentación» y «La alimentación contra la intolerancia a la histamina», en la segunda parte del libro).

UN CAMALEÓN EN CONSTANTE MUTACIÓN

Los síntomas son distintos de una persona a otra.[66] Por eso el SAM presenta cuadros clínicos muy variables, como un camaleón que muda de camuflaje, lo cual provoca muchos casos de diagnósticos vagos e imprecisos: «Tiene usted una alergia». «No parece ser nada más que un resfriado». «Lo que pasa es que ha comido algo en mal estado».

«Padece usted de fibromialgia y tiene el colon irritable». Los síntomas suelen aparecer ligados al consumo de alimentos ricos en histamina (véase más abajo) o a episodios de estrés agudo. Se pueden manifestar en forma de ataques esporádicos o de manera permanente, sin que la persona aquejada sepa reconocer una relación clara con lo que haya comido. La fatiga y el agotamiento no son sino una consecuencia de que los mastocitos caen presa de un celo obsesivo por cumplir su misión.[67]

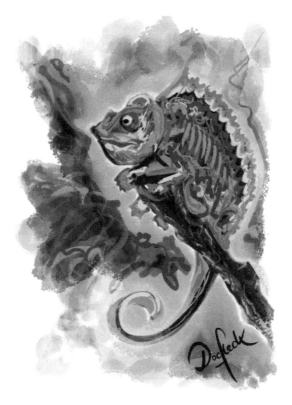

El síndrome de activación mastocitaria se comporta como un camaleón caleidoscópico.

A continuación, los síntomas más típicos del síndrome de activación mastocitaria (SAM):

- Fatiga
- Piel: Escozor (por ejemplo, en el cuero cabelludo, la zona del ano o todo el cuerpo), enrojecimiento, ruborización repentina del rostro, erupciones cutáneas en forma de pústulas, urticaria, alergia al sol

- Mucosas: Irritaciones oculares, estornudos, congestión nasal, rinitis constante, formación de aftas en la boca, sinusitis e inflamación de las fosas nasales, ronquera
- Sofocos
- Vías respiratorias: carraspera y toses crónicas, especialmente en momentos de estrés, ruidos en los bronquios semejantes a los de una persona asmática, insuficiencia respiratoria, disnea o dificultad grave para respirar
- Tracto intestinal: Intestino o color irritable[68] (diarrea o estreñimiento repentinos, pudiendo alternarse ambos síntomas, dolores abdominales, hinchazón, flatulencias, ardor de estómago), dificultades inciertas al deglutir
- Sistema musculoesquelético: Dolores musculares y articulares (fibromialgia)[69], temblores musculares, temblores de origen incierto
- Sistema cardiovascular: Taquicardia, arritmia, mareos debidos a la baja presión sanguínea (casi como la sensación de perder la consciencia)
- Sistema nervioso: Cefaleas[70], migrañas, mareos de origen incierto, malestar y pérdidas de la sensibilidad, hormigueo (parestesias), temblores, alteraciones de la memoria, la capacidad de concentración, la coordinación o del sueño
- Salud psíquica: Pánico, depresión, menor resistencia y tolerancia al estrés, sensación de agotamiento psíquico *(burnout)*
- Problemas menstruales
- Retención de líquidos (edemas, por ejemplo con hinchazón en los párpados)
- Propensión a sufrir infecciones
- Propensión a padecer enfermedades inflamatorias crónicas (como el reuma)
- Dolor o quemazón en la vejiga urinaria, necesidad urgente de orinar (el cuadro clínico se asemeja a las infecciones de orina)
- «Alergia al alcohol», «alergia a los embutidos», «alergia a los medicamentos»

MUY IMPORTANTE: ∙∙

Todos y cada uno de los casos de SAM son distintos. Estos síntomas pueden estar presentes, pero también podrían estar ausentes. Algunos solamente se manifiestan temporalmente y no aparecen en simultáneo. Por eso hasta el presente eran tan pocos los especialistas en medicina que suponían que unos síntomas tan variopintos podrían estar relacionados. También son variables en su intensidad, desde «a veces me pica un poco por aquí y por allí» o «siento cansancio y estornudo con frecuencia» hasta variantes más graves. Afortunadamente, la mayoría de gente que sufre este síntoma solamente tiene una afección leve.

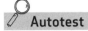 **Autotest**

Detectemos a los agentes desencadenantes

Desde luego, los síntomas son indicios, pero son demasiado *inespecíficos*. O sea, que también podrían aparecer con otras dolencias. Pero si consideras que podrías sufrir de una activación mastocitaria anómala y maligna, te recomiendo que vigiles a los factores sospechosos en tu vida cotidiana y prestes atención a síntomas como la fatiga, las molestias digestivas, los estornudos, la congestión nasal, los picores o los dolores articulares, etc. Si el malestar se agrava, deberías evitar el factor desencadenante y poner en práctica los consejos del capítulo ¡ENERGÍA! Además, también sería recomendable asegurarte de que tu alimentación incluye dosis saludables de micronutrientes, especialmente de vitamina C, vitamina B_6 y quercetina, para estabilizar los mastocitos y favorecer la descomposición de la histamina. A menudo, estas estrategias innovadoras consiguen mejoras fantásticas (véase el capítulo «Complementos alimenticios: consejos y trucos probados en la práctica» de la segunda parte del libro).

Estos son los factores sospechosos que deberías examinar:

- **Alimentos:** La histamina o los liberadores de histamina (sustancias que sueltan histamina al descomponerse) se encuentran ocultos en diversos alimentos, como las bebidas alcohólicas (vino tinto, espumosos), los quesos curados, el pescado ahumado, las conservas de pescado (como el atún en lata) o las carnes procesadas (embutidos), pero también en los cítricos, los tomates, las fresas, la col fermentada (chucrut) y en los platos recalentados. Ciertos frutos secos, como las nueces y los cacahuetes, también pueden desencadenar reacciones. Si el organismo ingiere cantidades exageradas de histamina y/o tiene su capacidad para descomponer esta sustancia limitada y no logra regularla debidamente porque padece una carencia de la enzima diaminoxidasa (que puede ser congénita o fruto de otras circunstancias, como tomar ciertos medicamentos), se desarrolla una intolerancia a la histamina. La inmensa mayoría de las personas afectadas por este problema mejoran su estado tras adoptar una dieta pobre en histamina.

- **Aditivos alimentarios** («intolerancia a los aditivos», «el síndrome del restaurante chino», propiciado por el glutamato).

- **Medicamentos:** ácido acetil-salicílico (aspirina), analgésicos (ibuprofeno), medios de contraste para exploraciones radiológicas y ciertos antibióticos, sobre todo los del grupo de las fluorquinolonas (como la ciprofloxacina o la moxifloxacina)[71].

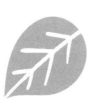
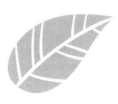

Notas prácticas para tu próxima cita médica

En caso de que los síntomas sean persistentes, recomiendo recurrir a análisis específicos de sangre y orina para precisar el diagnóstico. Por ejemplo, de la diaminooxidasa, la enzima responsable de descomponer la histamina, pero también análisis de las concentraciones de triptasa, histamina y otros subproductos de su descomposición en la orina. Véase el capítulo «Diagnóstico en profundidad del Plan ¡ENERGÍA! de 30 días» en la tercera parte del libro. También aconsejo realizar una gastroscopia-colonoscopia con extracción de muestras de tejido. En la actualidad existe ya disponible una prueba de análisis de histamina en las heces, que permite detectar en etapas tempranas los procesos inflamatorios de la mucosa intestinal.

Generalmente, los mastocitos enloquecidos se «calman» si modificamos el estilo de vida (nutrición pobre en histamina, reducción del nivel de estrés, administración de vitamina C, vitaminas del complejo B, quercetina y complementos dietéticos para la recuperación intestinal) y aplicamos las sugerencias de la parte práctica de este libro. En el siguiente caso real, que yo misma atendí, veremos la historia de una investigación que logró identificar a los factores culpables y diseñar una vía para escapar de una situación penosa.

Caso de paciente real

Sophia · 48 años · Maestra

La primera vez que Sophia vino a mi consulta, el agotamiento permanente ya se había convertido en un rasgo característico de su vida cotidiana. Mientras que explicaba su caso y sus circunstancias, no dejaba de darle vueltas a un gran anillo de plata. Tenía la cara salpicada de pecas y enmarcada por una media melena castaña; le encantaba vestir con un estilo muy colorista. Sophia me contó que, con frecuencia, de un minuto para otro la atacaba una ola arrasadora de cansancio y malestar. Llevaba muchos años padeciendo bajo aquella fatiga, amén de otros síntomas, para los cuales hasta la fecha no se había identificado una causa clara, a pesar de distintos intentos de diagnóstico previos. En alguna ocasión se había mencionado la fibromialgia como posible respuesta.

A continuación, procedimos a la anamnesis diagnóstica: sufría de una congestión nasal continua, malestar estomacal, dificultades para concentrarse, migrañas, dolores articulares, sofocos y prurito en distintas zonas de la piel (también en el ano). A menudo, mientras impartía clase, se mareaba y le temblaban de repente las piernas. Otro fastidio más que debía aguantar era una sensación frecuente de presión sobre la vejiga, sin que su médico de cabecera pudiese confirmar que tenía una infección urinaria. Me lo expuso todo con una actitud valiente, mientras yo iba suponiendo cuáles serían sus temores y sus dudas. Despertó la sospecha de que podría sufrir un síndrome de activación mastocitaria y su organismo quizás tuviese dificultades para descomponer la histamina. Tras realizar pruebas de sangre y orina, los análisis ratificaron el diagnóstico inicial. Además, en el laboratorio se detectaron valores muy mermados para la diaminooxidasa, la enzima que descompone la histamina. Entonces llegó la hora de actuar.

El primer paso para la curación tuvo que darlo la propia Sophia, enfrentada a su cuadro clínico. Se mentalizó de que la activación mastocitaria tenía mucho que ver con su manera de sobrellevar y asimilar el estrés, así como con su estilo de vida (alimentación, actividad física, descanso nocturno y reducción del estrés). Cuando le echamos un vistazo a su diario de alimentación, quedó claro que allí había un problemón con la histamina: aunque era cierto que llevaba una dieta equilibrada, constatamos que tras comer tomates, pimientos, fresas, frambuesas, plátanos maduros, chocolate, quesos curados o platos recalentados (recurría a ellos a diario, a mediodía), notaba un bajón de energía. Y era habitual que inmediatamente después brotasen síntomas, sobre todo dolores de cabeza similares a una migraña.

Como vía de escape terapéutica a su situación, Sophia puso en práctica los principios de la dieta ¡ENERGÍA! con sus propiedades antiinflamatorias y beneficiosas para el intestino. Centró sus opciones en alimentos frescos y bajos en histamina, cuidó de cocinarlos con métodos culinarios breves y antes de cada comida tomó enzimas digestivas y un preparado de farmacia con diaminooxidasa (véase el capítulo «Complementos alimenticios: consejos y trucos probados en la práctica» de la segunda parte del libro). Para mejorar la digestión, saneó sus intestinos siguiendo mi método durante seis meses, con complementos de glutamina, probióticos y prebióticos, así como infusiones de hierbas (véase el capítulo «Una digestión sana: manual básico para terapia» de la segunda parte del libro). Con el fin de estabilizar a los mastocitos, comenzó a tomar a diario té de tulsi (hábito que conserva a día de hoy) y tomó suplementos nutricionales, como vitamina C y quercetina. Sophia descubrió además las bondades de la respiración profunda, el yoga y los paseos por la naturaleza. Hoy lleva una vida absolutamente normal. Gracias a la intervención para corregir los defectos de su estilo de vida, puede prescindir de cualquier medicación (como los antihistamínicos).

En estos últimos años he tratado un gran número de pacientes que padecían SAM y llevaban años viviendo con diagnósticos incorrectos que les asignaban fibromialgia, síndromes de colon irritable o hipocondría. Personas que se atiborraban de fármacos ineficaces para sus molestias, sin experimentar alivios de los síntomas. Una proporción muy notable de esas personas acabaron por sucumbir a la depresión, a lo cual también puede contribuir un nivel de histamina disparado. Terminaban por acudir a consultas de psiquiatría y psicología, donde era corriente que no se tomasen muy en serio sus casos. En resumen, una fatalidad.

Al ser testigo de las penurias que experimentaban mis pacientes, decidí concentrarme en esta enfermedad y aplicar mi método de tratamiento específicamente para aliviar su malestar. Con resultados espectaculares, debo añadir. Es importantísimo que, en el futuro, *todo el mundo* tenga a este fenómeno camaleónico presente en su radar, y también que se adopten los primeros pasos necesarios para el diagnóstico lo antes posible. Pero de manera generalizada, no solo en una cifra minúscula de clínicas y centros médicos especializados y con experiencia.

CUANDO ENFERMAN LAS MITOCONDRIAS: CRISIS CELULAR

Para vivir con energías renovadas, es imprescindible contar
con mitocondrias sanas.

· ·

El cuerpo humano es un sistema sofisticadísimo, en el que trabaja un sinfín
de células terriblemente especializadas. Una persona adulta está formada por
aproximadamente 100 billones de células (o sea, 100 000 000 000 00). Vaya, una
genuina maravilla de la ingeniería biológica. Si nos fijamos en las células, una
por una, individualmente parecen enanitas indefensas. Ahora bien, agrupadas
y organizadas en sistemas complejos, cumplen sus funciones con una destreza
asombrosa. Son las células quienes nos mantienen con vida. Son ellas las que
generan energía para abastecer al organismo, día tras día, porque sin energía
no es posible la vida.

A mí, personalmente, siempre me ha fascinado el microcosmos que representa cada célula individual: Las unidades más pequeñas del organismo tienen
una estructura básica muy parecida entre sí: la membrana celular (una especie
de muralla protectora) encierra el núcleo y los orgánulos, que son pequeñas
estructuras con funciones específicas y flotan en el citoplasma, la sustancia
básica de la célula. Las encargadas de decidir si la célula se muestra activa y
vital o agotada y debilitada son las mitocondrias, una clase específica de orgánulos celulares. Son las centrales energéticas del cuerpo humano, un lugar de
actividad frenética. Cuanta más energía necesita un órgano y más acelerado es
el ritmo de su metabolismo, más mitocondrias contiene. En general, oscilan
entre 1500 y 5000 por cada célula. El corazón y el aparato musculoesquelético,

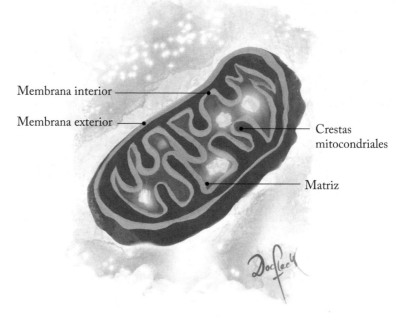

Membrana interior

Membrana exterior

Crestas
mitocondriales

Matriz

La mitocondria: la central energética de las células.

que trabajan de forma incansable, están dotados de multitud de mitocondrias. Pero en la cúspide de esta pirámide están los óvulos femeninos, que alcanzan cifras pasmosas, de hasta 120 000 de estas minicentrales energéticas. Las mitocondrias están recubiertas por una membrana celular doble. En su interior, la membrana presenta un enorme número de pliegues, con entrantes y salientes, donde se agolpan la mayoría de las enzimas que regulan el metabolismo energético de estos orgánulos, un proceso lleno de secretos. El espacio interior de cada mitocondria se denomina matriz.

Estos orgánulos actúan como si fuesen un sistema digestivo gigantesco, siempre hambriento. Toman nutrientes de los alimentos que digerimos, los descomponen y a continuación, con sus componentes y con la ayuda del oxígeno procedente de la respiración, sintetizan moléculas de ATP (adenosintrifosfato), la moneda de curso energético, que utilizan todas las células de tus órganos. En un solo día, una persona adulta produce cerca de 70 kg de ATP. Y puede llegar a los 100 kg si se registra un consumo máximo de energía. Pero cuando realizamos análisis de laboratorio, tan solo se detectan cantidades mínimas de ATP, porque esta moneda se gasta de inmediato.

Las mitocondrias son las principales productoras de energía del cuerpo y trabajan sin descanso para elaborar nuevos materiales de construcción para las células. Además, también participan en el sistema de recogida y eliminación de desechos del organismo. Posee un sistema de detoxificación propio (por ejemplo, para descomponer el amoníaco nocivo, subproducto de ciertos aminoácidos, y transformarlo en urea inofensiva). Y todavía falta un detalle: las mitocondrias son quienes gobiernan el proceso de suicidio de la célula, denominado apóptosis.[72] Cuando una célula está demasiado vieja, ha llegado al fin de su funcionalidad o ha sufrido daños graves, sus mitocondrias ordenan que se proceda a ejecutar una muerte celular civilizada. Es como si la célula dijese «bueno, yo ya he cumplido, me quito de en medio». Se trata de un proceso de autofinalización para las células deterioradas y constituye una táctica fascinante de la evolución, porque entre otras cosas, permite prevenir el desarrollo de células degeneradas o con mutaciones peligrosas.[73] El caso es que el organismo humano elimina por estos medios cerca de 10 millones de células cada día. Todo lo que sucede entre bambalinas en el interior de las mitocondrias parece cosa de magia. Por eso es crucial cuidar de la integridad de ellas, con sus minúsculas estructuras y sus gigantescas responsabilidades. Son un auténtico tesoro. Y esos cuidados son una tarea esencial, porque las mitocondrias reaccionan de una manera muy sensible y por eso requieren protección frente a agresiones agudas. Cuanto más se deterioren las mitocondrias, más sufrirá nuestro nivel de energía y más fatiga sentiremos.[74] Las mitocondrias pueden «enfermar» y a veces se habla de «mitocondriopatía» (del griego clásico *pathos* = sufrimiento). La literatura especializada distingue entre mitocondriopatías primarias (o congénitas) y secundarias o adquiridas. Y estas últimas son un agente patogénico y causante de fatigas que continúa siendo muy infravalorado.[75]

Todo esto está muy bien, ¿pero qué factores dejan fuera de combate a las mitocondrias y provocan esa crisis celular que nos hunde en el cansancio? En palabras sencillas, los daños que sufren las mitocondrias son el triste resultado de nuestro estilo de vida. Las bondades o los efectos perjudiciales de tu alimentación, tu manera de sobrellevar el estrés, tu exposición ante factores nocivos ambientales, la frecuencia con que debes tomar medicamentos, la reiteración de accidentes como puede ser una lesión por hiperextensión cervical (o sea, un latigazo), etc. Todos estos factores son decisivos para el estado de salud de las mitocondrias y afectan también a qué genes manifiestan su expresión en tu vida. Todos esos factores desencadenantes propician un estrés tremendo para las mitocondrias, hasta hacerlas descarrilar como consecuencia de los «radicales libres».

«RADICALES LIBRES»: CULPABLES DEL DAÑO DE LAS MITOCONDRIAS Y DE TU FATIGA

Los radicales son partículas agresivas que atacan a todo cuanto los rodea. Se trata de moléculas a las que les falta un electrón. Y tienen la necesidad imperiosa de llenar ese huequecito, a cualquier precio. Para ello buscan a su alrededor y se acoplan a lo que encuentren: un fragmento de material genético, un retazo de proteína... lo que sea que circule en las inmediaciones del radical libre. Precisamente debido a esta cualidad, el organismo emplea los radicales (de forma controlada) como arma secreta para hacer frente a intrusos indeseados, como gérmenes o sustancias tóxicas. En el seno de las mitocondrias se generan grandes cantidades de radicales libres de oxígeno durante la producción de energía. Y cuanto más ATP se sintetice, más radicales habrá también. Las mitocondrias son orgánulos muy sensibles y cuentan con un sofisticado sistema de defensa: varias enzimas (superóxido dismutasa, glutatión peroxidasa) atacan a los radicales agresivos y los transforman en agua, inofensiva. Para que estas medidas defensivas sean eficaces, las mitocondrias requieren un suministro óptimo de micronutrientes. La cuestión se pone fea cuando los radicales libres se organizan de forma descontrolada en grandes grupos, que escapan al control de los propios sistemas de protección del organismo. Es entonces cuando se produce lo que denominamos *estrés oxidativo*.

Otra fuente de estrés para las mitocondrias deriva del monóxido de nitrógeno (u óxido nítrico, NO), un gas que se genera en todas las células del organismo. El monóxido de nitrógeno cumple un montón de tareas en el cuerpo. Por ejemplo, actúa como sustancia transmisora para la coagulación, favorece el crecimiento de los tejidos nerviosos y la dilatación de las paredes de arterias y bronquios. Pero si se acumulan cantidades excesivas de este gas en el cuerpo (fenómeno denominado estrés nitrosativo), se producen alteraciones en las mitocondrias sanas. El monóxido de nitrógeno reacciona en presencia de oligoelementos (como hierro, selenio, cobalto, manganeso o cobre) y así usurpa las existencias de enzimas que serían vitales para la producción de energía. Es como si les robase el carburante.[76]

Orígenes del estrés oxidativo y del estrés nitrosativo:

- Estrés psíquico crónico (por motivos laborales o personales)
- Esfuerzos físicos excesivos (deporte de alta competición)
- Inflamaciones crónicas
- Tabaquismo
- Exposición excesiva a la luz solar (radiación ultravioleta), excesos al tomar el sol
- Contaminación radiactiva, rayos X
- Toxicidad por acumulación de metales pesados
- Toxinas ambientales, biocidas (insecticidas, herbicidas, fungicidas)
- Sustancias tóxicas volátiles (formaldehídos, bencenos), nanopartículas (como los aerosoles del tóner)
- Alimentación pobre en vitaminas y oligoelementos

- Medicamentos
- Traumas de la columna vertebral y las cervicales debidos a accidentes (como la hiperextensión cervical o caídas)[77]

EL PROBLEMA DE LA COLUMNA VERTEBRAL: LA NUCA COMO PUNTO DÉBIL

Esto es lo que sabemos: cuando se sufren problemas crónicos en la columna vertebral, se desencadena el estrés nitrosativo.[78] Es un agente patógeno muy destacado, que descoloca a las mitocondrias y nos fatiga, provocándonos agotamiento y enfermedades. Por desgracia, es muy habitual que las «pequeñas molestias» en la zona cervical se banalicen y no se busque una relación que las vincule a otros síntomas. La clave es que tanto graves accidentes como pequeñas lesiones cotidianas (como una lesión por latigazo debida a un accidente de tráfico, sacudidas o golpes violentos en la cabeza o el cuello debidas a deportes de combate, caídas de escaleras, de un caballo o de un cambiador (para bebés), accidentes de esquí o de ciclismo, etc. o problemas derivados de un entubamiento) sobrecargan la columna vertebral sin hacer demasiado ruido y se convierten en un factor generador de dolencias y de cansancio completamente imparable.[79]

Y este es el dilema: incluso accidentes muy leves pueden dejar secuelas en la columna vertebral, aunque no afecten de forma directa al cuello. La energía violenta de una caída o de un choque fluye por todo el cuerpo hacia arriba, es decir, que el impacto se hace notar hasta en la última vértebra. Y dado que las dos primeras articulaciones de la columna no cuentan con discos intervertebrales que las protejan y absorban los impactos, existe el riesgo de que se produzca una fisura minúscula o no tan pequeña en el sistema de fibras musculares de la segunda cervical. Por fortuna, son muy pocas las personas afectadas que sufren secuelas molestas persistentes. Y como los niños tienen un aparato musculoesquelético todavía flexible, las caídas y accidentes en edad infantil no suelen revestir mucho dramatismo. Sin embargo, si a lo largo de la vida se van repitiendo los traumas en esta zona, se puede conformar un punto débil que, a su vez, nos acarreará fatiga y otras dolencias. Es imprescindible detectarlo y tratarlo. Si preguntamos a las personas afectadas por este problema en particular, nos cuentan que les causan molestias ciertos movimientos o actividades diarias: al trabajar con los brazos elevados, al lavar el cabello, en al colgar corinas, al nadar a brazada o al trabajar ante el ordenador, en la cocina o planchando. Además, este problema de la columna solamente se puede detectar con precisión en radiología mediante una imagen de rayos X especial según el método Sandberg (con la boca abierta, en orientación izquierda y lateral). Últimamente, también es posible confirmar el diagnóstico mediante una resonancia magnética en posición erguida. Este procedimiento especial se desarrolla con el paciente sentado, para que sea bien visible la articulación de la nuca.

Las medidas de terapia más importantes son:

- Suministro óptimo de micronutrientes (alimentación y complementos nutritivos) para fortalecer las mitocondrias
- Terapia de manipulación manual, exclusivamente a cargo de especialistas profesionales (como la terapia Atlas según Arlen, terapia sacro craneal, terapia mediante acupuntura, terapia Vojta)
- Acondicionamiento y entrenamiento físico suave de la columna
- Es imprescindible además utilizar una almohada y un colchón específicos y de buena calidad.

LAS MITOCONDRIAS REQUIEREN CUIDADOS

La medicina actual, basada en pruebas empíricas, tendrá que incorporar en el futuro una perspectiva que preste más atención a las mitocondrias. En el presente, la especialidad que se preocupa por la salud de las mitocondrias es el enfoque más moderno de la medicina preventiva. Los conocimientos sobre los procesos bioquímicos concretos que se producen en las células y el dominio de las amplias posibilidades de la *terapia con micronutrientes* y de la bioquímica aplicada son claves decisivas. No solo para recuperar la vitalidad perdida, sino para la salud en general.[80] Las mitocondrias aquejadas de problemas por estrés oxidativo o nitrosativo no solo nos provocan fatiga, sino que también desencadenan trastornos crónico-degenerativos: según diversos estudios, enfermedades cardiovasculares, el síndrome de Alzheimer, el síndrome de Parkinson, el trastorno por hiperactividad con déficit de atención, la diabetes mellitus tipo II, etc. están relacionadas con los trastornos de las mitocondrias.[81] Ahora es posible además analizar detalladamente la actividad mitocondrial en conjunto, en laboratorios especializados. Siempre es posible realizar análisis y pruebas de laboratorio, pero deberían solicitarse con cierto pragmatismo, sin excesos de celo para justificar diagnóstico. Es decir, conviene limitarlos exclusivamente a casos en los que con su ayuda se podría detectar una nueva consecuencia o resultado.

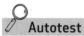

Autotest

Mitocondriopatía

Anótate un punto por cada pregunta que respondas con «sí».

- ¿Padeces desde hace años de un fuerte estrés psíquico o físico de forma constante? Por ejemplo, debido a una enfermedad.

- ¿Te han detectado una enfermedad inflamatoria crónica (por ejemplo, reuma, esclerosis múltiple, trastorno intestinal) o presentas valores inflamatorios altos en tus análisis de sangre?

- ¿Has padecido uno o más traumatismos que te afectasen a la columna vertebral (por ejemplo, parto con fórceps, lesión por hiperextensión cervical como consecuencia de un accidente de tráfico, caídas al montar en bicicleta, practicar esquí o subir/bajar escaleras, choques con la cabeza mientras nadabas)?

  • • • • *Apúntate un punto por cada traumatismo que recuerdes.*

- ¿Debes soportar cargas o tensiones físicas muy intensas?
- ¿Acudes con regularidad a un solárium o tomas el sol con demasiada frecuencia?
- ¿Tienes metales pesados en tu organismo? Sobre todo en la boca: implantes o empastes de oro o amalgama.
- ¿Te has expuesto a menudo a contaminación radiológica (por ejemplo, con exámenes de rayos X o radioterapia contra el cáncer) o
- a numerosos exámenes de tomografía como un TAC?
- ¿Tienes contacto frecuente con pesticidas, herbicidas o insecticidas debido a tu actividad laboral?
- ¿Tu alimentación tiene un bajo nivel de fibra y de nutrientes en general?

  Por ejemplo: tomas muchos cereales, quesos, embutidos, azúcares y dulces, pero pocas verduras, ensaladas, fruta, frutos secos, almendras y grasas saludables.

- ¿Tomas con regularidad medicamentos como analgésicos, medicamentos para la presión arterial, medicamentos para reducir el colesterol, productos para quimioterapia, fármacos para la diabetes, inmunosupresores, medicamentos contra la epilepsia o la demencia, bloqueadores antiácido o fármacos de terapias contra el VIH?

  ¿Te has sometido a terapias repetidas con antibióticos?

  Por ejemplo, con ciprofloxacina (como el Ciprobay) o moxifloxacina.

  • • • • *Anótate un punto por cada grupo de medicamentos que tomes.*

Evaluación

0 hasta 1	Diagnóstico muy poco probable
2 hasta 3	Baja probabilidad de diagnóstico
4 hasta 5	Probabilidad de diagnóstico media
6 hasta 10	Alta probabilidad de diagnóstico
> 10	Probabilidad de diagnóstico muy elevada

Si en tu caso la probabilidad de que se confirme el diagnóstico es muy alta y sufres síntomas que encajarían con este problema, es recomendable recurrir a una terapia de micronutrientes bajo la supervisión de un médico o doctora especialistas, para garantizar el suministro necesario de nutrientes esenciales que actúan como cofactores para conseguir una producción de energía segura y estable (véase el capítulo «Complementos alimenticios: consejos y trucos probados en la práctica» de la segunda parte del libro).

Notas prácticas para tu próxima cita médica

- **Estrés oxidativo:** La peroxidación lipídica, el nivel de colesterol LDL oxidado (Low Density Lipoprotein, lipoproteínas de baja densidad) como indicador del grado de la carga oxidativa y también un valor anormalmente alto de Gamma GET señalan la posible existencia de un caso de estrés oxidativo, siempre y cuando se excluya previamente el factor que supondría un consumo excesivo de alcohol.
- **Estrés nitrosativo:** Citrulina (orina), nitrotirosina.
- **Formación de ATP:** Concentración de ATP (en sangre) y función mitocondrial (en laboratorios especializados)
- **Relación entre lactato y piruvato:** La comparación de sus valores en orina permite evaluar el aprovechamiento de los nutrientes (carbohidratos) en la producción de energía. Una relación normal sería de 15–20:1. Si se detecta un cociente mayor, indicaría la existencia de un trastorno mitocondrial.

Otras pruebas y análisis:

- **Coenzima Q_{10}:** Esta es una enzima importantísima, cuya concentración desciende a partir de los 40 años, y que se transporta en la sangre junto con los lípidos. Por eso es necesario que los análisis de laboratorio se ejecuten con una «corrección» respecto a los lípidos.
- **Amoníaco (NH3):** El amoníaco es una sustancia tóxica compuesta por nitrógeno e hidrógeno, que aparece como subproducto al descomponer proteínas en el organismo. En condiciones normales, el amoníaco se transforma en urea y luego se excreta. Este es un enemigo encarnizado de las mitocondrias. Por eso yo misma solicito de forma rutinaria que se analice qué valor presenta.

  Unos valores elevados también indicarían que existe un problema ligado a la ingesta excesiva y poco saludable de proteínas con la alimentación, así como de trastornos graves en las funciones hepáticas, que pueden progresar rápidamente aunque los valores del hígado todavía se encuentren en el rango normal.

Aquí van las buenas noticias: no es imprescindible recurrir a carísimas pruebas de laboratorio. Bastaría aplicar directamente las recomendaciones de la sección práctica de este libro para conseguir grandes progresos. Puedes experimentarlo durante unas semanas, a ver cuánto cambian tus niveles de energía y tu bienestar general. Si decides cuidar y reforzar desde ya a las centrales energéticas de tu cuerpo, notarás que ganas nuevas energías y prevendrás con eficacia posibles enfermedades.

«Cuidar de las mitocondrias» puede sonar raro, pero es mucho más sencillo de lo que piensas. no requiere nada más que aportarles un flujo óptimo de micronutrientes y una nutrición equilibrada, con los complementos alimenticios que sean necesarios, lógicos y bien planteados. Es decir: puedes moldear tu nivel de energía a través de la calidad de tu alimentación y su suministro nutricional.[82] De acuerdo con los últimos avances en investigación, las grasas saludables son idóneas para este fin. Grasas como los aceites de algas (o sea, aceite de linaza enriquecido con ácido docosahexaenoico (DHA) y EPA (ácido eicosapentaenoico) obtenidos a partir de ácidos grasos omega de producción segura. Asimismo, es fundamental asegurar un aporte adecuado de vitaminas B, ácido fólico activado, coenzima Q_{10}, magnesio, zinc, selenio y ácido alfa lipoico. Para capturar y anular los radicales libres, dos buenas aliadas son la vitamina C y la vitamina E (por ejemplo, obtenida de aceite de germen de trigo).[83]

 Caso de paciente real

Fred · 51 años · Carpintero autónomo

Fred es un padre de familia que tiene su propio taller de carpintería. Me pidió ayuda porque desde hacía años se sentía «constantemente cansado». Todos los resultados de sus análisis de laboratorio y pruebas de ultrasonidos anteriores habían sido normales. Se quejaba de dolores de cabeza, cuello y cervicales, pero también de mareos, pesadillas, problemas de digestión y cierta propensión a contraer resfriados. Antes jugaba como portero en la liguilla local de fútbol y le encantaba practicar esquí. En cuanto le pregunté por su pasado deportivo, recordó varias lesiones traumáticas sufridas en la columna vertebral (latigazos e hiperextensiones similares). En un caso incluso con conmoción cerebral, con motivo de una grave caída esquiando. Pero en aquel momento no acudió al médico, porque no le pareció «nada grave».

En cuanto al estilo de vida, Fred era lo que se considera una persona de hábitos saludables: realizaba bastante actividad física y le gustaba, salía a pasear con el perro, no fumaba, tan solo bebía de vez en cuando alguna copa de vino o una cerveza y tenía una posición social estable, casado con una esposa cariñosa «que cocina de maravilla y con una dieta muy sana», con unas buenas relaciones familiares y un círculo de amistades a quienes veía a menudo. Dado que las pruebas de laboratorio rutinarias no habían detectado nada, solicité un diagnóstico de radiología para la columna vertebral (un examen funcional según el método Sandberg) y más pruebas de análisis. Entonces encontramos que Fred padecía lo que se denomina inestabilidad de la columna vertebral (o inestabilidad de Atlas), que identifiqué como factor causante de sus mitocondriopatías. Los análisis de laboratorio revelaron que había una disfunción en su actividad mitocondrial, así como déficits de vitamina D, vitamina B_{12}, magnesio y coenzima Q_{10}. Además, también comprobamos que padecía alteraciones de la flora bacteriana intestinal e intolerancia al gluten. A continuación, le expuse a Fred cómo había llegado a aquella situación: debido a los traumatismos que había experimentado en la columna vertebral, en su organismo se habían formado demasiados radicales libres. Dichos radicales bloqueaban la producción de energía en las mitocondrias. Puesto que es imprescindible disponer de grandes cantidades de vitaminas B_{12} y D, y también de coenzima Q_{10} para librarse de los radicales libres, Fred desarrolló una carencia de estos nutrientes.

Con este panorama, definimos las siguientes metas terapéuticas: 1. Estabilizar la columna vertebral (terapia de Atlas). 2. Corregir y equilibrar la disfunción mitocondrial al aplicar una nutrición óptima e incorporar un aporte extra de micronutrientes. Fred buscó un especialista en terapia de Atlas con experiencia y acudió a terapia manual entre una y *dos veces por semana. Además, se compró una almohada de buena calidad y también una lámpara de infrarrojos para aplicarse una terapia de calor. Durante seis meses se ciñó a un plan de recuperación para el intestino, con la toma de glutamina, probióticos y prebióticos (véase el capítulo «Una digestión sana: manual básico para terapia» de la segunda parte del libro) y también convenció al resto de su familia para adoptar su dieta al plan ¡ENERGÍA! sin productos con gluten ni lácteos. Sus hijos también se beneficiaron de las ventajas de esa dieta desde entonces, en plena forma y sin sufrir ni un solo resfriado más. Hasta la fecha, Fred continúa tomando un preparado multivitamínico, vitamina D, coenzima Q_{10}, un complejo vitamínico B y magnesio. Y claro, ha eliminado el gluten de su dieta. A las tres semanas de iniciar la terapia, su sensación de fatiga se había reducido alrededor de un 90 %. Gracias a la terapia, en el plazo de tres meses mejoró sus defensas inmunitarias, se alivió el dolor en la cabeza y las cervicales, desaparecieron los mareos, los problemas para dormir y las pesadillas. A los nueve meses de la visita inicial, había recuperado todas sus facultades y desde entonces se siente «tan en forma como antes, cuando era un muro infranqueable en la portería».*

Todavía queda otra buena noticia: según sabemos por estudios científicos, las mitocondrias son capaces de reproducirse.[84] Es casi como si mantuviesen relaciones sexuales entre sí, pero tienen un requisito: que las animemos a ello de forma inequívoca. Y el mejor estímulo para que se multipliquen es la actividad física regular. El movimiento y un poco de ejercicio o deporte moderado no solo tienen efectos antiinflamatorios sobre la formación de mioquinas, sino que también rebajan la fatiga debido a que fomentan la proliferación de las mitocondrias y nos aportan más capacidad de resistencia y energía. Así que la próxima vez que pienses en una excusa para no acudir al gimnasio o quedarte en el sofá en lugar de salir a echar una carrerita, acuérdate de las minicentrales de energía que abastecen tu cuerpo y de todo lo que hacen por ti a diario. Con la ayuda de un programa completo como el método terapéutico que explico en la parte más práctica de este libro, conseguirás mejorar de forma palpable el rendimiento de tus mitocondrias. Y ya verás cómo recuperas también la energía.

LOS MEDICAMENTOS: FACTORES FATIGANTES Y LADRONES DE NUTRIENTES

Todas las medallas tienen dos caras.

. . . . VIEJO PROVERBIO ALEMÁN . . .

Más a menudo de lo que nos gustaría, los medicamentos son el único recurso lógico y sólido para resolver problemas de salud. Por eso yo *no* estoy en contra de la prescripción y del uso de fármacos porque sí, sin más justificación. Pero sí soy crítica con que se prescriban medicamentos con demasiada ligereza, «para aliviar síntomas con rapidez», sin detenerse a investigar cuáles son las causas originarias de los síntomas. Y desde luego, no me gusta para nada que se receten antibióticos sin ton ni son, casi para cualquier cosa. Especialmente los antibióticos de ciertos grupos (véase la tabla que figura a continuación). Los antibióticos debilitan la flora bacteriana intestinal, que nos aporta grandes beneficios y contribuye a prevenir el sobrepeso, pero también son perjudiciales para las mitocondrias y dejan vía libre a otras enfermedades.

En principio, *toda* receta de medicamentos que se prescriba debería estar bien sopesada y fundada. Especialmente cuando implica tomar fármacos por períodos prolongados. Los fármacos pueden ser un estorbo muy notorio para la resorción y el procesamiento de los micronutrientes; especialmente si se toman a diario. A largo plazo, eso no solo consume energía, sino que tiene consecuencias mucho más graves: una insuficiencia drástica de micronutrientes también dispara el riesgo de sufrir efectos secundarios indeseables. Ciertos medicamentos actúan como unos consumados vampiros que sorben los micronutrientes.

Y lo peor es que las insuficiencias de micronutrientes no suelen hacer demasiado ruido y pasan desapercibidas. Atraviesan diversos estadios sucesivamente. La fatiga, el abatimiento, la propensión a sufrir infecciones y resfriados o la reducción de la resistencia al estrés son síntomas inespecíficos que sirven como advertencia. Pero también se pueden paliar o te puedes acostumbrar a convivir con ellos, antes de que la insuficiencia se agrave y se exprese en forma de dolencias como la anemia, la osteoporosis y la disminución de la capacidad visual (por ejemplo, debida a una carencia aguda de grasas saludables). En cualquier caso, el peligro de estas insuficiencias no solo amenaza a quienes toman medicamentos de forma regular, sino también a niños y jóvenes, que requieren aportes mayores precisamente por encontrarse en edad de crecimiento. Pero pensemos además en personas trabajadoras con dietas poco equilibradas y que consumen muchos estimulantes, en embarazadas y lactantes, en personas de edad avanzada, en enfermos (especialmente pacientes que sufren de diabetes o cáncer) y por último, en quienes padecen problemas de digestión crónicos y tienen dificultades para absorber los nutrientes (por ejemplo, personas celíacas).

A continuación descubrirás cuáles son los «vampiros de micronutrientes» más destacados y aprenderás a qué detalles conviene prestar atención. A fin de cuentas, los prospectos de los medicamentos no siempre indican las insuficiencias nutricionales entre los efectos secundarios.

LOS LADRONES MÁS HABITUALES DE NUTRIENTES

Este es un tema complicado por su vertiente técnica especializada, así que para hacértelo más digerible, he preparado un cuadro resumen general fácil de entender. Así podrás consultarlo y valorar qué influencia tienen sobre los micronutrientes los distintos grupos de fármacos, además de evaluar hasta qué punto es necesario que actúes personalmente. Que no te asusten los principios activos impronunciables, aquí lo más importante es que localices sin dificultades cuáles son los fármacos que tú tomas. Lo mejor es que hoy mismo, u otro día que prefieras, saques todos medicamentos del cajón donde los guardas y leas con mucha atención sus etiquetas. ¡Es hora de sacar la lupa! Si te encuentras con alguno de estos ladronzuelos de nutrientes que figuran en la tabla, habrá que darle la vuelta a la tortilla. En lugar de obsesionarte con los efectos secundarios y fruncir el ceño de pura frustración, será mejor que te concentres en complementar los nutrientes que pudieran faltar y también que consultes a un médico de confianza (véase el capítulo «Complementos alimenticios: consejos y trucos probados en la práctica» de la segunda parte del libro). Si no tomas ningún medicamento habitualmente, puedes saltarte estas tablas por el momento.[85]

ANTIALÉRGICOS *(fármacos contra las alergias)*

- Cetirizina
- Desloratadina
- Fexofenadina
- Levocabastina
- Loratadina

Interacción con micronutrientes
- Vitamina C
- Vitamina D
- Zinc

Consecuencias potenciales de la insuficiencia nutricional
- Fatiga
- Inmunodeficiencia
- Debilidad de los tejidos conectivos

CONSEJO ¡ENERGÍA! ·
Tomar vitamina C y zinc (15 mg al final del día) puede reducir notablemente la necesidad de recurrir a antialérgicos y de sufrir síntomas alérgicos.

PÍLDORA ANTICONCEPTIVA

- Estrógenos: etinilestradiol, estradiol
- Gestágenos: desogestrel, dienogest, levonorgestrel

Interacción con micronutrientes
- Vitamina B_2, B_6, B_{12}
- Ácido fólico (vitamina B_9)
- Vitamina C
- Vitamina E
- Magnesio
- Zinc

Consecuencias potenciales de la insuficiencia nutricional
- *Síntomas de la insuficiencia de vitamina B:* Falta de energía, estados depresivos, irritabilidad, neuropatías, trastornos de la sensibilidad, migrañas
- Estrés oxidativo
- Alteraciones del metabolismo de la glucosa
- Inmunodeficiencia

CONSEJO ¡ENERGÍA! ·
A la hora de elegir el ácido fólico, lo más recomendables es decantarse por su forma activa para el metabolismo, directamente aprovechable por el organismo (5-metiltetrahidrofolato).

ANTIBIÓTICOS

- Aminoglucósidos: Gentamicina
- Betalactámicos: Amoxicilina, cerufoxima
- Quinolonas: Ciprofloxacina, levofloxacina, moxifloxacina
- Lincosamidas: Clindamicina
- Macrólidos: Azitromicina, claritromicina
- Tetraciclinas: Doxiciclina, minociclina
- Antagonistas del ácido fólico: Cotrimoxazol

Interacción con micronutrientes
- Lactobacilos y bifidus (probióticos)
- Magnesio
- Calcio
- Potasio
- Ácido fólico
- Hierro
- Zinc
- Vitamina C

Consecuencias potenciales de la insuficiencia nutricional
- Alteraciones de la flora bacteriana intestinal (disbiosis) con riesgo de sobrepeso, inflamaciones crónicas y trastornos autoinmunes
- Riesgo de enfermedades cardiovasculares, daños en tejidos nerviosos y pérdida auditiva, osteoporosis, artrosis
- Debilidad en los tejidos conectivos, lesiones tendinosas (especialmente con las quinolonas)

ANTIDEPRESIVOS *(fármacos que combaten los estados depresivos)*

- Antidepresivos tricíclicos: Amitriptilina, clomipramina, doxepina, imipramina, opipramol
- Inhibidores selectivos de la recaptación de serotonina (ISRS): Citalopram, fluoxetina, paroxetina, sertralina, dapoxetina
- Inhibidores de la recaptación de serotonina y noradrenalina o norepinefrina (IRSN): Venlafaxina, sibutramina

Interacción con micronutrientes
- Vitaminas del complejo B
- Coenzima Q_{10}
- Magnesio
- Ácidos grasos omega 3 (DHA/EPA)

Consecuencias potenciales de la insuficiencia nutricional
- Síntomas ligados a la insuficiencia de vitamina B: falta de energía, etc. (véase el apartado de la *píldora anticonceptiva*)

- Insuficiencia de coenzima Q_{10}, condicionada por la baja disponibilidad de ATP: fatiga, abatimiento, mareos, cefaleas

CONSEJO ¡ENERGÍA! ....
El magnesio favorece la biodisponibilidad de la serotonina (la «hormona del bienestar»).

ANTIEPILÉPTICOS *(medicamentos contra la epilepsia)*

- Hidantoínas: Fenitoína
- Carboxamidas: Carbamazepina, oxcarbazepina
- Ácido valproico
- Gabapentina

Interacción con micronutrientes
- Ácido fólico
- Vitamina D
- Vitamina K
- Calcio

Consecuencias potenciales de la insuficiencia nutricional
- Fatiga
- Alteraciones en el metabolismo de los huesos, osteoporosis
- Trastornos en el metabolismo energético mitocondrial

MEDICAMENTOS ANTIHIPERTENSIVOS

- Inhibidores de ACE: Captopril, enalapril, lisinopril, ramipril
- Sartanes (bloqueadores de AT-1): Candesartán, losartán, valsartán
- Betabloqueantes: Atenolol, bisoprolol, metoprolol, carvedilol, nebivolol, propanolol

Interacción con micronutrientes
- Vitamina D
- Vitamina C
- Ácidos grasos omega 3
- Magnesio
- Coenzima Q_{10}

Consecuencias potenciales de la insuficiencia nutricional
- Fatiga
- Debilidad de los tejidos conectivos e inmunodeficiencia
- Riesgo de inflamación crónica
- Trastornos del sistema cardiovascular
- Dolores de cabeza
- Debilidad muscular

MEDICAMENTOS PARA LA DIABETES *(antidiabéticos por vía oral)*

- Biguanidas: Metformina
- Sulfonilureas: Glibenclamida, glimepirida, gliclazida
- Glinidas: Repaglinida, nateglinida
- Glitazonas: Pioglitazona

Interacción con micronutrientes
- Vitamina B_{12}
- Vitamina D_3
- Coenzima Q_{10}
- Magnesio
- Cromo

Consecuencias potenciales de la insuficiencia nutricional
- Síntomas ligados a la insuficiencia de vitamina B, como la fatiga, etc. (véase el apartado sobre la *píldora anticonceptiva*)
- Inmunodeficiencia
- Trastornos del sistema cardiovascular
- Debilidad muscular, tendencia a sufrir calambres en las piernas
- Osteoporosis
- Alteración de la tolerancia al azúcar en sangre

DIURÉTICOS *(fármacos para estimular la secreción de orina)*

- Tiazidas (antidiuréticos tiazídicos): Hidroclorotiazida (HCT), xipamida, clortalidona
- *Nota: A menudo, la HCT se receta en combinación con un fármaco para rebajar la presión sanguínea*
- Diuréticos de asa: Furosemida, torasemida, bumetanida
- Bloqueadores del canal del calcio: Amlodipina, felodipina, verapamil, nifedipina, nitrendipina
- Diuréticos ahorradores de potasio: Espironolactona, triamtereno

Interacción con micronutrientes
- Magnesio
- Potasio
- Vitaminas del complejo B (especialmente la B_1 y el ácido fólico)
- Zinc

MUY IMPORTANTE: . . . .

Si tomamos diuréticos ahorradores de potasio, se debe evitar recurrir a una ingesta descontrolada de potasio.

Consecuencias potenciales de la insuficiencia nutricional
- Fatiga
- Debilidad muscular, tendencia a sufrir calambres en las piernas
- Limitaciones para la función cardíaca y vascular
- Trastornos en el metabolismo de las grasas
- Alteración de la tolerancia al azúcar en sangre
- Inmunodeficiencia y debilidad de los tejidos conectivos

ANTIINFLAMATORIOS CORTICOIDES
- Glucocorticoides

Interacción con micronutrientes
- Vitamina D
- Calcio
- Magnesio

Consecuencias potenciales de la insuficiencia nutricional
- Reducción de la densidad ósea (osteopenia) y osteoporosis
- Subida de la tensión arterial
- Debilidad muscular, tendencia a sufrir calambres musculares
- Dolores de cabeza

ANTIÁCIDOS
- Inhibidores de la bomba de protones: Omeprazol, pantoprazol, lansoprazol, rabeprazol

Interacción con micronutrientes
- Vitamina B_{12}
- Ácido fólico
- Calcio
- Magnesio

Consecuencias potenciales de la insuficiencia nutricional
- Síntomas ligados a la insuficiencia de vitamina B_{12}, como la fatiga, etc. (véase el apartado sobre la *píldora anticonceptiva*)
- Alteraciones del metabolismo óseo y osteoporosis
- Subida del nivel de homocisteína (riesgo cardiovascular)

REDUCTORES DEL COLESTEROL

- Estatinas: Atorvastatina, simvastatina, fluvastatina, lovastatina, pravastatina

Interacción con micronutrientes
- Coenzima Q_{10}
- Vitamina D
- Selenio

Consecuencias potenciales de la insuficiencia nutricional
- Fatiga
- Alteraciones del metabolismo energético mitocondrial
- Inmunodeficiencia
- Alteraciones en el metabolismo de los huesos y osteoporosis
- Propensión a padecer alteraciones de la glándula tiroidea
- Metotrexato (MTX)

Interacción con micronutrientes
- Ácido fólico

Consecuencias potenciales de la insuficiencia nutricional
- Efectos perjudiciales para las mucosas del espacio bucal y del tracto gastrointestinal

ANTIRREUMÁTICOS *(medicamentos para dolencias reumáticas, inmunosupresores)*

LAXANTES

- Bisacodilo
- Picosulfato de sodio

Interacción con micronutrientes
- Potasio
- Magnesio
- Ácido fólico

Consecuencias potenciales de la insuficiencia nutricional
- Alteraciones graves del equilibrio electrolítico
- Tendencia al estreñimiento
- Elevación del riesgo de padecer trastornos cardiovasculares debido al nivel anormalmente alto de homocisteína

Muchas de estas sustancias tienen la fatiga entre sus efectos secundarios. Si padeces agotamiento, debes revisar junto a tu doctor o médica si podría deberse a una medicación permanente y, en tal caso, si existiría alguna alternativa terapéutica viable. Esta recomendación es especialmente importante si tomas algunos de estos medicamentos:

- Benzodiazepinas
- Antidepresivos
- Antihistamínicos
- Antihipertensivos, especialmente betabloqueantes, algo menos grave en el caso de alfabloqueantes e inhibidores de ACE
- Neurolépticos
- Opiáceos y medicamentos contra el Parkinson, medicamentos antivíricos y fármacos quimioterapéuticos

¿CÓMO SE RESPONDE A UNA DEMANDA DE MICRONUTRIENTES MÁS ALTA?

Para una persona adulta y vital, que no fuma y lleva una alimentación saludable (con buenas cantidades de frutas y verduras) que digiere sin problemas, es perfectamente posible cubrir todas sus necesidades de micronutrientes básicos por medio de la nutrición diaria. Pero eso no cubre absolutamente *todos* los nutrientes. De hecho, no es nada raro que en laboratorio se detecte una carencia acusada de vitamina D, vitamina B_{12}, yodo, selenio y de ácidos grasos omega 3, de alto valor y muy relevantes por su acción antiinflamatoria.[86]

Si te ves en la obligación de tomar medicamentos regularmente, durante años, es casi imposible proporcionarle a tu cuerpo todos los nutrientes que necesita (que en tu caso son más) tan solo por medio de los alimentos. Esto sería lo más aconsejable: cuando tu médico o doctora te recete un medicamento del cual sepas que actúa como ladrón de micronutrientes, consúltale qué complementos nutricionales deberías incorporar al mismo tiempo. Hoy ya existen multitud de preparados especialmente orientados a cubrir la demanda extra de micronutrientes que provocan ciertos medicamentos.

Además, si consigues equilibrar tu balance de micronutrientes, también podrías reducir notablemente la necesidad de recurrir a los fármacos. Cuidado, esta es la clave: las dosis debe ajustarlas exclusivamente tu médico, nadie más. ¡Jamás te plantees reducir o limitar qué medicamentos tomas por decisión propia! ¿Me das tu palabra? Si se te ocurre esa idea, debes consultar obligatoriamente antes a un médico o una doctora de confianza. Y no le ocultes ni una pizca de información, aunque te cueste contárselo todo. Explícale qué suplementos nutricionales tomas o cuáles te planteas tomar en adelante. Busca a un profesional de la medicina que se haya formado en terapia con micronutrientes, con quien te sientas a gusto y con quien puedas colaborar. Esa clase de especialista recibirá con mucho agrado tu interés por un tema tan innovador y también podrá solicitar análisis de laboratorio para verificar los niveles de nutrientes, así como prescribirte las dosis idóneas. En la parte práctica de este mismo libro encontrarás una completa serie de consejos y recomendaciones para la terapia con micronutrientes. Si te decides (como espero de corazón que hagas) a poner en práctica inmediatamente o en un futuro cercano los consejos de mi método que expongo en este libro, mejorarás tu salud celular, tu capacidad de digestión y también de detoxificación. Y verás cómo desaparece la necesidad de tragar algún que otro medicamento, quizás para siempre. ¿Son o no son buenas noticias?

INTOXICACIÓN PERMANENTE: ASÍ ES COMO **LAS TOXINAS** NOS **AGOTAN** Y NOS **ENFERMAN**

Todas las sustancias son venenos, no existe ninguna
que no lo sea. La dosis diferencia un veneno
de un remedio.

.... PARACELSO ...

Ahora nos toca emprender una pequeña excursión al valle oscuro de los venenos
que nos rodean habitualmente... De acuerdo, es una etapa bastante siniestra
y dura en el camino para escapar del laberinto de la fatiga y reconquistar la
vitalidad. Pero mucha atención, porque no solo veremos qué sucede con las sustancias tóxicas que fabrica la propia humanidad, sino que también hablaremos
de los millones de sustancias tóxicas de toda clase que nos ofrece la naturaleza,
como pueden ser las esporas de los hongos. Da igual que nos fijemos en el aire,
el agua o en los alimentos. Da igual si es en casa o en el trabajo; en todas partes
estamos en contacto con toxinas: suavizantes plásticos y plastificantes desprendidos (evidentemente) de los plásticos, el polvillo del tóner de las impresoras
láser o el que levantan las sopladoras de hojas en otoño, vaporizaciones de
perfumes y ambientadores, restos de tetracloroetileno en la ropa que viene
de la tintorería, trazas de arsénico en las tortitas de arroz, metales pesados en
los empastes dentales, etc. Parece una lista de horrores que podríamos alargar
hasta el infinito, que nos afectan tanto en grandes ciudades como en zonas
rurales. Hace años, la población también estaba expuesta a la acción de agentes
tóxicos, no mucho menos que hoy, ya que entonces se registraba un nivel de
polución atmosférica tremendo en las ciudades que se expandían a toda velocidad. Pensemos por ejemplo en la catástrofe del smog en el Londres de 1952.
En este capítulo hablaremos largo y tendido de venenos. Algunos detalles te

sorprenderán, pero no te rindas a la frustración ni caigas en la parálisis. ¡Todo lo contrario! Si aprendes dónde acechan los venenos y qué peligros entrañan, vivirás con más tranquilidad, sabrás cómo reaccionar y podrás hacer todo lo posible para defenderte. Todo el mundo tiene su «paquetito tóxico» propio, hay que soportarlo y convivir con él, es inevitable. Si acudiésemos hoy mismo a hacernos un análisis de sangre en un laboratorio especializado en medicina ambiental, no hay duda de que detectaríamos toxinas. Ahora bien, que algo sea detectable no equivale automáticamente a un aviso letal, como el del canario que se asfixia en la mina.

Tras leer este capítulo, sabrás valorar cuáles son las toxinas más peligrosas y limitar al mínimo el riesgo que suponen. Eso requiere actuar sin alarmismos y discriminando bien la importancia de cada caso. Sobre algunos factores es posible actuar de inmediato para mejorar enseguida tu bienestar (véase el capítulo «Cómo detoxificarnos correctamente» de la segunda parte). El deseo de vivir «sin toxinas» no debería hacernos caer presa de la histeria ni adoptar la conclusión errónea de que es imprescindible evitar todas las sustancias nocivas o los productos sintéticos y desterrarlos de nuestro hogar. A fin de cuentas, es imposible evitar todas las sustancias tóxicas. Por ejemplo, como las toxinas presentes de forma natural en la propia naturaleza, valga la redundancia. Es más: hoy vivimos en un mundo donde las infecciones con consecuencias mortales ya no son una amenaza como lo eran hace décadas. Y eso en buena parte es gracias a los desinfectantes que ofrece la industria química. Bueno, veamos entonces qué pasa con esas toxinas tan malignas. No te preocupes demasiado: cuando aprendas cómo reducir la presencia de toxinas en la vida cotidiana y también a potenciar la capacidad de detoxificación de tu propio organismo, les perderás el miedo a los ladrones de vitalidad que protagonizan este capítulo. En realidad no son tan fieros como parece a primera vista. Con el apoyo de este libro y una actitud valiente, conseguirás plantarles cara. Las toxinas nos rodean en la vida diaria, en el hogar, en el cuarto de baño y también en la oficina, sin olvidar el agua potable:

- Metales pesados como el mercurio, el plomo, el arsénico o el aluminio
- Productos químicos en el cuarto de baño y el hogar en general: Disolventes, productos de limpieza, ambientadores, velas aromáticas, etc.
- Plásticos como el bisfenol A, los ftalatos, los parabenos con sus efectos similares a los de las hormonas, microplásticos
- Fluoruros
- Adhesivos, pinturas, resinas, barnices y esmaltes
- Humo del tabaco
- Pesticidas, herbicidas, insecticidas, fungicidas y fertilizantes sintéticos
- Toxinas en el hogar: Sustancias ignífugas en mobiliario, colchones, alfombras y juguetes eléctricos, materiales aislantes, espumas para bri-

colaje y de relleno, muñecos de peluche con pelo sintético, pavimentos (polivinilcloruro = PVC)

- Agua potable: Restos de medicamentos (por ejemplo, antibióticos, restos de anticonceptivos orales, plomo, etc.)
- Toxinas naturales procedentes de hongos: Micotoxinas

Deberías reflexionar para identificar dónde te expones a toxinas que podrías evitar. De acuerdo con las estimaciones, cada mujer absorbe de media cierta cantidad de plomo a lo largo de su vida... ¡a través del lápiz de labios! Pocas delicias culinaria son realmente sanas si vienen con envoltorio. Según los resultados de un estudio, a nivel mundial, cada persona ingiere hasta 5 gramos de microplásticos de media a través de la cadena alimentaria. Eso equivale a masticar cada semana casi una tarjeta de crédito.[87] A lo largo de 20 años, el total de microplásticos ingeridos ronda los 36,5 kilos, que el organismo humano (un prodigio de la evolución) tiene la obligación de eliminar.

Las toxinas tienen el potencial de acumularse en el cuerpo (lo que se conoce como «carga tóxica»). ¿Y qué órganos cumplen la misión de detoxificarnos) Pues son estos: hígado, riñones, piel y pulmones, que se esfuerzan para deshacerse de todos esos agentes dañinos. Una tarea hercúlea, que requiere y consume energía. Destaca entre todos el hígado, el principal agente purificador, que se sacrifica a diario, como un verdadero héroe. Pero también él necesita descanso. Y si al sobreesfuerzo le sumamos alguna insuficiencia nutricional, se atasca en su labor desintoxicadora y la carga tóxica sube y sube.

¿A que no adivinas cuál es el primer indicio revelador de una sobrecarga tóxica? Pues sí, la fatiga. A continuación enumero otros síntomas *inespecíficos* derivados de una carga tóxica excesiva:

- Dolores de cabeza, somnolencia y mareos (sensación de estar en las nubes)
- Dolores musculares, palpitaciones y temblores, debilidad, dolor articular
- Trastornos de la sensibilidad (cosquillas en manos y pies)
- Alteraciones y dificultades de la concentración y la memoria
- Angustia, miedo, oscilaciones bruscas del estado de humor, inquietud y nerviosismo, irritabilidad
- Dolencias en las encías (parodontitis), sabor metálico en la boca (por ejemplo, por la presencia de un empaste de amalgama)
- Acné, sudoración, caída del cabellos
- Ojeras, hinchazón de los párpados
- Sobrepeso «sin explicación clara»

Muchos especialistas en medicina ambiental suponen que aquellas personas que sufren sobrecargas de toxinas crónicas y no consiguen desintoxicarse suficientemente, suelen desarrollar a menudo un sobrepeso que carece de un motivo claro que lo justifique. Y lo argumentan así: si los órganos responsables de la desintoxicación se ven incapaces de eliminar la carga tóxica, esas sustancias dañinas se acumulan preferentemente en los depósitos de las células adiposas. Entonces provocan que fracase todo intento por perder peso. Con el fin de defenderse de una posible inundación de sustancias nocivas liberadas por esas mismas células adiposas, el organismo ordena detener la descomposición de las toxinas. Entonces los kilos extra continúan ahí. Y con ellos, la fatiga, que llega para quedarse. Por eso yo, en pacientes con sobrepeso resistente a las terapias, procuro prestar un apoyo específico a la labor detoxificadora del propio organismo. Suele ser una de las claves del éxito (véase el capítulo «Cómo detoxificarnos correctamente» de la segunda parte).

LA CARGA TÓXICA OCULTA

La medicina apenas presta atención a las toxinas y la detoxificación. Es urgente que nos preocupemos de forma personal e individual por esos peligros latentes y nos pongamos en acción. Porque son unos aliados de primerísimo orden de la fatiga y la propensión a sufrir enfermedades.

 Autotest

Carga tóxica

El siguiente test te ayudará a evaluar cuál es la carga tóxica individual que tú soportas. Primero, reflexiona y considera si en algún momento del pasado has vivido una exposición a alguna carga tóxica o contaminación muy intensa o específica. Por ejemplo: ¿Has realizado obras o reformas de renovación muy extensas en tu casa? ¿Has instalado algún tipo de aislamiento? ¿Tu casa tiene tuberías muy antiguas para el abastecimiento de agua? Piensa en tu infancia, ¿no te habrás comido ninguna gotita de mercurio que se fugase de un termómetro ni habrás lamido por pura curiosidad algún trozo de pintura desprendido? Parecen naderías absurdas, pero suceden y tienen consecuencias. Naturalmente, es imposible mantenerse al margen de todos los influjos tóxicos que nos rodean. Tampoco es necesario, desde luego. Pero si padeces una falta de energías aguda o quizás si sufres cáncer o esclerosis múltiple, es hora de que también saques la lupa para inspeccionar con cuidado este ámbito. Por ejemplo, se ha comprobado que existe una vinculación entre el cáncer de mama[88] o la esclerosis múltiple[89] y una exposición a influjos intensos de metales pesados.

Ahora, responde a estas preguntas y calcula tu puntuación total.

Carga tóxica	Nunca	Ocasional mente	Siempre (y en la actualidad)
¿Tienes o has tenido empastes o piezas dentales de oro o bien implantes de titanio?	0	1	2
¿Tienes o has tenido alguna endodoncia metálica?	0	1	2
¿Tienes una ortodoncia o un retenedor dental con metal o material plástico sintético?	0	1	2
¿En tu lugar de trabajo o en casa hay muchos productos químicos (visibles o perceptibles por el olor)	0	1	2
¿En tu lugar de trabajo o en casa o en casa hay moho u hongos?	0	1	2
¿En tu lugar de trabajo o en casa hay presencia de plomo (en las tuberías del agua viejas o como componente de las pinturas para decoración)?	0	1	2
¿En tu lugar de trabajo o en casa hay presencia de amianto (edificaciones antiguas) o te expones a escombros?	0	1	2
¿Tienes contacto con pesticidas (explotaciones agrícolas, jardinería, campos de golf)?	0	1	2
¿Tienes contacto con insecticidas (uso frecuente de productos para el control de plagas, profesional o privado)?	0	1	2
¿Tienes contacto frecuente con productos químicos textiles sometidos a limpieza química o en seco?	0	1	2
¿Fumas (fumador/a activo/a o pasivo/a) o has fumado en los últimos 20 años?	0	1	2
¿Utilizas sal de mesa fluorada o dentríficos/ colutorios con flúor?	0	1	2
¿Consumes con regularidad comida rápida, edulcorantes artificiales, refrescos, etc., o los has consumido con asiduidad durante los últimos 10 años?	0	1	2

Interpretación

De 0 a 5 ¡Enhorabuena! La carga tóxica que soportas es muy baja; alégrate porque vives bastante al margen de muchas sustancias nocivas.

De 6 a 14 Tu carga tóxica es relativamente elevada, como le sucede a la mayoría de la población. Deberías echarle un ojo a las recomendaciones del apartado práctico del libro y aplicarlas a tu vida diaria. Aunque (casi) no tengas ningún síntoma o «tan solo» padezcas algo de fatiga, sería aconsejable que estimules las capacidades detoxificantes de tu organismo y redujeses la carga tóxica.

De 14 a 28 Tienes una carga tóxica elevada. Deberías poner en práctica las recomendaciones de la segunda parte del libro sobre alimentación (plan ¡ENERGÍA!), desintoxicación y terapia con micronutrientes. Busca la ayuda de un odontólogo (u odontóloga) o especialista en cirugía maxilar para evaluar qué puntos problemáticos tienes en la boca e intervenir para resolverlos si es necesario (véase el capítulo «La boca, escenario del crimen: este rincón olvidado nos puede provocar fatiga» en la primera parte). Según evolucionen los síntomas que sientas, quizás sea aconsejable solicitar una cita a un especialista con experiencia en medicina ambiental o medicina preventiva, así como valorar la posibilidad de realizar más análisis y aplicar otras medidas terapéuticas.

Metales pesados

Las intoxicaciones por metales pesados ocultas tienen el potencial de provocar fatiga y enfermedades.[90] ¿Cómo lo hacen? Los metales pesados:

- Bloquean la actividad de enzimas implicadas en el metabolismo energético de las mitocondrias y paralizan a la enzima *diaminooxidasa*, encargada de descomponer la histamina en el organismo.
- Inhiben los efectos del zinc y del selenio. Eso a su vez rebaja el nivel de energía y debilita la defensa inmunitaria, además de propiciar trastornos en la glándula tiroidea (por ejemplo, hipotiroidismo y enfermedades autoinmunes de la tiroides).[91]
- Dañan la barrera mucosa intestinal (síndrome del intestino permeable) y perjudican la flora bacteriana saludable del intestino (disbiosis; véase también el capítulo «Tu sistema digestivo y cómo funciona» de la primera parte).
- Fomentan el estrés oxidativo como consecuencia de la producción exacerbada de radicales de oxígeno (especies reactivas de oxígeno, ROS).
- Desencadenan inflamaciones crónicas y actúan como factores fatigantes y promotores de enfermedades.

Mercurio

El mercurio se caracteriza por su altísima toxicidad: es hasta 800 veces más tóxico que material plástico o sintético más venenoso. No solo frena en seco la producción de energía en las mitocondrias, sino que además bloquea sus procesos de eliminación de toxinas. Pero a pesar de este potencial dañino, lleva siglos acompañándonos en la vida cotidiana. De hecho, durante más de cinco décadas, incluso fue uno de los ingredientes de los «polvos calmantes» para la etapa de la primera dentición en bebés. Millones de criaturas se envenenaron entonces, fue un escándalo de proporciones colosales.

Y todavía hoy, el mercurio continúa presente. Desde hace más de 170 años es el material más utilizado en todo el mundo para preparar las amalgamas con que se realizan empastes dentales. La amalgama es fácil de elaborar, es muy duradera y, por si fuera poco, cuenta con subvenciones de muchos seguros médicos. Por lo tanto, cabe afirmar que con cada empaste dental podemos disfrutar como añadido extra de una pizca de mercurio tóxico. Lo malo es que el metal no se queda quietecito y retenido dentro del diente de turno, sino que se desplaza y se reparte por el organismo. Se ha demostrado que existen conexiones entre la cantidad de empastes de amalgama y la concentración de mercurio en sangre y en orina.[92]

Al masticar, al lavarte los dientes, cuando encajas las mandíbulas y los aprietas hasta que rechinan (bruxismo) o al beber líquidos calientes, entonces se generan vapores de mercurio, que transportados por la respiración acaban penetrando en el aparato circulatorio y por medio de la sangre extienden sus efectos a los riñones y los tejidos nerviosos. Incluso se pueden acumular en el cerebro. ¿No tienes ya ningún empaste de amalgama o no lo has tenido nunca? Es un consuelo, aunque en el aire nos rodea una pequeña ducha de mercurio también: con la lluvia, el agua que se precipita arrastra junto a sí el mercurio presente en la atmósfera hasta la superficie, donde se acumula en suelos, mares y ríos. Desde allí, se incorpora a la cadena alimentaria (especialmente a la de los pescados). La mayoría de las emisiones de mercurio que se vierten a la atmósfera proceden de plantas incineradoras de desechos o de centrales térmicas alimentadas con carbón. Este veneno se halla presente, entre otros escondrijos, en las bombillas de bajo consumo, en pesticidas, en los pigmentos que se emplean para los tatuajes o en las cremas para aclarar la piel y en ciertos medicamentos.

Arsénico

El arsénico es un semimetal procedente de la corteza terrestre. Se incorpora al medioambiente a partir de lodos residuales o de fertilizantes de fosfatos. También llega al agua potable a través de las aguas subterráneas de la capa freática. El alimento más afectado por este elemento tóxico es el arroz, que se cultiva en campos permanentemente inundados y absorbe el veneno por su raicillas. Por eso este cereal y los productos que lo tienen como base (piensa en las tortitas de arroz para niños) pueden contener cantidades alarmantes. [93]

CONSEJO PRÁCTICO: ....

¡Deja de fruncir el ceño con esa cara de preocupación! No tienes por qué dejar de comer arroz. Pero sí estaría muy bien que memorizases (y aplicases) estas recomendaciones: 1. Elige productos procedentes de agricultura ecológica. 2. Lava el arroz enjuagándolo a fondo antes de cocinarlo. Y para cocinarlo, limita al mínimo imprescindible el agua que le añadas, en lugar de verter tazas y tazas como solía hacerse antes. Así eliminarás una parte muy sustancial del arsénico que pueda contener. 2. Consume arroz y productos a base de este cereal (como las tortitas de arroz) de forma moderada y no con excesiva frecuencia.

Plomo

Este metal se encuentra en la tierra y en el aire. Y en este caso, conocemos bien su origen: durante años, se empleó como ingrediente para pinturas y sirvió en forma de tetraetilo de plomo como aditivo en la composición de la gasolina. El humo del tabaco también es un proveedor de plomo, al igual que el agua corriente que pasa por redes de tuberías viejas. Evidentemente, las autoridades obligan a respetar límites determinados en el agua potable, pero eso no excluye el riesgo de que el agua del grifo de tu cocina llegue enriquecida con plomo tras pasar por conducciones y tuberías viejas. Aún queda otro tipo de bombas de plomo por mencionar: los cosméticos, sobre todo las barras de labios. Mientras tanto, ha quedado demostrado que ninguna cantidad de plomo es totalmente inocua, por ínfima que sea.[94]

CONSEJO PRÁCTICO: ....

En adelante, elige productos de cosmética, belleza y bienestar que estén tan libres de metales pesados y productos químicos como sea posible. Infórmate de las posibilidades en los departamentos comerciales de establecimientos que ofrecen productos de cosmética natural. Tu salud y tu vitalidad te lo agradecerán.

Aluminio

El aluminio es un metal ligero que también se encuentra en la corteza terrestre. La verdad es que su toxicidad es relativamente baja, pero sí que actúa como factor estimulante para el mercurio y multiplica el potencial nocivo de este último. El aluminio nos rodea en el papel de aluminio, las vajillas desechables (de aluminio), el agua potable clorada, algunas sales de cocina (para evitar la formación de grumos), en algunas levaduras, en desodorantes (ayuda a ligar los aromas) y en algunos medicamentos (como los bloqueantes antiácido para el estómago). Un problema adicional: los acidulantes artificiales como el ácido cítrico o el ácido fosfórico de los comprimidos efervescentes, los refrescos de cola, las limonadas y productos precocinados o listos para consumir favorecen la captación de aluminio en el intestino y el cerebro. Y esa acumulación incrementa el riesgo de desarrollar una demencia de Alzheimer.[95]

Plásticos

Los plásticos están por todas partes: al consumir agua potable o aceite (envasados en botellas de plástico), al chupar una cucharilla de plástico en la cocina (melamina), al beber de vasos desechables o cuando estrujamos demasiado tiempo el ticket de la compra, el recibo del aparcamiento o el extracto de una cuenta bancaria que se han impreso en papel termosensible. Y todo eso nos provoca fatiga. Los plásticos debilitan las mitocondrias y provocan de ese modo una carencia de energías.[96]

Desde hace ya bastante tiempo, una comunidad de científicos independientes defiende y persigue una prohibición mundial del bisfenol A (BPA). Pero ese objetivo todavía está muy lejos. En Canadá se prohibió el uso de BPA en los biberones infantiles ya en 2008. En Europa, Francia va en vanguardia, pues allí se prohibió en general el BPA en envases alimentarios. Algunos países de la UE como Bélgica, Dinamarca y Suecia han extendido la prohibición a todos los envases y envoltorios de alimentos para niños y bebés. Algo es algo, es un comienzo. Aún así, atención: hay artículos de plástico que se anuncian como «libres de bisfenol A» pero, en realidad, tienen efectos similares, perniciosos para el equilibrio del sistema hormonal del organismo.[97] Debemos aplicarles la misma perspectiva crítica que al BPA. Siempre que sea posible, conviene evitarlos.

Mohos y micotoxinas

Una fuente de toxicidad muy grave y que a menudo se pasa por alto es la contaminación por hongos. Las toxinas de los hongos, denominadas micotoxinas, nos roban la energía porque hacen estallar en el organismo un asalto de radicales libres, perjudiciales para las mitocondrias. Y con frecuencia la amenaza no termina ahí, sino que también originan otras molestias: alergias, goteo nasal, lagrimeo, picores cutáneos, asma, alteraciones del olfato y del gusto, dolores de cabeza, trastornos de la memoria, hipertensión sanguínea, propensión a padecer infecciones, dolores articulares, etc.[98] A veces incluso son responsables de malestar inespecífico en el tracto gastrointestinal, con síntomas parecidos a los de una alergia alimentaria. Dado que muchos alimentos están contaminados por hongos, las personas afectadas creen habitualmente que hay algún alimento que no toleran bien. Pero muy probablemente lo que origine su reacción sea un hongo o un moho. Con mucha frecuencia, las esporas de los hongos están presentes (pero no son apreciables) en el pan, los cítricos, las frutas de hueso, los frutos del bosque y frutos secos, pero también en frutas desecadas y especias, lácteos, grasas y margarinas.[99]

Lo que no se ve a simple vista es difícil de reconocer. Y el moho acecha muchas veces en lugares ocultos, tras paredes, en grietas y fisuras, o bajo la tarima del suelo. En Alemania, la legislación le resta importancia a la contaminación por moho en edificios de oficinas y centros educativos. No se lucha por eliminarla adecuadamente. Y supone un riesgo enorme.[100] Al menos una cuarta parte de la población tiene un problema significativo con las micotoxinas. En la mayoría de casos de mis pacientes, para que mejoren problemas como el agotamiento y otros síntomas, basta con atenerse a los consejos de mi método terapéutico (véanse las recomendaciones prácticas de la segunda y tercera partes del libro). Cuando se presentan en la consulta pacientes con molestias y síntomas muy raros, que no parecen encajar entre sí y persisten a pesar de adecuar la alimentación y aplicar una terapia de micronutrientes, sin que se aplaque por completo la fatiga, enseguida se me despierta la sospecha de que podría haber micotoxinas implicadas. O cuando detecto que existen motivos razonables para pensar en ellas, como viviendas antiguas y con humedades.[101] Entonces solicito análisis específicos de laboratorio, como por ejemplo tests de anticuerpos (véase el capítulo «Diagnóstico en profundidad» en la tercera parte). Si el diagnóstico resulta ratificado, hay que dar por supuesto que la persona afectada sufre bajo una exposición elevada a los hongos detectados en el análisis. A continuación, recomiendo acudir a profesionales para eliminar hongos y mohos.

CONSEJO PRÁCTICO: . . . .

Un indicio terminante para identificar una contaminación por micotoxinas: si en las vacaciones te encuentras mejor pero en cuanto regresas a casa te asalta de nuevo la fatiga y otras molestias del sistema nervioso. Claro que esto también puede deberse a otros motivos distintos, sin relación alguna con las esporas de ningún hongo. ¿Albergas la sospecha de que algún moho te puede estar robando la energía vital y la salud? En ese caso, lee con atención el capítulo *Cómo detoxificarnos correctamente* y aplica las recomendaciones de la parte práctica. Así fortalecerás tu cuerpo para combatir con más eficacia a las toxinas presentes en el entorno. En caso de duda, deberías solicitar pruebas de laboratorio específicas (véase el capítulo «Diagnóstico en profundidad» en la tercera parte).

Flúor

Los fluoruros son ingredientes clásicos en ciertas sales y se encuentran presentes en la naturaleza, en muchas formas. Desde hace décadas, en Estados Unidos y otras naciones industrializadas, se añaden al agua potable. La idea es que así ayudan a prevenir mejor la caries. Esa misma premisa justifica su presencia no solo en dentífricos, sino también en colutorios o comprimidos de flúor, e incluso en productos pensados para higiene dental de los más pequeños. En cantidades moderadas, como se recomienda generalmente para la profilaxis anticaries, los fluoruros no entrañan ningún peligro de provocar toxicidad aguda. No obstante, no son pocos los dentistas que argumentan que las caries no son «un problema de carencia de flúor», sino más bien un problema derivado de la mala alimentación que nos atiborra de azúcares y carbohidratos en refrescos dulzones. En los últimos años, las caries se han vuelto mucho menos frecuentes. Debemos agradecérselo sobre todo a las madres que dan el pecho y a los padres que se preocupan por la salud de sus bebés y en lugar de darles papillas azucaradas y zumos les ofrecen bebidas sin azúcar y una alimentación adecuada. Además de cuidar de enseñarles a cepillarse desde que sale el primer dientecito. Un aporte excesivo y sin control de fluoruros en las edades comprendidas entre los uno y siete años a través de pasta dentífrica, sales de fluoruro y sobre todo, comprimidos, sería cuestionable y podría tener consecuencias negativas. Alrededor del 15 % de los niños y jóvenes en Alemania padecen una intoxicación crónica por flúor («fluorosis»)[102], que dificulta el desarrollo del esmalte dental y que en general hace que los huesos sean más porosos y frágiles. Sin embargo, la fluorosis suele manifestarse mayoritariamente en formas leves. Las manifestaciones más graves no suelen aparecer cuando se emplean localmente fluoruros para la protección contra la caries.

A pesar de todo esto, hay muchas voces críticas con los fluoruros[103], porque:

- Parece que ponen obstáculos a la producción de energía en las mitocondrias.
- Compiten como rivales del yodo (al igual que el bromo y el cloro) en el organismo y expulsan a este oligoelemento necesario. El trabajo de la glándula tiroidea gira en torno al yodo, por eso se presume que el asalto químico del fluoruro puede favorecer alteraciones de la función tiroidea y trastornos autoinmunes en esa misma glándula.
- Inhiben y frenan a la melatonina, la hormona más importante para disfrutar de un sueño reparador.
- Pueden liberar el mercurio presente en los empastes de amalgama y favorecen la captación de otros metales tóxicos en distintos órganos y en el cerebro (por ejemplo, el aluminio).
- Desencadenan y avivan la resistencia a la insulina y la diabetes mellitus (las cuales muy a menudo nos advierten de su presencia con una sensación de fatiga).

Autotest

Fluorosis

Es muy fácil detectar si tú o tus seres queridos tenéis algún grado de fluorosis, solo hay que observar bien los dientes: fíjate si en el esmalte dental se aprecian pequeñas manchitas blancas, blanquecinas o de un tono ocre muy claro.[104] «Es como si los dientes tuviesen pecas»: así se lo explico yo a mis pacientes en la consulta.

CONSEJO PRÁCTICO: . . . .

Presta atención a las fuentes de flúor a las que te expones y reduce la carga tóxica. Pastas dentífricas y colutorios, sales de cocina fluoradas, instrumentos de cocina con teflón, medicamentos. Algunas variedades de té, como el té verde, contienen cantidades de fluoruros notablemente más bajas que el té negro.[105]

LA BOCA, ESCENARIO DEL CRIMEN: ESTE RINCÓN OLVIDADO NOS PUEDE PROVOCAR FATIGA

¡La salud empieza en la boca! Si te sientes fuera de combate constantemente, en muchos casos tiene bastante que ver con la cavidad bucal, sus recovecos y habitantes: dientes, encías, saliva y bacterias.[106] Más nos valdría contemplar los dientes como órganos sensibles, igual que el corazón, los pulmones, el hígado y los intestinos. Disponen de sus propios sistemas nervioso y de irrigación sanguínea. Desde la perspectiva anatómica, están cerca del cerebro (por eso es más fácil que cualquier material tóxico presente en la cavidad bucal termine colándose en el cerebro).

Por desgracia, los dientes humanos no crecen sin cesar, como les sucede a los tiburones. Por eso es necesario que los cuidemos desde la niñez. ¿Crees que con lavártelos, usar seda dental y cepillos interdentales, reducir el consumo de azúcar y tener una buena genética es suficiente? Pues no del todo. Y ahora ya sabes por qué: dentro de la cavidad bucal, que contemplamos como si fuera un órganos, todavía se introducen de forma rutinaria materiales como las amalgamas. Además de estos regalitos de mercurio que propician las subvenciones de muchos seguros dentales, hay otros puntos problemáticos y riesgos presentes en el mismo lugar. Desde luego, las caries y la parodontitis son viejas conocidas. Pero no son menos frecuentes los focos de inflamación crónica en dientes cuyas raíces han sufrido operaciones anteriormente o en los huesos de la mandíbula (como la «osteítis condensante»).[107] Si estos puntos negros permanecen ignorados y ocultos, en algún momento pueden depararnos preocupaciones. En la mayoría de los casos, estos procesos tardan en desarrollarse y avanzan muy lentamente, sin que suframos dolores de dientes que nos sirvan de preaviso. Así que es hora de investigar los posibles problemas y puntos negros debidos a viejas cargas contaminantes escondidas en la boca.

Puntos contaminantes viejos: metales en la cavidad bucal

Los materiales extraños, ajenos al cuerpo, acarrean *consecuencias inmunológicas* en el organismo y por tanto, también tienen un «potencial alergénico». Los metales, especialmente en la cavidad bucal, constituyen un punto crítico, dado que es muy fácil que se desprendan partículas por el rozamiento, la acción de la saliva o los movimientos de masticación, pudiendo a continuación penetrar en el organismo.[108] A diario tragamos cerca de 2 litros de saliva. Las partículas de materiales sintéticos y los iones metálicos disueltos en ese líquido, desprendidos de los materiales con que hayas tratado o arreglado tu dentadura, fluyen entonces hasta el tracto gastrointestinal. Según exponen estudios recientes, incluso se baraja que tengan efectos perniciosos sobre la flora bacteriana intestinal y la porosidad de las paredes mucosas del intestino.[109]

El oro, muy utilizado para prótesis dentales, es mucho menos tóxico que la amalgama, pero aún así, en experimentos realizados con animales ha quedado demostrado que puede alterar el metabolismo de las mitocondrias[110], con la amenaza de robarnos parte de nuestra vitalidad. El riesgo es particularmente alto en el caso de prótesis con aleaciones antiguas asociadas al implante de oro. No son pocos los pacientes que, tras padecer de fatiga crónica, dolores articulares o musculares, problemas del sistema nervioso, depresiones e intolerancia, ven sus problemas resueltos tras eliminar todos los restos de metales presentes en su cavidad bucal, recobrando su nivel de vitalidad anterior y mejorando su estado de salud general.

Contaminación de nuevo cuño: el titanio

Desde hace años, se considera que los implantes dentales con titanio son perfectamente tolerables y muy duraderos. Sin embargo, hay dentistas que avisan de que al retirar implante de titanio en la boca han podido distinguir y observar a simple vista manchas grisáceas en los tejidos próximos de las encías. Observadas al microscopio, esas «zonas grises» corresponden a células inmunitarias que absorben y almacenan partículas de titanio.

La cuestión es que los metales representan un peligro, sobre todo los que se «incrustan» en la cavidad bucal, porque la saliva tiene gran facilidad para transportar sus partículas al interior del organismo.[111] De acuerdo con un interesantísimo informe publicado en 2019 por la FDA (Food and Drug Administration, la autoridad responsable de la supervisión de alimentos y fármacos de EE. UU.), el debate sobre la presencia de metales en cualquier parte del cuerpo humano (especialmente en la cavidad bucal) y su potencial para favorecer la aparición de enfermedades recoge cada vez más opiniones críticas.[112] Pero el titanio no solo se nos cuela en el organismo como material utilizado en prótesis de odontología. También está presente en medicamentos, complementos dietéticos, dentífricos, chicles, etc. en forma de dióxido de titanio (E 171). En mi labor en la consulta he aprendido que la influencia de los metales o de un consumo elevado y regular de dióxido de titanio (por ejemplo, al masticar chicle con frecuencia) puede provocar fatiga[113].

Libres de cualquier amalgama

Desde el punto de vista de la medicina integrativa, la amalgama representa un residuo peligroso que incorpora mercurio y se caracteriza por su toxicidad aguda. Da igual si padeces fatigas, si sufres alguna enfermedad o si gozas de buena salud: los empastes dentales con amalgama pueden ser culpables de las repercusiones de una carga tóxica originada por el mercurio. Por eso, a largo plazo, es recomendable desprenderse de esos intrusos. Sobre todo si ya se ha manifestado algún síntoma. Desgraciadamente, a la hora de retirar implantes de amalgama son frecuentes errores muy groseros, especialmente si se retiran sin adoptar las medidas de protección imprescindibles.

CONSEJO PRÁCTICO: . . . .

La retirada de empastes de amalgama debería correr exclusivamente a cargo de especialistas en odontología con experiencia, que trabajen con la máxima precaución. Es obligatorio cumplir las siguientes medidas: disponer de una «presa» o «cimentación» (o sea, un paño o una barrera de caucho para protegerte de fragmentos y astillas), proceder taladrando a baja velocidad para reducir la formación de vapores tóxicos y proteger la nariz con un revestimiento de oro, que mantenga al paciente a salvo de los vapores de mercurio (quienes practiquen la operación y el personal auxiliar también deben protegerse con mascarillas con revestimiento de oro). Antes de solicitar que te retiren los restos de amalgama que tengas en la dentadura, es imprescindible que preguntes a tu dentista por las medidas de protección, cuáles conoce y con cuáles trabaja. Que no te dé vergüenza, así demostrarás que el asunto te interesa de veras y que dispones de mejor información que la mayoría de la población.

Áreas problemáticas: endodoncias y piezas dentales desvitalizadas

Con frecuencia, en personas que padecen fatiga crónica, las piezas dentales cuya raíz ha muerto (muerte pulpar) son, por así decirlo, la raíz de todos sus males.[114] Claro que, ¿quién iría a suponer que el agotamiento total proviene de un diente muerto?

Cada una de nuestras piezas dentales está atravesado por una red laberíntica de canales finísimos (llamados túbulos dentinarios). En cada milímetro cuadrado se agolpan entre 30 y 75 000 de estos canales. Si los encadenásemos uno tras otro, cubrirían una distancia superior a 2 kilómetros. Cuando el diente está sano, se encarga de enjuagar y limpiar todos esos kilómetros de túbulos con un líquido. De este modo se impide que se acumulen en ellos sustancias tóxicas, residuos celulares o sustancias nocivas de origen bacteriano. En un diente muerto, los vasos sanguíneos y los nervios pasan años y años sin actividad, con lo cual se pierde esa función de limpieza. Entonces el sistema de canalillos se convierte en un depósito de agentes patógenos. Las bacterias se encuentran a sus anchas en este intricado laberinto y producen compuestos de azufre que se introducen en el torrente sanguíneo (mercaptanos y tioéteres).[115] Cuando se practica una endodoncia a un diente muerto o desvitalizado, lo único que se puede hacer en este ámbito es eliminar el tejido del canal principal y desinfectarlo. Pero las ramificaciones del sistema de túbulos dentinarios quedan sin tratar... y pueden sumar kilómetros de conductos. Por eso el sistema inmunitario responderá, tarde (años) o temprano, con una reacción inflamatoria. Así pues, durante años va creciendo el riesgo de sufrir una inflamación crónica, que podría alterar la producción de energía en las mitocondrias. Ahora ya no resulta tan sorprendente que la persona afectada sienta cada vez más agotamiento y menos vitalidad, ¿verdad? En casos de fatiga extrema, síntomas inflamatorios o debilitamiento de las defensas inmunitarias que concurran con endodoncias que llevan años en la boca, lo más aconsejable es solicitar una revisión en una consulta especializada en odontología biológica.

Áreas problemáticas: Inflamaciones crónicas en las mandíbulas

Una inflamación mandibular (inflamación de los huesos de la mandíbula u osteítis) puede originar un problema equiparable al de los dientes muertos. Este fenómeno libera toxinas (tioéteres y mercaptanos), así como mensajeros químicos de efecto inflamatorio. Tanto en mi experiencia como en la de numerosos especialistas en medicina ambiental y odontología, esos agentes tienen la capacidad de provocar estallidos inflamatorios en otros puntos del cuerpo, así como molestias neurológicas o articulares («reuma»). Y lo más alucinante de todo es que la inflamación de los huesos de la mandíbula también puede desarrollarse de forma absolutamente inadvertida. A menudo permanece oculta, salvo si se investiga de forma específica en una consulta médica.

 ## Notas prácticas para tu próxima cita médica

Para averiguar si tienes algún punto problemático en la boca (y solucionarlo), se recomienda dar los siguientes pasos:

- Los tioéteres y mercaptanos se pueden detectar en análisis de laboratorio.
- Para diagnosticar una osteítis mandibular[116] es preciso recurrir a tecnologías de imagen en combinación con pruebas de laboratorio que detecten el nivel de quimiocina RANTES. Ese nombre quizás te recuerde al faraón Ramsés del Antiguo Egipto, pero en realidad corresponde a un mensajero químico de efecto inflamatorio, que se libera cuando se origina una osteítis mandibular o maxilar. Y ya que hablamos del tema, la quimiocina RANTES también presenta valores anormalmente altos en muchas enfermedades sistémicas inflamatorias (como la esclerosis múltiple[117] o la artritis reumatoide[118]).
- Muy importante: determinar estas concentraciones también es un recurso útil para evaluar el éxito de las terapias. Saber interpretar correctamente las imágenes obtenidas es esencial para acertar con el diagnóstico. En la actualidad ya existen procedimientos que desenmascaran los puntos conflictivos para la inflamación: como una tomografía computerizada (TAC) que cubra el área donde finalizan las raíces dentales. O una tomografía volumétrica digital (TVD) que permita elaborar una representación tridimensional de los maxilares. Ni siquiera a un experto (o una experta) le resulta fácil emitir un diagnóstico con total seguridad. Desde luego, se requiere muchísima experiencia para acertar en el dictamen. En caso de duda, te aconsejo que busques una segunda e incluso una tercera opinión.

No deja de sorprenderme hasta qué punto la fatiga permanente o las enfermedades crónicas (como el reuma o la esclerosis múltiple) torturan a mis pacientes a lo largo de su vida, con la cooperación de las cargas tóxicas y los puntos negros de la cavidad oral. Y tampoco dejan de sorprenderme los enormes beneficios que consiguen para su salud cuando optan por eliminar el problema con prudencia. Si padeces de un agotamiento muy acusado o tienes un historial de enfermedades autoinmunes e inflamatorias, deberías contemplar la posibilidad de limpiarte la boca de metales pesados y otros problemas. A la hora de sustituir piezas dentales por prótesis, se recomienda elegir materiales cerámicos (como el óxido de zirconio), libres de metales. La cuestión aquí no estriba en someter tu boca a un carísimo proceso de «deforestación», sino en realizar un estudio de inventario y evaluación prudentes con ayuda profesional, especializada y experimentada. En el ámbito de la odontología biológica se procede considerando cuidadosamente qué material será más apto y soportable en todo caso, y probándolo por adelantado. Así se evita que el organismo deba transportar en su interior estos materiales durante años y años. materiales que pueden originar reacciones inflamatorias que asfixian tu vitalidad.

Caso de paciente real

Knud · 51 años · Periodista

Desde hacía un año, más o menos, Knud se sentía abatido y flojo, sin energía. Fue entonces cuando acudió a mi consulta. También se quejaba de problemas de concentración y de memoria. Le costaba mucho conciliar el sueño y a menudo sentía un frío tremendo en manos y pies. Para redondear la faena, su sistema inmunitario, que siempre había sido robusto y fuerte, parecía resquebrajarse de repente. Antes de comenzar este malestar, era una persona optimista y vital, con un gran sentido del humor y que apenas enfermaba jamás. Knud era una persona del tipo alondra, que adoraba levantarse bien temprano y ponerse de inmediato a investigar para preparar sus artículos. Le apasionaba su trabajo, una profesión en la que llevaba 25 años, en buena medida porque siempre le planteaba nuevos desafíos para la mente. Pero poco a poco se había apoderado de él la sensación de que le faltaban fuerzas para ocuparse «de todo», que casi preferiría escribir tumbado en la cama.

Y su estilo de vida era así: no fumaba y bebía en contadas ocasiones, en épocas pasadas había salido a correr con frecuencia, pero ahora se sentía demasiado cansado. Su dieta era bastante reveladora. Día tras día, consumía una cantidad enorme de alimentos, de forma irregular, con un porcentaje elevadísimo de carbohidratos. En la oficina, a veces almorzaba comida que se llevaba de casa en fiambreras de plástico y recalentaba en el microondas. O se compraba algún bocadillo o algo rápido y práctico. Entre comidas, no le hacía ascos a picotear. Sobre todo chocolate, gominolas o cacahuetes salados. Knud vivía de una manera bastante sedentaria y su barriga crecía sin parar. Cuando me contó que su mujer se burlaba de él con chistes como «¿Qué, cuándo sales de cuentas y das a luz»?, se reía de buena gana. Y entonces, en aquella muestra de simpatía, pude ver que tenía un montón de empastes de oro y amalgama. Cuando inquirí sobre ese detalle, me explicó que hacía bastantes años le habían quitado dos empastes de amalgama, pero sin adoptar unas medidas de seguridad excepcionales ni poner mucha atención en la toxicidad. Lo animé a que pensase sobre el asunto y le propuse que trazase un calendario aproximado de sus molestias, como ayuda para averiguar desde cuándo lo atenazaba la fatiga. Descubrimos algo muy interesante: los síntomas habían comenzado casi exactamente dos meses después de la intervención para retirar los empastes de amalgama.

Recurrimos a análisis de laboratorio y allí detectamos que padecía un trastorno funcional mitocondrial y una fuerte deficiencia de micronutrientes (entre otros, de vitaminas D y B_{12}, así como de la coenzima Q_{10} y el ácido alfa lipoico, muy importante para la detoxificación del organismo). También realizamos un test de tolerancia inmunitaria (un análisis de sangre de las células inmunitarias del organismo, para comprobar cómo reaccionan ante compuestos y sustancias presentes en el entorno); con él identificamos una reacción patológica al contacto con mercurio.

CONCLUSIÓN: ....

La elevada contaminación por mercurio que se había originado al retirar los empastes de amalgama sin una protección adecuada había desencadenado una tormenta de radicales libres, que obstaculizaban la producción de energía en las células. La carga de toxinas y las dificultades que atacaban a las mitocondrias también explicaban la sensación de frío en manos y pies, así como otros síntomas.

Para reducir y aliviar el problema que representaban los radicales libres y el mercurio, le recomendé a Knud como primera medida que procediese a un saneamiento de su intestino durante varios meses (véase el capítulo «Una digestión sana: manual básico para terapia» de la segunda parte) y después, que aplicase un programa de detoxificación intensivo (véase el capítulo «Cómo detoxificarnos correctamente»). Además, empezó a tomar un preparado multivitamínico, con vitaminas del complejo B, ácido fólico activado, ácido alfa lipoico y coenzima Q_{10}. De la mano del plan de nutrición ¡ENERGÍA! y de un aporte óptimo de micronutrientes, en el plazo de pocas semanas comenzó a notar una mejoría notable, a sentirse con más energía. Los valores anómalos detectados en sangre se corrigieron en un plazo de ocho semanas. Cuatro meses más tarde, Knud no solo había dejado atrás su malestar, sino que también había perdido 15 kilos y volvía a disfrutar del ejercicio. Durante los dos años siguientes, Knud se esforzó por reducir la carga tóxica presente en su hogar. Por ejemplo, desaparecieron para siempre los platos recalentados en el microondas en envases de plástico. Además, se fue librando poco a poco de los empastes metálicos. Eso sí, con ayuda de especialistas en odontología que aplicaban métodos de protección adecuados. Hoy han pasado ya tres años y él sigue dando gracias a esa terapia, que le ha devuelto las ganas de vivir y disfrutar como siempre.

Probablemente algún pasaje de este capítulo te haya resultado un tanto desagradable, pero tampoco tienes por qué preocuparte demasiado. Porque también en este caso, hay buenas noticias: las recomendaciones que planteo en este libro fortalecen los sistemas de detoxificación propios del organismo, frenan las inflamaciones y le dan un empujón al sistema inmunitario. Aunque solo apliques esos sencillos consejos, será ya un gran paso adelante. Si además adoptas decisiones inteligentes (aunque complicadas) a largo plazo y mantienes a raya a esos agentes tóxicos que podrían sustraerte la energía, verás como tu vitalidad y tu salud salen ganando.

INQUILINAS OCULTAS E INSIDIOSAS: LAS INFECCIONES

Lo más importante es no dejar de hacerse preguntas.

.... ALBERT EINSTEIN ...

La falta de energía también puede la forma que tiene de expresarse una infección que bulle en tu organismo, oculta y calladita. Las infecciones crónicas constituyen un reto permanente para el sistema inmunitario. Les resulta muy fácil ponerlo en entredicho cuando se encuentra ya debilitado. Por ejemplo, si la flora bacteriana ha sufrido alguna alteración, si padecemos de estrés crónico, si llevamos un estilo de vida muy sedentario, si nos afectan cargas tóxicas o si nuestra alimentación es inadecuada y provoca carencias de oligoelementos. Bacterias, virus y parásitos son los villanos anónimos que se adueñan de nuestras energías.[119] Pero aún con todo esto, ninguneamos el papel fundamental que representan las infecciones latentes como causantes de fatiga.

Empecemos por los parásitos: cualquiera que tenga como mascota a un perro o un gato y sea responsable, sabe que deben desparasitarse periódicamente. Damos por sentado que estos animales tienen parásitos, no es ningún tabú ni provoca miedos terroríficos. ¿Pero qué hay de esa misma amenaza en seres humanos? En el mundo aparentemente aséptico e higienizado de las zonas urbanas de naciones industrializadas, no se percibe a los parásitos como posibles causantes de fatigas o de otros síntomas perjudiciales. Y en el fondo, a nadie le gusta pensar en bichos desagradables como las tenias y otros personajillos del clan de los parásitos. Pero en realidad, la infestación crónica tampoco es una cosa tan infrecuente entre la población[120], por más que nos cueste imaginarlo.

Si nos fijamos con detenimiento en los datos sobre infestaciones parasitarias, queda bien patente el alcance de las molestias clínicas y las dimensiones del problema.[121] De acuerdo con la Organización Mundial de la Salud (OMS)[122], este problema afecta sa miles de millones de personas en todo el mundo. Por ejemplo:

- Parásito de la toxoplasmosis: origina una enfermedad infecciosa que se transmite a través de los gatos. Se calcula que la propagación afecta hasta al 50 % de la población humana (también en Alemaniaxx)[123], en la inmensa mayoría de casos sin síntomas.
- Ascaris (gusanos nematodos ascarídidos): 1200 millones de personas
- Enterobius vermicularis, oxiuros (gusanos): 1200 millones de personas
- Strongyloides (nematodos rabdítidos): 100 millones de personas
- Tenias: 80 millones de personas
- Triquinosis, Trichinella spiralis: 40 millones de personas

Las infecciones no solo tienen lugar en territorios tropicales o subtropicales, sino también en regiones con malas condiciones de higiene y agua potable contaminada. Las personas afectadas se quejan de fatiga y de trastornos gastrointestinales, pero también de inmunodeficiencia, migrañas o alergias, sin saber exactamente cuál es el origen de estas molestias. ¿Y cuál es el motivo de esta situación?

- **Problema 1:** La medicina actual apenas dedica atención a las infestaciones como causa de una fatiga o de una mala salud general. En el currículo actual de la ciencia médica, los parásitos no tienen sino un papel muy, muy secundario. Estas enfermedades suelen pasar desapercibidas en el radar de muchos profesionales de la atención sanitaria cuando no se atiende específicamente a la totalidad y el conjunto de los síntomas.
- **Problema 2:** Para detectar casos de infestaciones poco comunes es preciso disponer de conocimientos especializados sobre los patógenos, tener un buen olfato para discriminar los síntomas y proceder con una exhaustividad absoluta en el diagnóstico. Y eso es una cuestión muy delicada, ya que el sistema de atención sanitario que impera en la actualidad no les brinda a sus profesionales el tiempo necesario para revisar historiales clínicos a conciencia y acometer el proceso de anamnesis y diagnóstico de la forma más puntillosa.
- **Problema 3:** Por desgracia, algunos laboratorios donde se realizan pruebas no están todo lo bien equipados que sería deseable para esta especialidad. De cara al futuro, sería necesario redoblar la investigación para desarrollar marcadores más sensibles y eficaces, que faciliten los diagnósticos.

Los patógenos están presentes en todas partes, en todos los rincones del mundo, nadie puede esconderse de ellos. En el fondo, eso tampoco merecería la pena, ya que todos deberíamos aprender a convivir con ellos, a cuidar nuestra defensa inmunitaria (o sea, la salud intestinal) y a prestar máxima atención a la higiene, pero sin convertirnos en personas hipocondríacas, histéricas y amargadas. Bueno, ¿y por qué hay gente que debe soportar esas infestaciones crónicas mientras el resto se libra de ellas? Pues porque algunas personas tienen la mala suerte de contagiarse e infestarse en algún lugar. Pero también son decisivos los factores genéticos y, sobre todo, la fortaleza del sistema inmunitario. De ella depende la capacidad del cuerpo para sobreponerse a los ataques. Cuanto más estrés suframos, más rica en edulcorantes, azúcares y grasas trans sea nuestra dieta (como pasa con las pizzas ultracongeladas o la comida basura), cuanto peor sea el estado de la flora intestinal, peor será la constitución del sistema inmunitario. Más débil será la capacidad reguladora del organismo y más fácil les resultará a huéspedes inconvenientes y agresivos irrumpir y sentirse a sus anchas.

Conocer a estos ladrones de energías no debe considerarse ni secundario ni superfluo. En los años posteriores a la Segunda Guerra Mundial, los profesionales de la medicina se esforzaron a fondo en combatir a los parásitos, sobre todo a los gusanos nematodos. Gracias a su experiencia, hoy sabemos qué síntomas patológicos están ligados a ellos.[124] Pero el peligro sigue presente para cualquier persona cuyo sistema inmunitario esté debilitado y que, por ejemplo, consuma alimentos infestados o entre en contacto con agentes patógenos (como puede suceder si no nos lavamos bien las manos).

También existe el riesgo de que el diagnóstico de una infestación se vuelva más y más difícil a medida que se reduce el número de médicos y doctoras que han visto antes qué aspecto tienen estos «zombis». A menudo lo que falta es experiencia clínica cuando de eso precisamente es de lo que depende el destino del paciente fatigado y aquejado de distintos síntomas, provocados por un «inquilino contagioso». Ese es el motivo por el cual en este libro también he incluido factores fatigantes más bien infrecuentes y raros. Porque quiero concienciar sobre el problema y dar a conocer cuadros patológicos a menudo infravalorados, además de compartir conocimientos científicos y experiencias personales. Sin ir más lejos, ahora veremos una anécdota de mi época como especialista médica en la universidad: se trata de un caso curiosísimo y muy interesante, con el que por fin conocí a los parásitos.

Caso de paciente real

Inge · 63 años · Administrativa

Inge era una paciente de 63 años de edad con una melena rubia corta, a quien atendí cuando era una joven especialista en el hospital clínico universitario. Se quejaba de que sufría agotamiento, pero también erupciones cutáneas, inflamación en los párpados y dolores musculares. Además, su resistencia física era muy débil. Ya había estado ingresada en dos clínicas anteriormente para someterse a un reconocimiento exhaustivo, pero no se había hallado el motivo causante de aquellos síntomas. Se habían excluido problemas como trastornos gastrointestinales, alergias y cáncer, e incluso se habían realizado análisis de heces que no habían detectado la presencia de huevos de nematodos. «Aquí no hay nada de nada», me señalaban los expedientes del historial médico. Pero mi intuición sugería otra cosa: algo tenía que haber.

Al principio me parecía que me estaba dando cabezazos contra una pared. Sabía que el tiempo se agotaba, porque pronto le darían el alta a la paciente, con «resultados negativos» en las pruebas pero todavía fatigada y enferma. Entonces peiné la biblioteca en busca de referencias e información. Allí encontré un trabajo que demostraba que sí tenía sentido buscar la presencia de ciertos patógenos en la sangre, ya que con frecuencia los análisis de heces no arrojaban resultados claros. ¿Y si hubiese encontrado la aguja del pajar? Inmediatamente, le extraje a Inge varias muestras de sangre y las envié al departamento de microbiología para realizar un análisis especial en busca de parásitos y nematodos. Cuando me puse a indagar para ver si encontraba rastros de triquinas y de un gusanito cuyo nombre (impronunciable) es Strongyloides, recibí duras críticas del jefe médico, que juzgaba mis pesquisas innecesarias, inútiles y demasiado caras. A los pocos días de esta experiencia tan desmotivante, el jefe del departamento de microbiología me llamó por teléfono con urgencia. En ese mismo instante, sentí que algo se agitaba en mi interior. Creía que iba a caerme una segunda bofetada verbal por haberme «extralimitado» en busca de un diagnóstico. Pero la voz preocupada y firme del catedrático me propinó un golpe de realidad muy distinto: «¡Esto es un descubrimiento sensacional!», resonó en el auricular del teléfono de la clínica. Habíamos desvelado lo siguiente: Inge sufría una infestación por triquinas (triquinosis), un gusano que habitualmente se introduce en el organismo humano al consumir carne donde se halla presente. Sobre todo suele darse en carnes de cerdo picadas que se encuentran en mal estado, embutidos o carnes poco o mal cocinadas.

Los dichosos gusanitos prosiguen su desarrollo en el intestino delgado, donde plantan sus larvas, que a continuación pasan a la sangre y llegan a todos los rincones del cuerpo transportadas así. También se asientan en tejidos musculares, lo que explicaba los dolores que sufría la paciente. Inge sintió un alivio increíble, aunque también se inquietó cuando le comunicamos que sufría una infestación. Al día siguiente, acudí a la habitación donde estaba ingresada y le propuse una batería de preguntas sobre estilo de vida, alimentación, viajes, etc. En resumen: todos los aspectos que me parecieron relevantes desde el punto de vista del problema que padecía. Al final, mi paciencia y mi olfato obtuvieron recompensa: Inge había consumido carne de un cerdo sacrificado en su mismo hogar, que no se había sometido a los controles sanitarios estandarizados. ¡Ahí estaba el origen del problema, fascinante! Diseñé enseguida una terapia anti infestación y en cuestión de dos semanas, la fatiga y los demás síntomas remitieron.

Lo admito, este es un caso excepcional, bastante exótico. Pero mi intención es que este libro sirva también para concienciar acerca de este tema y resaltar la importancia de individualizar la medicina, así como alertar sobre la necesidad de buscar causas de forma exhaustiva.

Han pasado muchos años y yo he colaborado para formar un gran número de estudiantes, hoy profesionales de la medicina. Desde aquel caso de triquinosis, cuando me enfrento a casos de fatiga y molestias gastrointestinales poco claras, alteraciones cutáneas (como la urticaria), asma y alergia, solicito sistemáticamente análisis (de heces *y también* de sangre) para confirmar si existe presencia oculta de alguna variedad de estas bestiecillas. ¡Para encontrar causas, hay que buscar y mirar bien! Con mucha frecuencia, así es como se da con la clave. De esta manera, mis estudiantes de medicina han aprendido a limar y pulir los diagnósticos de la exploración inicial, recopilando datos sobre la vida de cada paciente directamente a su lado, además de adentrarse en la «parasitología clínica». Estaremos de acuerdo, creo, en que no se trata de un campo muy agradable ni atractivo, con experiencias que se quedan grabadas en la memoria. La verdad es que jamás me habría imaginado que te podrías alegrar tanto al descubrir y contemplar una tenia.

Pero bueno, no hay motivo para el pánico. Normalmente, la mayoría de parásitos habitan en animales, no en cuerpos humanos. Para ciertas especies, las personas no somos su destino final. No albergamos su forma final, capaz de reproducirse, sino que tan solo les servimos de «guardería» y hospedamos a sus individuos en fase de desarrollo. La mayoría de los parásitos se encuentran en países de clima cálido, en zonas tropicales y subtropicales, pero debido a la globalización y al comercio internacional de alimentos (especialmente carnes de países con controles sanitarios menos estrictos), conviene que contemplemos la posibilidad de una infestación parasitaria ante casos que presenten fatiga y otros síntomas inespecíficos asociados que encajen con una infección de estos huéspedes indeseables.

 ## Notas prácticas para tu próxima cita médica

Si sospechas que podrías sufrir una infestación de parásitos como algún tipo de gusanos (nematodos), los siguientes pasos han demostrado ser fiables para el diagnóstico:

- **Hemograma completo:** A menudo se produce y constata una subida del número de glóbulos blancos, concretamente de los granulocitos eosinófilos, fenómeno denominado eosinofilia. Su proliferación señala que hay una reacción inmunitaria natural en marcha en el organismo. Los motivos más habituales para justificar una eosinofilia son alergias o la presencia de parásitos, hongos o sustancias extrañas en el organismo. Con mucha menor frecuencia, pueden indicar la existencia de enfermedades tumorales como un mastocitoma.

CONSEJO PRÁCTICO: . . . .

La eosinofilia en la sangre depende de cada tipo y especie de parásito y *no* aporta demasiada información acerca de la gravedad de la infestación. Además, no existe ningún paralelismo seguro con los resultados positivos de presencia de huevos de nematodos en las heces.

● **Análisis de presencia de huevos o larvas en muestras de heces:** Si el resultado es positivo, se considera que el diagnóstico está confirmado. Si el resultado es negativo pero persisten las sospechas, se puede recurrir a un análisis de sangre (serología) para verificar la posibilidad.

Una vez se ha validado el diagnóstico, podemos proceder a tratar la infestación mediante medicamentos (como vermífugos y otros) para eliminarla. Lo malo es que, en muchos casos, estos fármacos tienen efectos secundarios bastante perjudiciales. También existen conceptos de terapias biológicas que han demostrado su eficacia a largo plazo. Básicamente, terapias antiparasitarias combinadas con el fortalecimiento del sistema inmunitario y medidas de detoxificación específicas. Encontrarás consejos y recomendaciones al respecto en el apartado práctico del libro (véanse los capítulos «Una digestión sana: manual básico para terapia» y «Cómo detoxificarnos correctamente» en la segunda parte).

TOXOPLASMOSIS: UNA EPIDEMIA SILENCIOSA

La toxoplasmosis es una enfermedad causada por un parásito minúsculo, el *Toxoplasma gondii (T. gondii).*[125] Es una de las enfermedades parasitarias más extendidas en todo el mundo, que afecta a entre el 40 y el 50 % de la población. Y constituye un problema muy relevante desde el punto de vista sanitario y económico.[126] Por desgracia, la praxis médica imperante actualmente no refleja este hecho, aunque debería. Fatiga, dolores musculares y articulares, rigidez matutina, sudoración repentina, estados de ánimo depresivos, trastornos de la visión, mareos y alteraciones del sueño: todos estos síntomas que mucha gente expone en las consultas médicas a diario. ¿Cuál es el problema? Pues que a los toxoplasmas les encanta jugar al escondite. Son unos artistas del camuflaje y por eso resulta tan difícil detectarlos e identificarlos con las pruebas de laboratorio más corrientes. Se subestima cuántas personas sufren de una toxoplasmosis latente.[127] Por eso es tan común que, cuando una persona se queja de los síntomas que acabo de enumerar, se diagnostique que es un caso de «reuma» y no se contemple la posibilidad de que el origen de sus molestias sea una infección vírica o parasitaria. Te lo confirmo con total seguridad, ya que soy reumatóloga. En muy pocas ocasiones se sospecha que exista una toxoplasmosis crónica; lo más habitual es arrinconar a los pacientes afectados en el cajón de los psicosomáticos. ¡Cuántas personas fatigadas y enfermas en todo el mundo podrían beneficiarse si dejásemos de considerar «inofensiva» esta enfermedad parasitaria y afinásemos el diagnóstico!

La principal vía de contagio en humanos es la transmisión a través de alimentos. En Alemania, las infecciones se producen fundamentalmente al consumir carnes crudas o insuficientemente cocinadas, como carne picada o embutidos mal curados, frutas y verduras o agua contaminadas. O también a través del contacto con tierra infestada de estos parásitos al trabajar en el jardín. El *T. gondii* tiene un ciclo vital muy completo, que implica cambiar de anfitriones. Su principal anfitrión son los gatos, que únicamente en ocasiones aisladas presentan síntomas, como la diarrea. Cuando el gato se contagia por primera vez, entonces (y solo entonces), segrega agentes patógenos en masa, los llamados *oocitos*. Tras superar la primera infestación, los gatos adquieren inmunidad de por vida. Los oocitos son tremendamente resistentes a los factores ambientales y por eso permanecen con su capacidad de infección intacta en las cajas de arena, en campos y prados, en zonas arboladas o en jardines. Por eso el T. gondii puede acceder a otros anfitriones como ganado, roedores o seres humanos, viajando en la tierra o en los alimentos contaminados. También existe la posibilidad de que los propios gatos se contagien por esta misma vía, si se alimentan de roedores infectados. Y los seres humanos nos podemos contagiar a partir de animales domésticos, por ejemplo, al consumir carne de cerdo. Poco después de que los oocitos ingresen en el organismo que les sirve de anfitrión intermedio, se desarrollan hasta convertirse en los llamados *taquizoitos*. Estos a su vez se multiplican rápidamente (de ahí su nombre, derivado del griego clásico: *taquis* = veloz).

En personas sanas que gocen de un sistema inmunitario intacto, la inmensa mayoría de las infecciones discurren sin síntomas. Es inusual que se manifiesten síntomas como la fatiga, los dolores articulares o musculares, cefaleas, inflamación de los nódulos linfáticos del cuello o fiebres leves. Pero si la infección es aguda, los agentes patógenos pueden penetrar en los órganos (por eso hay que prestar especial atención a los órganos trasplantados) y también en fetos en pleno desarrollo, a través de la placenta. Igualmente, los T. gondii pueden colarse en los ojos de personas de cualquier edad.

El sistema inmunitario es un factor importantísimo que condiciona cómo se desarrolla la enfermedad, porque fabrica anticuerpos específicos cuya misión es eliminar a los taquizoitos. Bajo el bombardeo constante al que los somete el sistema inmunitario, que actúa de forma implacable, algunos de los parásitos pueden transformarse posteriormente en los denominados *bradizoítos*, que se asientan en las células musculares y nerviosas (su nombre también deriva del griego clásico: *bradi* = lento). Allí permanecen ocultos, en quistes de los tejidos, como capullos o crisálidas invisibles. La persistencia, la perseverancia y la capacidad de los bradizoítos para sobrevivir y permanecer en el organismo como «células durmientes» son asombrosas. Así que los toxoplasmas pueden residir ajenos al peligro, ocultos en quistes de los tejidos. Pero no se dedican a descansar ni dormitar, sino que desarrollan una actividad horrenda y sorprendente.[128] Con el paso de los años, proliferan y se multiplican para continuar persiguiendo su objetivo biológico: la meta es volver a entrar en algún momento en el organismo de un gato, como anfitrión final. La población de bradizoítos crece y crece, obligando al sistema inmunitario a prolongar sus labores defensivas a la desesperada. Esta reacción tan dilatada debilita al organismo anfitrión (o sea, a la persona) y provoca que se genere una respuesta inmunitaria inflamatoria sostenida, a modo de protección. Y ya se sabe que las inflamaciones y el desgaste del sistema inmunitario originan fatiga.

Así que nos enfrentamos a este problema: en las técnicas de diagnóstico actuales, nos fiamos principalmente de los valores detectados en análisis de laboratorio (ahora mismo, la clave son los anticuerpos que se forman exclusivamente para combatir a los taquizoitos), sin prestar demasiada atención a los síntomas del paciente. También echamos en falta biomarcadores verdaderamente fiables, que detecten sin lugar a dudas una potencial actividad patológica que pueda estar causada por bradizoítos.[129] Como consecuencia, existe el riesgo de que la toxoplasmosis siga su curso en las tinieblas, sin que los análisis de laboratorio indiquen la necesidad de una intervención terapéutica.

 Notas prácticas para tu próxima cita médica

Los tests de anticuerpos disponibles ahora mismo tan solo detectan anticuerpos específicos dirigidos contra los taquizoitos. Si se sospecha que estamos ante una infección aguda, será necesario analizar los anticuerpos IgM e IgG. Los IgM son marcadores de una enfermedad aguda, que exige terapia. Los IgG se crean tras un plazo de una a dos semanas y a menudo todavía se detecta su presencia años más tarde. Existen indicios que apuntan a que su número puede reducirse a largo plazo y a que su presencia no sería siempre detectable, durante toda la vida.[130] Los tests de anticuerpos solamente son fiables en el caso de primeras infecciones. Por eso el test de transformación de linfocitos (o test de transformación linfoblástica, TTL) es una medida complementaria muy apropiada para los análisis de anticuerpos. Aunque cabe señalar que este tampoco es un test perfecto, ya que a veces arroja falsos resultados negativos. Por eso, en la actualidad, las mejores herramientas para el diagnóstico son observar los síntomas[131] y una anamnesis específica a cargo de profesionales de la salud con experiencia.[132] Por experiencia, si no se registrase una fatiga intensa, lo más probable es que se pueda excluir que el o la paciente padezca una infección activa. Muy importante: esto requiere un examen médico exhaustivo y la exclusión de otras posibles causas del agotamiento (carencia de vitamina D y otros factores causantes, etc.).

Los toxoplasmas pueden permanecer como residentes durante toda la vida en nuestro organismo sin que sea preciso recurrir a terapias. Por tanto, las terapias solamente son imprescindibles cuando existe una toxoplasmosis *activa* que manifiesta síntomas. De cara al futuro, sería necesario reforzar la investigación para lograr un diagnóstico eficaz y una terapia efectiva para el estadio de los bradizoítos. Pero también concebir nuevos marcadores de laboratorio, más sensibles a la hora de detectar el discurrir de una infección crónica. Además, se deberían impulsar medidas de prevención para limitar los riesgos de que se produzcan infecciones (mucho cuidado: ¡Alemaniaxx se considera una región de alto riesgo!). Asimismo, es crucial una labor de divulgación para concienciar a la población, especialmente a las mujeres en edad fértil y a toda clase de personas aquejadas de inmunodeficiencias. Las medidas de prevención aplicadas a la vida cotidiana (precaución al cocinar carnes, lavado de manos y lavado de frutas, verduras y hortalizas, etc.) contribuyen a evitar nuevas infecciones.

CONCLUSIÓN: ....

Jamás será posible prevenir con total seguridad que entremos en contacto con parásitos, con sus huevos o larvas, a través de los alimentos (frutas mal lavadas, carne a medio cocinar, etc.). Pero eso no significa que debamos vivir presa del miedo a contagiarnos y caer en la histeria al tratar con animales domésticos. Que contraigamos o no la enfermedad dependerá de la fortaleza de nuestro sistema inmunitario. Los consejos y la información de este libro te ayudarán a localizar factores que puedan debilitar tu salud intestinal y por tanto, el sistema inmunitario al que está asociado. Si deseas desactivar esta amenaza latente, estabiliza tu salud intestinas y tu capacidad de detoxificación natural, impulsa la regeneración del organismo y elimina cargas tóxicas de tu día a día. Todo eso te ayudará a sobrellevar y superar mejor los encuentros con parásitos, ya que son inevitables.

VIRUS DE EPSTEIN-BARR: UN LADRÓN DE ENERGÍA MENOSPRECIADO

Todas las infecciones víricas dejan huellas en el organismo. Desde la perspectiva inmunitaria, en este aspecto da igual con qué enemigo hayamos tenido que enfrentarnos: varicela, herpes, Epstein-Barr, coronavirus o virus de la gripe. Normalmente, esas cargas víricas de enfermedades pasadas no dejan tras de sí ningún síntoma. Permanecen aletargadas cual Bella Durmiente mientras el sistema inmunitario mantiene el control de la situación.

Pero algunas infecciones víricas durmientes tienen el potencial de reactivarse cuando el sistema inmunitario sufre una depresión aguda debida a la acción de distintas sustancias o condiciones, especialmente el estrés físico o psicológico. Es entonces cuando esas pesadillas, a las que dábamos por muertas, pueden cobrar vida, como espectros que se alzasen de sus tumbas para provocarnos un batiburrillo de síntomas muy molestos. Por encima de todos ellos, la fatiga. Algunos de los factores estresantes que pueden irritar a un sistema inmunitario estable son una mala nutrición (con abundancia y excesos de azúcar y edulcorantes, grasas rancias y grasas trans), ciertos medicamentos (especialmente los antibióticos), el tabaquismo, la exposición a toxinas (como sucede al realizar obras de reforma en casa y entrar en contacto con pinturas, pavimentos de PVC, etc.), una carga tóxica aguda de metales pesados (como sucede al retirar un empaste de amalgama sin la protección adecuada, véase el capítulo «La boca, escenario del crimen: este rincón olvidado nos puede provocar fatiga»), exposición a hongos y mohos tóxicos, insecticidas, pesticidas, herbicidas y acontecimientos emocionales de extrema gravedad.

Además, resulta que no solo las experiencias negativas pueden despertar a los virus durmientes. También eventos maravillosos como una boda, una petición de matrimonio o un aniversario disparan las emociones, desafían al sistema inmunitario y pueden sacar de su letargo a algún virus. Con todo, no hay motivo para preocuparse: mientras cuides de fortalecer tu sistema inmunitario y reducir el nivel de estrés (y espero que te dediques a ello aplicando los consejos del apartado práctico), las partículas víricas latentes seguirán durmiendo dócilmente.

En el fondo, las infecciones víricas reactivadas y «resucitadas» no son un fenómeno exótico ni raro. Pero por desgracia, en demasiadas ocasiones no se detectan en la consulta clínica. No es raro que se falle al identificarlas y se emitan diagnósticos erróneos de depresión, hipocondría o síndrome de *burnout*. Y tampoco es infrecuente toparse con pacientes que han vivido años de odisea, de consulta en consulta, llamando a todas las puertas sin llegar nunca a vislumbrar una solución para su problema. Entretanto, su desesperación y desánimo crecen sin parar. Es una situación totalmente insatisfactoria, tanto para pacientes como para los profesionales de la atención sanitaria.

Entre los virus que conocemos hasta la fecha, destaca el virus de Epstein-Barr (Anticuerpos IgG VCA contra el VEB) porque ataca a casi el 100 % de toda la población mundial hasta los 30 años de vida. Eso significa que muchos de nosotros y nosotras arrastramos en el organismo viejos restos del virus VEB.[133] Si los virus fuesen alumnos escolares este sería uno de los más aplicados y desde luego, es uno de los que consigue una mayor tasa de infecciones. Pues resulta que también es uno de los ladrones de energía más sobresalientes. Sin embargo, en la mayoría de casos, no se identifica al virus VEB como causa.[134] Eso se debe a que hoy todavía impera la opinión (ya desfasada) de que los virus de Epstein-Barr tan solo desencadenan síntomas cuando se los pilla con las manos en la masa, cuando provocan una infección nueva, causan estragos en el organismo como huéspedes maleducados y se puede detectar su presencia en pruebas de laboratorio. Ahora bien, una infección crónica por VEB es un ejemplo excelente de causa fatigante. Lo malo es que con frecuencia se ignora este dato y se achaca el problema a otros factores que absorben nuestra vitalidad («Sufre usted de un elevado nivel de estrés», «El trabajo, los críos, organizar las vacaciones...»). Pues ya es hora de que conozcamos mejor a este virus.

El VEB pertenece a la familiar de los herpesvirus y es además el primer virus que se identificó en todo el mundo como oncovirus. Es decir, dotado con la capacidad potencial de inducir el desarrollo de tumores cancerosos. La comunidad científica sostiene que los oncovirus son responsables de entre el 10 y el 15 % de todas las enfermedades tumorales. Asimismo, se asocia al VEB con la aparición de trastornos autoinmunes como la esclerosis múltiple.[135] Así que será un alumno aplicado, pero también es un elemento de mucho cuidado. Este campo requiere más estudios de investigación para desentrañar todos sus secretos. La infección vírica del VEB es bien sencilla en sí: nos infectamos a través de gotículas de saliva. Por ejemplo, al compartir juguetes sucios en la guardería o cubiertos de mesa, al besarnos (de ahí el apelativo de la «enfermedad del beso»), etc. En cuanto el virus de Epstein-Barr entra contacto con las células de las mucosas de boca, nariz y faringe, se engancha a las células B (o linfocitos B), que cuentan con un receptor para el VEB. Si está sano, el sistema inmunitario procede a destruir las células B infectadas sin demora. Esta infección puede estallar a cualquier edad, pero lo más habitual es que afecte a personas en edad juvenil o infantil.[136] En la inmensa mayoría de casos, no se nota ningún síntoma y la persona afectada ni siquiera sabrá o recordará si se infectó. Sobre todo si fue durante su más tierna infancia. Si la infección se desata en edades posteriores, al principio se manifiesta en forma de una leve fatiga o astenia. Tras un período de incubación de cuatro a siete semanas, en más de la mitad de casos aparece el cuadro clínico típico, que también se conoce como «mononucleosis infecciosa» o «fiebre ganglionar de Pfeiffer». Entonces el organismo padece fiebre, faringitis y dolores en el cuello, inflamación de los nódulos linfáticos y, a veces, erupciones cutáneas e inflamación del hígado o del bazo.

 Notas prácticas para tu próxima cita médica

Estas son las señales clásicas de una infección aguda por VEB en pruebas de laboratorio:
- Proporción anormalmente alta de linfocitos («linfocitosis»).
- Al observar al microscopio una muestra de frotis de sangre, se ven células características.
- Es también posible que los valores hepáticos estén anormalmente altos.
- Nivel excesivo de anticuerpos IgM específicos contra el virus VEB, que señalan la presencia de una infección reciente.
- Muy importante: Está contraindicado prescribir antibióticos (ampicilina y amoxicilina), ya que provocan un exantema medicamentoso.

Las complicaciones relevantes más habituales son:

- **Astenia y agotamiento:** Por regla general, las infecciones agudas amainan una vez transcurridas entre ocho y doce semanas. Las personas afectadas a menudo se quejan de fatiga. En el 10 % de los casos, esa fatiga se prolonga hasta más allá de seis meses. Durante esta etapa se deberían evitar esfuerzos físicos intensos (pues existe el riesgo de que el bazo sufra rupturas, pues es frecuente que aumente de tamaño mientras dura la fase aguda de la enfermedad). Si conseguimos reforzar el sistema inmunitario, se recortan la duración y la gravedad de la infección aguda.
- **Reactivación del virus de Epstein-Barr:** El VEB puede pasar años en una forma crónica activa y en tal caso, existe el riesgo de que aparezcan complicaciones. Entre otras secuelas, se contempla como posibles la fatiga crónica y trastornos autoinmunes (como el reuma o la esclerosis múltiple).[137]

El virus de Epstein-Barr reactivado

Gracias a los sofisticados mecanismos y trucos de esta maravilla que es la defensa inmunitaria, nuestro organismo entra en contacto con muchos virus que no nos afectan en absoluto. No obstante, algunas infecciones víricas latentes presentan el riesgo de reactivarse, como demuestra la familia de herpesvirus, que engloba al VEB. Muchos de nosotros y nosotras conocemos cómo de desagradable es la capacidad de reactivación del virus del herpes simple de tipo 1 (VHS-1), con las ampollas tan feas, molestas y dolorosas que origina en los labios. Al reactivarse, cada variante de virus presenta unas molestias distintas a los síntomas manifestados en la infección inicial. En el caso de la primera infección, el herpesvirus de la varicela y el herpes zóster nos provoca precisamente esa primera dolencia. Pero si se reactiva, toma la forma del herpes zóster.

Como brote de la familia herpesvirus que es, el virus de Epstein-Barr también dispone de mecanismos muy inteligentes para la reactivación. Y los síntomas de la infección crónica son diferentes de los de la infección inicial. Por eso, de cara al diagnóstico, los pacientes que padecen de una infección por VEB reactivado se enfrentan a un camino repleto de obstáculos.[138] Los síntomas varían de una persona a otra. Lo más típico es que se alternen «fases benignas» con «fases malignas»: en las fases más oscuras, *todos los pacientes* afirman que la fatiga les supone un notable problema. A menudo se presenta acompañada de síntomas inespecíficos, como temperatura corporal elevada, inflamaciones de los ganglios linfáticos, trastornos en la digestión, alteraciones del sueño, dolores articulares, pérdida de peso, tinnitus y dolores de cabeza. Es habitual que las personas afectadas sufran infecciones recurrentes y se les considera «pacientes problemáticos» en muchas consultas médicas. Hay pocas pausas en esa dinámica, paréntesis en los que dichas personas se sienten vitales y con energía, con buena salud. En estos casos tan delicados, es imprescindible indagar y actuar de forma selectiva para identificar las causas, para verificar si se puede descartar una reactivación de VEB.

 Notas prácticas para tu próxima cita médica

Las infecciones originadas por una reactivación del virus de Epstein-Barr generan síntomas vagos e inespecíficos. Por eso se recomienda recurrir para el diagnóstico a un análisis de sangre que observe los siguientes indicadores, que permiten detectar con más precisión cuál es la actividad vírica presente:

● Anticuerpos IgG anti VCA (VCA = «Viral Capsid Antigen» o antígeno de la cápside vírica) del virus de Epstein-Barr
● Anticuerpos IgM anti VCA del virus de Epstein-Barr
● Anticuerpos IgG anti EA (EA = «Early Antigen» o antígeno temprano) del virus de Epstein-Barr
● Anticuerpos IgG anti EBNA (EBNA = «Epstein-Barr Nuclear Antigen» o antígeno nuclear del Epstein-Barr)

INTERPRETACIÓN: . . . .

Si los resultados de los tests de IgG anti VCA e IgG anti EBNA son positivos, indica que existió una infección por VEB «antigua» (o sea, lo que se considera un resultado «clásico»). Si además el test también da resultado positivo en detección de anticuerpos IgG anti EA, se trata de una reactivación de una infección anterior por virus de Epstein-Barr. El *antígeno temprano* se el que aporta la confirmación definitiva para decidir si se padece una infección crónica activa por VEB. El test de anticuerpos IgM permite discernir si se trata de una infección nueva o de una infección antigua que se ha reactivado. Muy importante: cuanto mayor sea el título de anticuerpos, mayor será también la carga vírica. El test de anticuerpos IgG anti EBNA revelará si el virus todavía se sigue multiplicando en silencio en las células B. Cuanto más alto sea el valor de los anticuerpos IgG anti EBNA, más intensa será la actividad vírica en el organismo. Los valores elevados señalan que existe un problema de larga duración debido a la actividad vírica y confirman que es necesario «renovar» y sanear la flora intestinal para fortalecer el sistema inmunitario. Véase el capítulo «Una digestión sana: manual básico para terapia» de la segunda parte del libro.

CONCLUSIÓN: ....

El virus de Epstein Barr se infravalora con demasiada frecuencia, a pesar de ser un agente muy manipulador y de consecuencias imprevisibles. La investigación científica haría bien en prestar más atención a los virus y apostar fuerte por desarrollar pruebas de laboratorio más sensibles. Hasta la fecha, nadie ha dilucidado con certeza cuándo este virus se vuelve activo de forma crónica. Lo peor es que los síntomas de esa activación no resultan nada fáciles de descifrar. Por eso es tan habitual que se malinterpreten síntomas como la fatiga y las limitaciones de la capacidad física y a menudo, no se aplican terapias para combatir las causas del problema. Pero sí es posible recurrir a conceptos y enfoques innovadores (véanse los capítulos «El ritmo correcto: la fuerza de la alimentación» y «Una digestión sana: manual básico para terapia» de la segunda parte del libro) para reajustar el sistema inmunitario y recuperar una vitalidad saludable.

 Caso de paciente real

Stella · 26 años · Dependienta de comercio

Stella acudió a mi consulta porque durante los dos años anteriores había ido perdiendo vitalidad y sintiéndose cada vez más agotada. Aquel bajón permanente y tan acusado de su nivel de energía (cuando anteriormente se sentía capaz de cualquier cosa) la había afectado psicológica y emocionalmente.

La prueba eran las arrugas que se marcaban como huéspedes extrañas en su rostro tan juvenil y bronceado. Se acordaba de que algunos años antes, en pleno viaje de vacaciones son su novio en Vietnam, había contraído una infección por el virus de Epstein-Barr. En aquella ocasión había padecido fiebre alta y dolores de garganta, con inflamación de los ganglios linfáticos. Stella me explicó que, desde aquel episodio, jamás se había vuelto a sentir plenamente en forma, con la misma vitalidad que tenía antes de contraer la enfermedad. Poco antes de visitar mi consulta, su padre (con quien mantenía una relación muy estrecha) había fallecido repentinamente por causa de un infarto y la empresa en la que ella trabajaba había quebrado. Había encontrado otro puesto de empleo en el que se encontraba a gusto, pero sentía que su capacidad de resistencia era mínima. Por las mañanas le costaba horrores levantarse y por las noches dormía muy mal. Durante el día sentía que la vida la torturaba. Debido al estrés, le había aparecido un herpes labial y últimamente notaba leves síntomas de asma.

Los análisis de laboratorio rutinarios y un examen con ultrasonidos de sus órganos abdominales no habían detectado ninguna anomalía. Por eso le habían diagnosticado una causa psíquica a sus molestias, y por eso se le había recetado un psicofármaco en dosis muy bajas. Pero hasta el momento, no se había atrevido a tomarlo. En esos instantes, su estilo de vida era bastante sedentario. Fumaba ocasionalmente, pero no demasiado, y tampoco bebía en exceso. Siempre le había gustado cocinar, pero le faltaban las fuerzas para ello. Por eso sus menús tenían como pilares fundamentales platos de pasta, productos congelados y bocadillos, con muy poca carne, poca fruta. Rara vez tomaba dulces o frutos secos. Como las pruebas de laboratorio clásicas (analítica de sangre, composición, pruebas de hígado o de riñones, etc.) no nos aportaban información relevante ni pista alguna, le expli-

qué que sería necesario realizar tests más específicos para averiguar cuál era la causa (o causas) de su agotamiento. Tras varios análisis de laboratorio, detectamos que sufría una infección por virus de Epstein-Barr crónica, padecía altas cargas víricas crónicas debidas al herpes simplex y también registraba una insuficiencia aguda de micronutrientes (selenio, magnesio, ácido fólico, vitaminas D y B_{12}, ácidos grasos omega 3), así como una leve alteración de la flora bacteriana intestinal y un trastorno de la función mitocondrial. Con eso sería suficiente para experimentar un agotamiento brutal, como yo le expliqué. Pero los síntomas de asma me suscitaban dudas, ya que ahí quedaban detalles por esclarecer, así que consulté un antiguo test sobre alergias al que ella se había sometido. Dicho test comprendía pruebas con polen de gramíneas y árboles, pero no abarcaba hongos. Así que ordené realizar un test de alergias a hongos mediante análisis de sangre. Premio: detectamos resultados positivos de reacción alérgica a hongos Aspergillus y Cladosporium.

A continuación, definimos los objetivos de la terapia: 1. Reforzar el sistema inmunitario con un saneamiento profundo de la flora bacteriana intestinal. 2. Corregir y optimizar el aporte de micronutrientes. 3. Cuidar la alimentación y reducir el estrés según los postulados del programa ¡ENERGÍA! 4. «Vida saludable en el hogar» = Buscar y neutralizar agentes que nos roban la vitalidad en el entorno del hogar. Stella se propuso seguir mis recomendaciones de un modo ejemplar. En tan solo dos semanas comenzó a sentir una mejoría notable, en cuanto adaptó su alimentación, corrigió sus deficiencias de micronutrientes y tomó dosis elevadas de ácidos grasos omega 3, además de practicar ejercicios de respiración. Se compró un despertador analógico de los de toda la vida y dedicó especial atención a su higiene del sueño (véase el capítulo «Dormir bien: el secreto de la regeneración» de la segunda parte del libro). Tras años de problemas con el insomnio, volvió a disfrutar de un descanso reparador, con lo cual mejoró mucho su nivel de energía.

Tras hablar con sus caseros, Stella se enteró de que años atrás había sucedido una rotura de tuberías entre el cuarto de baño y la cocina. Con la ayuda de su novio, descubrió que tras un armario empotrado de la cocina había rastros de hongos negruzcos. Tras analizarlos, se desveló que estaban relacionados con los hongos que habíamos detectado en su sangre. Se asesoró convenientemente y sometió a su hogar a un tratamiento para eliminar los hongos. En cuestión de 14 días, los síntomas de asma se desvanecieron. Para fortalecer la flora bacteriana intestinal, Stella siguió durante un año mis recomendaciones (véase el capítulo «Una digestión sana: manual básico para terapia» de la segunda parte del libro). En su última visita a la consulta, rebosaba orgullo y con una sonrisa arrebatadora me enseñó fotos tomadas con el móvil a las comidas de sus últimas vacaciones. La verdad es que era como hojear una revista de gastronomía, ¡se me hacía la boca agua!

Cuanto mejor conozcas las causas de la falta de vitalidad, las posibilidades de diagnóstico y las terapias modernas, mejor sabrás confrontar con argumentos sólidos a esos huéspedes tan desagradables de tu organismo, esos insidiosos agentes infecciosos. ¡Y de paso, reconquistarás tu energía vital!

No te pongas a suspirar ahora: ya has recorrido casi todo el duro camino para salir del laberinto de la fatiga, la enfermedad y la debilidad de tu sistema inmunitario. En la segunda parte de este libro veremos qué salidas hay y aprenderemos «soluciones» fascinantes que te ayudarán a revolucionar tu estado de salud.

¿FATIGA,
INMUNODEFICIENCIA
O ENFERMEDAD?
**CÓMO ESCAPAR
DEL LABERINTO**

El primer paso para recuperarse es identificar y conocer la salida

En la primera parte del libro nos hemos comportado como detectives profesionales: hemos recopilado información valiosa, indicios y pistas, para recomponer un rompecabezas de fragmentos aparentemente inconexos. Te has esforzado por examinar con lupa tu agotamiento y verificar si tu sistema inmunitario está debilitado o sobreexcitado, además de investigar posibles trastornos crónicos. Cuando por fin encuentras cuáles son los orígenes de la fatiga que te atormenta en medio de toda esa maraña de síntomas, debes saber que hay vías para salir del laberinto que quizás pienses que te ha atrapado. Todos los procesos que se desarrollan en el organismo están interconectados y ahora ha llegado el momento de contemplarlos paso a paso con estrategias específicas de mi método terapéutico. Te voy a facilitar una serie de instrumentos que te servirán de herramientas, no solo para librarte de la fatiga, sino también de cara a recuperar y mejorar notablemente tu salud general. Porque la clave no está solo en los alimentos, sino también en la calidad de tu descanso, en tu capacidad para la digestión y la absorción de nutrientes, así como en las toxinas y los «factores fatigantes» sociales que te rodean en tu rutina cotidiana. Sin olvidar el estrés y tu manera de gestionarlo y soportarlo, la sensación de plenitud o de opresión que te deparan tus deberes, etc. Todos estos factores, externos e internos, cumplen papeles fundamentales y decisivos para tu salud y tu capacidad de rendir.

Sentirnos una persona sana y vital o un desecho debilucho y agotado depende asimismo del ritmo de nuestra vida. Concretamente, de si ese ritmo está sincronizado con el ritmo natural. Porque la naturaleza vive y se desarrolla siempre cíclicamente al compás de un ritmo: día y noche, verano e invierno, ir y venir, nacimiento y defunción. Los seres humanos tan solo somos una pieza más de ese gigantesco engranaje, parte de un mecanismo regular, notas que bailan al son de los ritmos biológicos universales. Si tenemos en cuenta los ritmos biológicos básicos de la naturaleza en nuestra vida cotidiana y sabemos adaptarnos mejor a ellos, contribuiremos a restablecer la normalidad en los procesos del organismo alterados que nos provocan fatiga y propensión a contraer enfermedades. Piénsalo, ¿sabes seguir el ritmo?

EL RITMO
CORRECTO

La naturaleza es inagotable, porque en ella todo cuanto
sucede, todo cuanto brota y se marchita, sigue un ritmo sano y
lógico.

. . . . ANSELM GRÜN . . .

«¿Qué es lo que nos mantiene con buena salud, vitales y con energía?». Para
funcionar a pleno rendimiento, el cuerpo humano debería amoldar y hacer
encajar los hábitos diarios (alimentarse, hidratarse, dormir y realizar ejercicio
físico) al ritmo biológico que tan inteligentemente ha dispuesto la naturaleza.
En este aspecto, destacan los preceptos de la *cronobiología*. Se trata de una
especialidad relativamente joven (cuyo nombre deriva del antiguo griego:
chronos = tiempo, *bios* = vida) que se ocupa de investigar los ritmos de los seres
vivos y los influjos de dichos ritmos sobre los organismos en sí mismos. Esto
es lo que han revelado los hallazgos de esta ciencia: todos los seres vivos que
habitan en nuestro planeta están sometidos a un ritmo biológico definido
con claridad. Incluso los organismos unicelulares más insignificantes se rigen
por un reloj que les indica cuándo es «el momento ideal» para abastecerse
de nutrientes y ejecutar procesos metabólicos.[139] El ritmo biológico, también conocido como *ritmo circadiano* (del latín: *circa* = cercano a, *dies* = día),
condiciona de forma extrema nuestros niveles de energía. Y lo hace de una
manera fascinante.

Se trata de un ciclo de 24 horas que gobierna el reloj interior del organismo
humano. Ese «reloj maestro» se halla bajo el influjo de factores externos como
el hambre, la luz, la oscuridad, el movimiento y la temperatura. Este mecanismo
es el, con discreción y sin alboroto, regula tu nivel de vitalidad y de energía. Sin

perder un instante la concentración, le indica a todos los procesos del organismo qué ritmo deben seguir, para encadenarlos en ciclos que se suceden rutinarios y regulares, en períodos temporales específicos.[140] Dichos ciclos controlan, por ejemplo, las fases de sueño y de vigilia. Todo cuanto sucede en el organismo está supeditado al ritmo de su reloj interior. Destacan especialmente la concentración de hormonas como el cortisol, del azúcar en sangre y de los electrolitos, que siguen un exquisito patrón día-noche. Además, cronofarmacología aporta datos complementarios, según los cuales: en cada órgano del cuerpo, la sensibilidad a medicamentos y micronutrientes varía rítmicamente según patrones diarios.[141] Si se conoce bien cómo cambia la efectividad de un medicamento o fármaco según cada momento, lo más lógico sería elegir el momento más apropiado para tomarlo. Porque así mejoraría la biodisponibilidad de los principios activos para el organismo e incluso nos podríamos ahorrar dosis innecesarias.

Muy bien, pero ¿*dónde* está situado ese reloj interno tan misterioso? Bueno, ya que mencionamos el tema, la verdad es que se simplifica demasiado cuando se habla de *un* reloj interno. En realidad, dentro de tu organismo, cada segundo que pasa, hacen clic miles de millones de relojes internos. Y es que cada una de tus células posee el suyo propio. Todos esos relojes están sincronizados entre sí y se prestan atención unos a otros. Deberían avanzar en armonía, sin perder el compás, tic-tac, tic-tac, tic-tac... porque si no, es imposible asegurar que el organismo sigue sus biorritmos ideales. De dirigir toda esta coreografía colosal se encarga una sección de la parte nuclear del cerebro. Sus dimensiones son similares a las de un guisante, conformado por unas 20 000 neuronas, y lo hemos bautizado como núcleo supraquiasmático (o NSQ, del latín: *supra* = «encima de» y *chiasma* = cruce). La ubicación del núcleo supraquiasmático es perfecta desde el punto de vista estratégico, ya que está emplazado directamente encima del punto donde se entrecruzan los nervios ópticos, así que capta de inmediato las señales de luz que estos transmiten a las regiones posteriores del cerebro, como si fuesen autopistas. Así que puede adaptar y reajustar constantemente el ciclo rítmico de 24 horas gracias a los datos sobre la luz/oscuridad. La verdad es que resulta impresionante constatar con qué precisión y sensibilidad un órgano tan pequeño consigue dirigir la sofisticadísima sinfonía de los biorritmos.

Cuando se despierta y activa por el estímulo de la luz, el NSQ envía órdenes concretas a través de las vías nerviosas ópticas, dirigidas a la glándula pineal. Al recibirlas, esta glándula se pone a fabricar y regular la liberación de la melatonina (también llamada la hormona del sueño). El caudal de melatonina que se segrega determina el ritmo de tus actividades diarias, regulando el ciclo según las fases de luz y oscuridad. Se trata de un ritmo biológico increíblemente delicado, ajustado milimétricamente, que regula si duermes o permaneces en vigilia, cuándo es la hora del sueño y cómo de alta será tu temperatura corporal.

Incluso condiciona cuándo sentirás la necesidad de comer y beber, qué sensaciones y estados de humor te envuelven en cada preciso instante, con qué nivel de intensidad funciona tu metabolismo y si suben o bajan los niveles de hormonas. O sea, que no es en absoluto casualidad que proezas físicas y psíquicas como los récords olímpicos dependan, en buena medida, de los ritmos circadianos.

TU RELOJ ORGÁNICO

Todos los órganos del cuerpo humano están especializados para desempeñar a la perfección una tarea o serie de tareas concreta, y además, cumplen sus misiones según un ritmo definido por la naturaleza. En la medicina tradicional china, que lleva miles de años practicándose, hace muchos siglos que se observan los flujos de la energía y se presta atención al reloj interno de los órganos. Y aunque las enseñanzas ancestrales de esta escuela de medicina todavía luchan por ser reconocidas y aceptadas por la medicina convencional contemporánea (de la cual yo soy representante), sí existen algunos conceptos y enfoques que han demostrado su valía, desde mi punto de vista. El reloj orgánico de la medicina tradicional china indica a qué horas del día o de la noche está más activo un órgano, cuándo trabaja con más ahínco. Aquí mismo, en la ilustración de la esfera del reloj orgánico, puedes consultar cuándo tienen lugar las pausas o fases más pasivas de cada órgano. O sea, el período en el que permanece casi inactivo cada uno, cuando se echa a descansar y regenerarse. Imagínate ahora la esfera de un reloj que se dividiese en 24 horas y que representase el ciclo día-noche completo. Las enseñanzas de la medicina tradicional china se centran en las vías por las que discurre la energía, que denomina meridianos, y que recorren el cuerpo como carreteras sólidas y estables. Por esas vías fluye la energía, o «Qi» tal y como la llaman quienes practican esa modalidad de medicina. Existen doce «vías principales», cada una de ellas asociada a un órgano o aparato específico del organismo. Cada dos horas, se suministra un máximo de energía (o «Qi») a un meridiano y con él, a su órgano correspondiente. La acupuntura actúa de forma beneficiosa, curando y favoreciendo el flujo natural de la energía en el cuerpo. Funciona como una grúa que remolca a los vehículos que se han quedado parados y obstruyen el tráfico, para despejar y mantener libres esas «autopistas».

El centro de mando superior que controla el reloj orgánico es la glándula pineal o epífisis, encargada de producir la melatonina, la hormona del sueño. Pues bien: todos los relojes orgánicos hacen tic-tac, tic-tac... ¡y el tuyo no es una excepción! Desde las 7 hasta las 9 de la mañana estimula la actividad del estómago; de las 9 a las 11, la del bazo; de las 11 a las 13, reactiva al corazón, etc. En casa una de esas fases temporales, el órgano o aparato correspondiente recibe un aporte máximo de energía vital o «Qi» para funcionar a pleno rendimiento.

En la medicina tradicional china, el reloj orgánico también sirve como instrumento sensible para el diagnóstico. Por ejemplo, si sientes molestias siempre sobre la misma hora, se interpreta como una señal de advertencia de un posible problema en el sistema o el órgano correspondientes a esa fase horaria. Imagina que sueles desvelarte de repente entre la 1 y las 3 de la madrugada: podría ser una señal de aviso de tu hígado, que en ese momento debe estar trabajando a fondo. Ya, pero ¿a quién se le ocurriría pensar que un problema de sueño es en realidad una llamada de socorro del hígado? Por regla general, los trastornos hepáticos no suelen originar dolores; de hecho, el malestar del hígado se expresa a través de fatiga y alteraciones del sueño. Por eso, cuando me encuentro con pacientes que se quejan de fatiga o de dificultades para dormir bien entre la 1 y las 3 de la noche, les recomiendo una terapia que yo he misma concebido para ayudar al hígado (véanse los capítulos «Una digestión sana: manual básico para terapia» y «Cómo detoxificarnos correctamente» en la segunda parte). En el curso de mi labor profesional, se me ocurrió la idea de combinar el concepto de reloj orgánico (tomado de la medicina tradicional china) con los conocimientos de la cronobiología occidental. Se trata de una combinación innovadora, que en más de uno y de dos casos me ha permitido encontrar el diagnóstico correcto y ha facilitado dar con la terapia idónea.

Además, aunque sea algo único, también tú lo puedes aprovechar para recobrar tu energía y tu vitalidad. Con la ayuda de este libro, entenderás mejor cómo se comporta tu biorritmo y así podrás prestarle apoyo a tu reloj orgánico para funcionar mejor. Descubrirás cuándo y por qué experimentas picos y valles en tu capacidad de rendimiento, y también cuándo es el momento más propicio para alimentarte[142], hacer ejercicio o relajarte. Sabrás pro fin cuál es el instante perfecto para darlo todo y salir a correr o entrenar tu fuerza en el gimnasio, pero también cuál es el mejor momento para descansar y recuperarte.[143] Si te decides a prestar más atención a los ciclos naturales de tus órganos y a los consejos de la cronobiología desde hoy mismo, siempre y cuando seas constante, notarás que con el paso del tiempo dispondrás de más y más vitalidad y podrás disfrutar más de la vida. En la siguiente ilustración esquemática he reunido para ti todos estos nuevos conocimientos, fusionando por primera vez los descubrimientos de la cronomedicina y las viejas enseñanzas de la medicina tradicional china. Se complementan a la perfección, como si fuesen dos medias naranjas. Estudia el gráfico con calma y reflexiona para ver si podrías pulir algún que otro detalle de tu rutina. Hazme caso y confía en mí; quizás te parezca un dibujito sin más, pero puede representar una ayuda fantástica para dejar atrás el agotamiento y otras molestias. Un aliado fiel para configurar tu día perfecto. ¡Y a disfrutar de la vida: carpe diem!

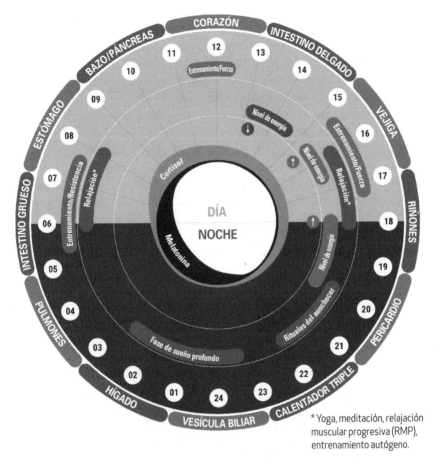

*Yoga, meditación, relajación muscular progresiva (RMP), entrenamiento autógeno.

El ritmo cronológico ideal del organismo y el secreto de saber cuándo es el momento ideal para cada cosa.

TODO A SU HORA: LOS CICLOS NATURALES DE TUS ÓRGANOS

A continuación, te guiaré para aprender cuáles son las fases de trabajo de todos los órganos que se exprimen a diario para que disfrutes de la vida. Ya verás, ¡es fascinante! Porque si profundizamos para conocer mejor cómo se desarrollan los procesos fisiológicos del organismo, podremos mejorar la salud de una manera decisiva.[144] Si tu cronotipo se ajusta al extremo del búho o el de la alondra (véase más adelante: «El sueño en los biorritmos»), es posible que tus órganos alcancen su pico de forma algo más tarde o algo más temprano de lo habitual.

De 5 a 11 de la mañana

Entre las 5 y las 7, la medicina tradicional china sostiene que el intestino grueso da su do de pecho. No solo se encarga de expulsar las heces, sino que además absorbe los últimos nutrientes, así como agua y minerales, necesarios para gozar de un sistema inmunitario robusto. El hecho de evacuar es un importante acto liberación para el cuerpo, tanto física como psicológica, pues con las heces nos deshacemos de una carga. A veces funciona como un verdadero bálsamo tomar consciencia de que te limitabas a encerrar en tu interior un problema en lugar de abrirle vía libre para dejarlo atrás. Tomar conciencia de que *dejar atrás* lo negativo es muy saludable y totalmente normal en la vida ha dado alas a muchos de mis pacientes. Sumado, claro está, a una dieta rica en fibra alimentaria y al incremento de la ingesta de líquidos. Les ha servido para erradicar el estreñimiento y disfrutar de nuevas energías. ¡Pero volvamos a los biorritmos! Entre las 7 y las 11, la digestión funciona a tope y el estómago y el bazo están en plenitud de facultades. Además, en este período se intensifica la actividad del sistema nervioso simpático, que a su vez activa al organismo en conjunto. Te prepara para entrar en acción, para recurrir al mecanismo reflejo de «luchar o huir» y dispara la producción de hormonas que potencian tu rendimiento físico y psíquico, como el cortisol y hormonas sexuales. La luz diurna estimula y activa a la serotonina, la hormona del bienestar. De ese modo, no solo mejora el estado de ánimo general, sino que también suben la presión sanguínea, el azúcar en sangre, la frecuencia cardiaca y la temperatura corporal básica. Así aumentan la capacidad de rendimiento y la resistencia.

La mañana nos brinda el primer pico de capacidad del día y por eso para muchas personas constituye el momento ideal para exprimirse a fondo, tanto física como psíquicamente. Al mismo tiempo, baja el nivel de la melatonina, hormona que nos provoca cansancio.[145] Hasta que su nivel desciende por completo, el resto de melatonina puede empujarte a un estado de ánimo negativo, con tendencia a la irritación. ¿Eres una de esas personas gruñonas y malhumoradas nada más levantarte? O quizás lo sea alguno de tus seres cercanos... ¿Te molesta incluso tener que elegir qué calcetines te pones? Pues verás, la verdad es que no eres un caso único ni extraordinario. La raíz de este fenómeno es la hormona melatonina. Así que hasta las 11, te recomiendo que tengas paciencia contigo y con quienes te rodean.

CONSEJOS PARA ESTA FASE

Ritual matutino

Inmediatamente después de levantarte, antes de pensar en nada más (da igual si es una reunión importante con tu jefa, el cumpleaños de tu hijo, ponerte a buscar el otro zapato del par, pensar en la declaración de la renta o lavarte los dientes), préstale unos instantes de atención a la digestión. Y a ti, claro, ¡porque así empezarás el día de la mejor manera posible! Desde hoy, te aconsejo que te tomes *cada mañana* dos vasos (o al menos uno) de agua, del tiempo o templada, sin gas, con el estómago vacío. O sea, entre 400 y 500 ml de hidratación, traguito a traguito pero sin mucha pausa. Si te cuesta adquirir el hábito, empieza tomando tan solo un vaso y ve aumentando poco a poco cuánto bebes.

De este modo, despertarás al estómago con una ducha a primera hora, órgano que a su vez activará al intestino grueso por medio del llamado reflejo gastrocólico: «oye, compañero, que empieza el ajetreo, más vale que hagas sitio ahí abajo». Otro motivo más para respetar este ritual: durante la noche, el cuerpo pierde alrededor de 500 ml de agua a través del aire espirado. Si no equilibramos ese déficit de líquido, el día no empezará con el pie derecho y no sería raro que luego te sintieses indolente, con pereza y algo de cansancio. Así que te lo repito: toca aplicarse y empezar desde ya con esta costumbre, ¡día tras día! ¿Me das tu palabra?

Si lo que pasa es que el sabor del agua te parece poco atractivo (recuerda, lo ideal es que sea sin gas) para regar el estómago tan vacío, puedes disfrazarla un poco con unas gotas de zumo de lima o limón (cuidado, si padeces intolerancia a la histamina, consulta los capítulos «La fuerza de la alimentación» y «La alimentación contra la intolerancia a la histamina»), o quizás con unas hojitas de melisa o menta. Tu digestión y tu nivel de vitalidad te lo agradecerán.

Por la noche, mientras tu organismo se regenera, necesita energía para mantener en marcha las funciones corporales, para crear nuevas células como los glóbulos rojos, producir hormonas, etc. Por eso, cuando llega la mañana, las reservas de energía están cerca de agotarse: los depósitos de carbohidratos del hígado estarán casi totalmente consumidos. Cuando se extinguen por completo los depósitos de hidratos de carbono del cuerpo, se estimula el proceso conocido como autofagia. Consiste en que se active el sistema de recogida de residuos propio del organismo para deshacerse de la basura acumulada en las células y se procede a descomponer los depósitos de grasa superfluos e inflamatorios. Los ejercicios físicos de entrenamiento de resistencia con el estómago vacío, como salir a correr, practicar marcha nórdica o caminar a un ritmo vivo, son ideales para practicar en ayunas (o sea, tras la «ducha» que citamos antes, pero antes de desayunar) durante las primeras horas de la mañana (entre las 5:30 y las 7:30), porque favorecen el mecanismo de la autofagia. Una pequeña práctica de relajación activa, como podrían ser unos minutos de meditación por la mañana, también encajaría de maravilla en un biorritmo sano (entre las 5:45 y las 8:30, más o menos). Muy bien, ¿y qué hay de la comida?

El desayuno, un poquito más tarde

En mi libro *Schlank! und gesund mit der Doc Fleck Methode* (Cuida tu salud y tu figura con el Método de la Doctora Fleck) describí detalladamente cuáles son los distintos tipos de hambre o apetito (por el estómago, por la vista, por el olfato y por el gusto) y qué importante es entender que el hambre es algo más que una señal, un mensaje del cuerpo, que nos susurra al oído «oye, es el momento de picotear algo». Detrás del hambre suele haber mucho más: sensaciones como la que yo llamo «hambre del corazón», que nos impulsa a comer para consolarnos y resarcirnos de un episodio de aburrimiento, melancolía, tristeza, ira, desilusión, culpa o preocupación. Muy importante: a partir de ahora, tan solo debes comer cuando sientas auténtica hambre por causa de tu estómago. Escucha bien y acepta solamente un mensaje claro, «ahora sí que tengo el estómago vacío y necesito llenarlo». ¡Nada de picotear por puro aburrimiento! Un consejito práctico para quienes tienen que salir de casa muy temprano: empieza el día con agua, nada más. Pero prepárate alguna cosa para tomar algo más tarde. Y resiste la dulce tentación del aroma de los bollos. Quizás te suene a tortura, pero verás que tiene su recompensa. Notarás cómo van desapareciendo los depósitos de grasa que favorecen las reacciones inflamatorias y propician enfermedades, irás perdiendo kilos de más y sentirás cómo brotan de ti nuevas energías.

Así pues, nada de desayunar mientras no notes de verdad la punzada del hambre. Y cuanto más tarde, mejor. Puedes tomártelo como un almuerzo a media mañana. Y ya que estamos, ese almuerzo puede esperar hasta fundirse con la comida del mediodía, en una versión más temprana de esta, tipo brunch. La clave es esta: cuanto más consigas extender la pausa entre la cena y ese desayuno tardío, como si fuese un intervalo de ayuno[146] en miniatura, más favorecerás la actividad de los agentes limpiadores del cuerpo que desarrollan la autofagia. Gracias a su labor, eliminarás residuos celulares que favorecen la fatiga y la propensión a sufrir enfermedades.[147] De hecho, la propia palabra «desayuno» contiene este concepto básico: des-ayunar o romper el ayuno. Para poner en marcha el mecanismo de la autofagia es necesaria una pausa total en la alimentación durante la noche, de 12 horas como mínimo en mujeres y de 13 horas para los hombres. Por norma general, se consideran perfectamente tolerables, aceptables y recomendables los ayunos de entre 13 y 16 horas como máximo.

La autofagia es un proceso muy poderos para cuidar la salud y favorecer la regeneración. Además, según los últimos avances de la investigación, sus beneficios se pueden potenciar con la ayuda de la espermidina. Esta sustancia está presente de forma natural en nuestras células y cumple un papel esencial en la autofagia.[148] El nivel de espermidina del organismo decae a medida que envejecemos o cuando no llevamos una buena alimentación. En cualquier caso, el cuerpo humano tan solo puede producir por sus propios medios aproximadamente el 30 % de la espermidina para ejecutar la autofagia en condiciones óptimas. Contienen espermidina alimentos como el brécol, los mangos, los hongos y setas y el germen de trigo. Muy importante: si sufres de un agotamiento extremo y te sometes a un *ayuno* demasiado prolongado sin plantearte bien las cosas, probablemente acabes logrando justamente lo contrario de lo que deseas. Porque las glándulas suprarrenales requieren un aporte regular de alimentos ricos en nutrientes para satisfacer sus tareas (véase también el capítulo «La fuerza de la alimentación» en la segunda parte del libro). Por tanto, un ayuno radical con objetivos terapéuticos pero sin supervisión médica podría incluso perjudicar y debilitar la función de dichas glándulas. Por eso, en casos de fatiga crónica, lo más recomendable es retrasar un poquito el desayuno, pero sin prescindir de él por completo. El menú ideal para ese desayuno que yo te recomiendo sigue la receta de la Doctora Fleck, de eficacia probada: se trata de una combinación de proteínas, ácidos grasos omega 3 y fruta rica en fibra, pero sin asomo de cereales (véase el capítulo «Recetas ¡ENERGÍA!» de la tercera parte del libro).

¿Sabes por qué no deberías comprarte una lavadora a primera hora de la mañana...

...ni tomar ninguna otra decisión importante, sino dejar todo eso mejor para un poco más adelante? Pues la respuesta es bien conocida y depende del misterio de las hormonas y de tu biorritmo.[149] Si aprendes a tener paciencia y eres capaz de esperar hasta las 10 o quizás las 11, tanto mejor. Es entonces cuando desaparecen los efectos del subidón nocturno de la melatonina y del bajón del cortisol, precisamente la combinación que te convierte en un ser de ánimo adormilado, más bien negativo y muy propenso a sobrepreocuparse. Desde el punto de vista de los biorritmos, a partir de esta hora volverás a recuperar tu «yo auténtico» (o auténtica), con más valor, autoconfianza y firmeza para tomar decisiones. Cuanto más significativa y relevante sea la decisión, más peso tiene este consejo. O sea, que si vas a proponerle matrimonio a tu pareja, te sugiero que lo aplaces a las primeras horas de la noche, que siempre queda más romántico.

De 11 a 15 horas

Durante esta fase, el cuerpo sigue ocupadísimo con la digestión. Si has madrugado, te has zampado un desayuno de verdad a primera hora de la mañana y ahora resulta que te ataca el hambre, lo más aconsejable según el reloj orgánico es tomar una comida ligera a mediodía. Alrededor de las 14:00, la temperatura corporal básica y el nivel de azúcar en sangre van descendiendo, lo que a menudo causa cierta sensación de cansancio y nos agria un poquito el humor. Llega el valle del mediodía, con su bajón de energía.[150] Se reduce la presión sanguínea y se limita la capacidad de concentración y de rendimiento. En parte porque el tracto digestivo reclama muchísima sangre para cumplir su misión. Si nos equivocamos al elegir alimentos con excesiva carga de carbohidratos, corremos el riesgo de agudizar ese parón de la vitalidad. No es la fase más adecuada de la jornada para realizar esfuerzos intensos, ni físicos ni psíquicos. Pero ahora te daré unos apuntes para esquivar sin problemas estos obstáculos y alejarte de la fatiga.

CONSEJOS PARA ESTA FASE

Haz comidas ligeras

Escucha y obedece a tu hambre, pero sin excesos. Opta por alimentos que no hagan subir demasiado el azúcar en sangre. Por ejemplo, una especie de desayuno tardío como los que recomiendo en mi recetario o un almuerzo de mediodía temprano, que podría consistir en una ensalada con algo de proteínas de acompañamiento. O tal vez de verduras y hortalizas también con proteínas de guarnición. Limita la ingesta de hidratos de carbono (pan, pastas, arroz, patatas, dulces). Esto quizás ya lo sepas: si te atiborras de carbohidratos o te encaprichas de un pedazo de tarta, no habrá escapatoria del bajón de energía que llega a continuación, como una tormenta en el horizonte. No es raro que luego tengas que asistir a clase, a una reunión o algo similar... y se convierta en una tortura.

Descanso

En Alemania tenemos un viejo proverbio que sostiene que, tras comer a mediodía, solo hay dos opciones: descansar o ponerte a caminar. Y es absolutamente cierto. Si te apetece echarte una mini-siesta y relajarte un ratito, no dudes en complacer ese gusto siempre que sea posible. La duración ideal para una siesta verdaderamente reparadora sería de entre 15 y 30 minutos, entre las 14:00 y las 15:00. Si tienes tiempo, aprovéchalo aunque solamente sea para cerrar un ratito los ojos en la oficina, para dejar de darle vueltas a tus pensamientos y respirar bien hondo, que es una receta energizante de primera categoría (véase el capítulo «Reducir el estrés, fortalecer el sistema inmunitario y recuperar energías» de la segunda parte del libro).

Actividad física

Cualquier tipo de actividad física encaja perfectamente durante las horas centrales del día. Estimulará la circulación y contrarrestará la fatiga fisiológica propia de la mitad de la jornada. El período comprendido entre las 11 y las

13:00 horas es especialmente propicio para realizar entrenamientos de fuerza y ejercitar los músculos.

De 15 a 19 horas

Por la tarde llega el segundo pico de actividad de la jornada. Todos los procesos metabólicos aceleran y se intensifican, el motor rinde a plena potencia y la curva de rendimiento remonta abruptamente. La memoria a largo plazo y la motricidad fina están en su momento más dulce. Notarás que rebosas de energía y que la modorra pasajera del mediodía ha desaparecido. En esta etapa, la prioridad máxima es para la absorción y el procesamiento de los nutrientes tomados de los alimentos. El organismo moviliza más reservas de glucosa para elevar el nivel de rendimiento físico y psíquico. Además, los órganos del aparato excretor como la vejiga y los riñones responden con su máxima eficacia y reciben una abundante irrigación sanguínea.[151] Acompañan a su vez al hígado en la labor detoxificadora y se ocupan de expulsar del cuerpo toda clase de toxinas y residuos del metabolismo. Eso sí, son los riñones los que, en última instancia, deciden qué sustancias pueden permanecer en el organismo y cuáles han de marcharse fuera definitivamente. Operan con la precisión del mejor mecanismo de relojería.

En la medicina tradicional china se considera que el meridiano que corresponde a la vejiga es la vía más larga y más potente de todo el cuerpo. Una especie de autopista para la energía, conectada a todos los órganos y aparatos, que influye incluso sobre las emociones.

Consejos para esta fase

Hidratarse en abundancia

Dado que durante estas horas el organismo produce abundantes líquidos, es importantísimo garantizarle un suministro abundante de agua, para que pueda deshacerse de las toxinas sin inconvenientes. Además, un déficit de hidratación favorece la fatiga, así que merece la pena que prestes atención y cuides en la práctica de este biociclo. Por ejemplo, sería una ocasión ideal para tomarte una taza de té, que ayudará a los riñones en su tarea tan exigente y que equilibra a la bilis como ayuda activa a la digestión (véase también el capítulo «Cómo detoxificarnos correctamente» de la segunda parte). En los países donde la cultura del té está firmemente arraigada (como el Reino Unido, China, Japón, el Tíbet o los países del Magreb), esta bebida es imprescindible. Una tacita de té es sinónimo de hospitalidad, de simpatía y de aprecio. La tradición británica de tomar el té entre las 16:00 y las 17:00 se ajusta como un guante a los biorritmos.

Actívate

Da igual si lo que te propones es ejercitar el cuerpo o la mente: entre las 15:00 y las 18:00 es un período idóneo para practicar deporte, trabajar con el máximo esfuerzo o sacar a relucir toda tu creatividad, en la disciplina que prefieras.[152] Si quieres contar con la mejor predisposición para celebrar una reunión o una presentación de negocios, si tienes que estudiar o si más bien te apetece airear tu cerebro a base de montar en bicicleta, entrenarte en el gimnasio, jugar al tenis o al voleibol, practicar vela, ir a remar, limpiar de malas hierbas el huerto o el jardín, practicar meditación, yoga o jugar al ajedrez, adelante: ¡hazlo ahora! Una vez pasadas las 18:00, deberías pensar más bien en relajarte e ir reduciendo la actividad paulatinamente, desconectando de cara a la fase de descanso del final de la tarde. Se aproxima el momento perfecto para cerrar la jornada de trabajo y bajar de marcha en el nivel de actividad cerebral.

De 19 a 23 horas

El organismo va adaptándose progresivamente, pasando del nivel de máximo rendimiento a una etapa fundamental, donde predominarán la relajación y la recuperación. Desde luego, hasta ahora ya ha dado el do de pecho. Los riñones han purificado litros y litros de sangre como alumnos aplicados, el intestino delgado ha extraído hasta el último nutriente vital del os alimentos y la sangre ha suministrado todo lo necesario a tus órganos. Por fin es hora de que el sistema circulatorio se ocupe de sí mismo. ¡Y lo hace a fondo! La circulación de la sangre bombea sangre cargada de elementos esenciales a todo el organismo, para que los nutrientes recién adquiridos y procesados se repartan entre todas las células que los necesiten. En todas las células se inician procesos de transformación y reconstrucción. Como si se tratase de un hormiguero colosal, hasta las unidades más mínimas están perfectamente organizadas y todo bulle de actividad. El programa de cuidados de regeneración y belleza del cuerpo aprieta el acelerador. Se retiran y eliminan desechos de la actividad celular, se renuevan estructuras como las células de las mucosas y la piel. Las reparaciones para curar heridas y lesiones avanzan a toda velocidad. Además, entra en juego la somatotropina (un análogo de la hormona del crecimiento), un neurotransmisor que acentúa y refuerza los procesos de revisión y reparación internos.

Después de esta fase de actividad frenética, los biorritmos se reorientan entre las 21 y las 23:00 horas para favorecer la calma, la relajación y el descanso. Las glándulas hormonales se toman un respiro antes de reanudar su actividad más enérgica a altas horas de la noche. Tu cuerpo es un organismo de lo más inteligente y por eso cuando la luz se atenúa y reina la oscuridad, se lanza a segregar melatonina poco a poco. Conocida como hormona del sueño, no es exactamente responsable del acto de dormir en sí, sino de la sensación de fatiga que suscita en tu interior el deseo de reposo. También se la denomina a veces «hormona de la oscuridad». Y no porque albergue intenciones ominosas hacia ti, sino porque la glándula pineal precisamente empieza a verterla a la sangre al poco de oscurecerse el día. La melatonina corre por el torrente sanguíneo como si fuese un sereno, de órgano en órgano, para avisarlos a todos: «¡Compañeros, terminó la jornada! ¡Es hora de descansar!». ¿Cuánta melatonina se introduce en la sangre? Pues eso depende de la calidad y cantidad de la iluminación que perciban tus ojos. Cuanto más oscuro sea el entorno y menos tintes azulados presente la luz al caer la tarde, mayor será la cantidad de melatonina que segregues.

Mientras gran parte de tus órganos se tumban a la bartola, por así decirlo, en esta fase es cuando entra en acción a plena capacidad lo que la medicina tradicional china llama «el triple calentador». Se trata del único meridiano descrito por esta escuela médica que carece de una asociación clara con un órgano, pero no por ello pierde importancia. El flujo de energía del triple calentador se encarga, como su propio nombre indica, de regular el calor en la caja torácica, en el alto y bajo vientre, y también de estabilizar el funcionamiento de todos los demás meridianos del organismo. Como si fuese una red de seguridad invisible, durante este período clave de la noche protege el equilibrio energético global y cuida de que se cumplan las condiciones óptimas para que tu organismo se regenere eficazmente durante las próximas horas.

CONSEJOS PARA ESTA FASE

Aire fresco

Esta es una fase de alta actividad para la circulación sanguínea, así que necesitas mucho oxígeno. Por eso te recomiendo que salgas a dar un paseíto al aire libre en las primeras horas de la noche o al anochecer, aunque no sean más de 5-10 minutos. Si por cualquier motivo te resulta imposible o inconveniente (¡la lluvia no me sirve como excusa!), ventila abundantemente la casa durante unos diez minutos y dedica unos minutos a recargar baterías prestando atención a respirar profundamente con las ventanas abiertas (véanse los capítulos «Reducir el estrés, fortalecer el sistema inmunitario y recuperar energías» y «Cómo respirar correctamente» de la segunda parte).

Cenas tempranas

Dado que el estómago se pone en modo más bien pasivo a partir de las 19:00 horas y no le apetece embarcarse en una tarea titánica y exigente como sería una digestión copiosa, lo más recomendable es que las cenas sean ligeras. Y lo óptimo sería tomarlas antes de esa hora, de las 19:00. Ahora bien: a menudo, el tiempo de descanso del estómago coincide justamente con las horas a las que regresamos a casa del trabajo o cuando nos reunimos con familiares y amistades para compartir mesa. Tampoco es tan grave, ¡no te preocupes! Las pequeñas imperfecciones acentúan la belleza del conjunto. Lo cierto es que, idealmente, la cena debería tener lugar entre dos y cuatro horas antes de acostarte. Pero algunos países del sur de Europa como Italia o España dejan bien claro que es perfectamente posible cenar más tarde y vivir por encima de 100 años irradiando energía vitalista. Siempre y cuando se ponga cuidado al elegir el menú, se apueste por la dieta de tipo mediterráneo y se disfrute con una actitud positiva. De todas formas, te recuerdo que, cuanto más temprana sea la cena, más fácil le pondrás las cosas a tus biorritmos.

UN CONSEJO: . . . .

De ahora en adelante, fíjate bien en tu nivel de vitalidad al día siguiente y observa cómo varía según el momento en que hayas cenado. Al fin y al cabo, cada persona es única.

Mucha atención: cuidado con los alimentos crudos para cenar

Las ensaladas y los alimentos crudos o sin cocinar son muy apreciados por un amplio sector de la población, especialmente en las cenas. Hasta se consideran una opción saludable como tentempié a última hora. Pero aún así... resulta que son relativamente difíciles de digerir para el organismo humano. Eso se debe a que la humanidad, a diferencia de los animales rumiantes, carece de una enzima digestiva llamada celulasa. Por si fuera poco, tampoco disponemos de cuatro estómagos como sí tienen las vacas, perfectos para almacenar los alimentos, volver a masticarlos y digerirlos con la ayuda de más microorganismos. La celulasa es crucial para descomponer las fibras (de celulosa) de las frutas y las ensaladas.

Hasta bien entrada la tarde, solemos digerir los alimentos crudos sin grandes complicaciones, siempre que los mastiquemos bien, por supuesto. Pero a últimas horas del día, es bastante frecuente que no logremos digerir estos ingredientes en su totalidad. Se degradan en el intestino y a veces es necesario contar con la ayuda de la flora bacteriana intestinal para fermentarlos y descomponerlos. Cuando el organismo recurre a esta medida de fermentación de urgencia, surgen varios productos. Uno de ellos es el alcohol etílico, nuestro viejo conocido y compañero apreciado en forma de copa de vino. Pero también alcoholes más tóxicos como el butanol, el metanol o el propanol.[153] Así que habrá que solicitar los servicios de un héroe que nos libre de estas sustancias nocivas derivadas del consumo de productos crudos: el hígado, incansable al rescate. De hecho, entre la 1 y las 3 de la madrugada es cuando este órgano imprescindible se emplea más a fondo. No es raro que nos despertemos precisamente en esa franja horaria. ¿Y por qué? Pues porque el hígado está esforzándose al límite, para neutralizar esa especie de agresión tóxica.

UN CONSEJO: ....

Mi experiencia clínica ha ratificado que es aconsejable limitar los alimentos crudos a la hora de cenar. Si tenemos problemas para conciliar el sueño y dormir bien, lo mejor será eliminar de los menús de noche esas bombas de vitaminas tan apetitosas que son las ensaladas, la fruta o los palitos de hortalizas. Naturalmente, también deberíamos descartar las bebidas alcohólicas en gran cantidad, los dulces, las patatas fritas y las galletitas saladas o similares. Con estos pequeños ajustes, que a primera vista podrían parecer extraños, podrás respetar mejor el ritmo de tu reloj interior y de tu sistema digestivo. Por si fuera poco, dormirás con un sueño de mejor calidad.

De 23 a 3 horas

Entre las 23 y las 3:00 horas de la madrugada, los protagonistas principales de la función son el hígado y la vesícula biliar. El flujo biliar o bilis es un líquido espeso que se produce en el hígado, cuya misión es regular la digestión de las grasas. Se almacena en la vesícula biliar, que junto al páncreas, son los principales órganos que aportan enzimas digestivas esenciales. Por eso esta sustancia es tan importante, absolutamente crucial para disfrutar de digestiones sin complicaciones. Además, la vesícula biliar también está implicada en la incansable labor desintoxicadora de su vecino, el hígado. Entre las 23:00 y la 1 de la madrugada, la vesícula biliar es el centro de los focos y alcanza su pico de actividad. Cuando una persona de salud frágil toma una cena tardía, copiosa y con muchas grasas, corre el riesgo de sufrir los síntomas de sobrecargar de trabajo a su vesícula. De hecho, es bastante común que sea precisamente en este período cuando surgen los cólicos biliares.

Al mismo tiempo, también en esta fase se reduce al mínimo la secreción del cortisol, la hormona del estrés. De esta manera, el organismo puede emprender una fase profunda de regeneración, durante la cual se limitan otras funciones vitales, como la temperatura corporal, la presión sanguínea y la frecuencia cardiaca. Por eso nos volvemos tan sensibles al frío y se nota tanto cuando alguien nos arrebata la manta. El proceso de digestión descansa, salvo si lo excitamos con motivo de una cena excesivamente abundante, y el metabolismo sigue con su actividad, pero a fuego lento. Alrededor de las 3 de la madrugada, el organismo se encuentra en un punto bajo mínimo, totalmente subyugado a la fatiga. Por eso existe el peligro de que las personas que deben trabajar o tomar decisiones cruciales a estas horas (personal médico, especialistas en tecnologías de la información, cargos políticos en plena maratón de negociaciones) sufran unas dificultades para concentrarse similares a las que padecerían si hubiesen tomado alguna copa de más. Las decisiones y tareas importantes jamás deberían acometerse durante la noche, siempre que sea posible evitarlo, porque las consecuencias pueden ser fatales.

En esta etapa de rendimiento tan bajo del cuerpo, a partir de la 1, el hígado toma la batuta y despliega todo su poder, para actuar como órgano esencial del metabolismo y la detoxificación.[154] El cuerpo le suministra energía, consciente de sus necesidades, para que multiplique su actividad y atienda a todas las tareas pendientes en este período de tranquilidad nocturno. Hace limpieza de los residuos nocivos acumulados y de los subproductos del metabolismo, al igual que de los aditivos y los restos de medicamentos. Es un auténtico paladín de la desintoxicación, la renovación y el cambio.

Por esto mismo, cuando se detectan alteraciones del sueño o una cefalea especialmente fuerte (más habitualmente localizada en el hemisferio derecho) entre la 1 y las 3 de la madrugada, se suelen considerar señales de aviso: el hígado tiene problemas. Es bien conocido que los trastornos hepáticos no provocan dolores agudos, ni pizca. Pero sí existe un síntoma (un viejo conocido nuestro) que advierte de que el hígado no lo está pasando bien: la fatiga, así es como expresa el hígado su sufrimiento. Las horas de la noche y la madrugada están pensadas únicamente para una cosa, concretamente para el descanso, para dormir. Deberías seguir rituales de relajación y procurar entornos tranquilos que favorezcan el sueño. Así descansarás profundamente y ofrecerás al cuerpo las condiciones ideales para que se regenere (véase el capítulo «Dormir bien: el secreto de la regeneración» de la segunda parte del libro).

Consejos para esta fase

Fortalecer al hígado y la vesícula biliar durante el día

Para apoyar la función de estos dos órganos, conviene no olvidarlos del todo durante las horas de luz. Existen medidas prácticas muy sencillas, tomadas de la medicina nutricional (como respetar el ritmo regular de las tres comidas principales[155], tomar alimentos ricos en sustancias amargas y evitar las bebidas muy frías) y de la medicina naturista (por ejemplo, los extractos de diente de león, cardo mariano, alcachofas, ajenjo o achicoria) que son eficaces para ayudarlos a cumplir sus misiones.

Cuidar el estado de humor

Es habitual asociar al hígado y la bilis sensaciones como la furia, la rabia, el enfado o la amargura. En nuestro vocabulario, la bilis está ligada al rencor, y cuando algo nos enfurece o fastidia no es raro decir que nos «repatea el híga-do». Desde la perspectiva de la medicina tradicional china, cuestiones como la inseguridad, las dificultades para atreverse a tomar decisiones, la incapacidad para decir «no», irritabilidad y suspicacia, la sensación de que nos cuesta adap-tarnos a nuevas situaciones y cambios o una indiferencia palmaria se podrían interpretar como signos de que el hígado o la vesícula biliar sufren algún con-tratiempo (una especie de «atasco»). ¿No me digas que también te afecta alguno de estos problemillas? ¿O es que afectan a tu pareja, a tu compañera de trabajo, a tu mejor amigo o a la vecina? En tal caso, ahí va mi consejo: pon en práctica las recomendaciones de este libro. Si te atienes a los consejos del programa ¡ENERGÍA! de 30 días, acabarás por notar mejorías incluso en tu estado de humor y de ánimo.

De 3 a 5 horas

En esta fase de tu biorritmo es cuando los pulmones dan el do de pecho. Tal como sucede al intestino, los pulmones se encargan de un suministro imprescin-dible para el organismo (aportan oxígeno) y también de eliminar una sustancia letal (el dióxido de carbono). Durante el período de máxima actividad pulmo-nar es cuando son más comunes las molestias en este aparato (por ejemplo, los ataques de asma son frecuentes en las primeras horas de la madrugada)[156]. Además, durante esta fase asume el predominio el sistema nervioso vegetativo del sistema parasimpático, lo que favorece la tranquilidad por la noche. Así el sistema nervioso simpático puede recuperarse y prepararse de cara a un nuevo día dinámico y lleno de actividad. Mientras tanto, la melatonina sigue siendo protagonista indiscutible. Alrededor de las 4 de la madrugada llega a su máxima concentración en la sangre. Cuando llegue el amanecer y la luz claree (aunque tengamos los párpados todavía cerrados) hasta incidir sobre la retina y ser per-cibida por el cerebro, la glándula pineal detendrá la producción de melatonina. Entonces baja su nivel y desaparece de la sangre hasta que vuelva a hacer acto de presencia, ya cerca del mediodía.

Eso sí, recuerda que esta hormona tan importante no se limita a regular tu disposición al sueño. De hecho, tiene un lado más oscuro, que no conocerás salvo si te despiertas y te desvelas en plena noche. Cuando ocurra, la melatonina cambiará de papel y se ocupará de magnificar a lo bestia cualquier problema, por nimio que sea. Es la responsable de que asumamos estados de ánimo sombríos, en los que el detalle más insignificante nos parezca tremendamente preocu-pante. A lo mejor es un fenómeno que ya conoces por experiencia propia: te despiertas con un sobresalto en plena noche y te resulta imposible conciliar de nuevo el sueño, así que te pones a pensar. Y cuantas más vueltas les das a las cosas en la cabeza, más negativo parece todo. Lo interesante del asunto es que la medicina tradicional china contempla el ciclo de actividad pulmonar como asociado a emociones del tipo de la tristeza y la pena. Pero vamos, consuélate, porque en realidad, lo único que pasa es que te has desvelado en un momento inoportuno y sientes los efectos negativos de un nivel de melatonina muy elevado.

CONSEJOS PARA ESTA FASE

Mente en blanco

Si resulta que te desvelas a una hora poco propicia y te pones a rumiar en tus pensamientos bajo el efecto tenebroso del subidón de melatonina y del bajón del cortisol, no te rompas la cabeza: lo mejor es que te apliques para poner la mente en blanco y poner fin al círculo vicioso. Debes tener perfectamente claro y presente que la causa de esa preocupación absorbente son las hormonas. Que lo verás todo de otro color en cuanto salga el sol, un color más agradable y positivo. Si te inundan las ideas negativas, te ruego que pruebes esto: deja de evaluar y examinar constantemente las cosas, las personas y las situaciones de tu vida cotidiana. Sé firme pero no grites, repite esto en tu mente: «Basta. Ya es suficiente, no son más que ideas y reflexiones». Verás que esos monstruos amenazadores acaban por desvanecerse. Además, con mi método holístico conseguirás mejorar en conjunto el ritmo y la estabilidad de tu ciclo de sueño y vigilia. Muy importante, porque el ritmo correcto de una buena digestión ayuda a disfrutar de un descanso excelente, pero es que esa misma relación funciona también en sentido inverso. Y de cara a gozar de un sueño reparador, también es conveniente cuidar la acción detoxificadora del cuerpo y la reducción del nivel de estrés. Con todo esto en la mano, espero que esos brotes de negatividad nocturna ocasionados por la melatonina pronto pasen a ser anécdotas del pasado.

Medicina natural

Si te desvelas por la noche o te cuesta horrores conciliar el sueño, hay un pequeño truco de las hidroterapias de Kneipp que ha demostrado ser eficaz.[157] Consiste en bañar con un chorro (o ducha) de agua helada los pies, las pantorrillas y la parte inferior de las piernas durante unos minutos. Los efectos se notan, porque el agua fría estimula la circulación sanguínea en las extremidades inferiores. Por tanto, se reduce la circulación dirigida al cerebro y eso contribuye a que dejes de darle vueltas a la cabeza. Como si le cortases el grifo.[158] Puedes aplicar esta hidroterapia a diario y también ayudará a fortalecer tus defensas. Muy importante: ¡debes tener los pies calentitos! Busca en Internet y encontrarás instrucciones más precisas.

COMER Y BEBER A UN RITMO ADECUADO

Para disfrutar de una vitalidad saludable no solo es importante *qué* y *cómo* comemos y bebemos, sino también *cuándo*.[159] Básicamente, no solo deberíamos guiarnos por los horarios, sino también prestar oídos a lo que solicite el organismo. Deberías acostumbrarte a comer exclusivamente cuando tengas hambre y apetito de verdad. ¿A lo mejor te parece que esto es una obviedad? Pues por desgracia, no es lo más habitual. Como ya hemos expuesto antes, el hambre no solo se presenta en forma de llamada de auxilio del cuerpo, del estilo «¡socorro, que me quedo sin combustible!». Al consumir alimentos, se segregan en el cerebro sustancias neurotransmisoras que son capaces de erradicar estados de ánimo negativos. Pero comer para librarnos de la tristeza no solo es mal plan para tu peso, sino también una receta espantosa para el nivel de energía. Porque cuanto más fuerte sea la caída que experimenta el estímulo del azúcar en sangre tras la comida, más carbohidratos y azúcares te apetecerá engullir. Y por tanto, más intensa será la secreción de insulina y el descenso del azúcar en sangre, que a su vez te priva de energía. Esto es lo que recomiendo: no te limites a elegir los alimentos más correctos (véanse los capítulos «La fuerza de la alimentación» y «Alimentos ¡ENERGÍA!»); presta también atención a los factores emocionales que pueden desencadenar el hambre.

UN CONSEJO: ·

No comas si no sientes auténtica hambre, pero hambre de verdad[160], y para de comer en cuanto tengas la sensación de haberte llenado al 80 %, porque la sensación de saciedad retarda siempre un poquito su aparición.

El ritmo de las tres comidas diarias

Los estudios de investigación más actuales recomiendan hacer cada día entre dos y tres comidas principales, como máximo.[161] Eso requiere además que, a lo largo del día, respetes pausas mínimas de tres a seis horas (como máximo) entre ellas. Lo de picotear entre comidas debería ser una excepción, no una regla fija.

El ritmo de la hidratación

Para vivir son imprescindibles el oxígeno, los nutrientes... y también el líquido. Una persona sana podría sobrevivir hasta 50 o 60 días sin probar bocado[162], pero sin beber moriría en cuestión de pocos días. Alrededor del 70 % de nuestro organismo está compuesto de agua. Por eso el agua, desde el punto de vista evolutivo, es la solución ideal para calmar la sed.

Hoy siempre tenemos bebida a mano: como el café para llevar en vasitos de cartón o las botellas de agua encima del escritorio, en la mochila o en el asiento del copiloto. Pero en el pasado, las cosas eran muy distintas.[163] Un detalle interesante de la sed: es el único factor estresante que *rebaja* las sensaciones de agresividad, miedo y angustia.[164] Esa reacción tan singular es un producto específico y bienvenido de la evolución. El agua es imprescindible para la supervivencia de todos los seres vivos, animales y vegetales.[165] Lo curioso es que, debido a esta reacción conductual condicionada por la hormona oxitocina, no se producen peleas a muerte entre animales sedientos ni comportamientos agresivos a la hora de compartir abrevadero en zonas agrestes. La oxitocina se segrega en grandes cantidades cuando surge la necesidad de hidratarse y relaja a todos los seres vivos, provocando una tregua rápidamente.[166] Se la considera la hormona de la empatía y la confianza. Nos acompaña desde que nacemos (el nombre «oxitocina» deriva del griego clásico: «nacimiento rápido»). Es la que inicia las contracciones, es crucial para la lactancia (porque estimula la producción de leche materna) y estrecha los lazos entre madre y bebé tras el parto. Pero es que además, la oxitocina no se limita a provocar contracciones, generar sed o darnos ganas de acurrucarnos y mimarnos. Los datos lo dejan bien claro: cumple una importantísima labor para el funcionamiento del sistema nervioso y la regulación del estrés[167], lucha contra las inflamaciones silenciosas y refuerza a las células inmunitarias. Otro detalle sorprendente: un nivel de oxitocina elevado incluso puede aliviar la sensación de hambre y frenar las ganas inaguantables de engullir azúcares e hidratos de carbono.[168]

Sabiendo todo esto, es fácil deducir qué aspecto tendría un ritmo adecuado para la ingesta de líquidos. Si nos hidratamos a menudo sin sentir auténtica sed, lo que conseguiremos será poner coto a los efectos positivos de la oxitocina que contrarrestan inflamaciones y fortalecen al sistema inmunitario. Así que lo más recomendable es que bebas tu ración de líquido diaria (de 30 a 40 ml por kilo de peso corporal) repartida a lo largo de la jornada. Acostúmbrate a beber entre 15 y 20 minutos antes de las comidas. Eso es lo ideal, en lugar de beber en plena comida. Y si te atienes a ese consejo, te recomiendo que ingieras grandes cantidades, pues así el agua contribuirá a la sensación de saciedad. Sin olvidar un detalle, y es que las sopas cuentan para el total de tu ración diaria de líquidos. Beber fuera de las comidas también tiene mucha lógica para evitar que se diluyan las enzimas digestivas y los ácidos gástricos. En cuanto a las personas de edad avanzada, dado que es habitual que la sensación de sed se atenúe y exista riesgo de deshidratación, deberían beber cantidades específicas de agua con regularidad, de forma periódica.[169]

CONCLUSIÓN: ....

Si te limitas a beber agua cuando de veras tienes sed y en las pausas entre comidas (no durante las mismas comidas), cuidarás mejor de tu salud y ayudarás a prevenir la fatiga.

DORMIR BIEN: EL SECRETO DE LA REGENERACIÓN

Que irradies energías o sufras de agotamiento permanente también depende, naturalmente, de la calidad del sueño. Al que por cierto no se le suele prestar demasiado atención en las consultas médicas. Probablemente hayas escuchado un dicho según el cual, «ya descansaré cuando me muera»... pues resulta que no es lo más recomendable. La falta o privación del sueño crónica conduce a un déficit de energías terrible. Por desgracia, el público en general no parece considerarlo un fenómeno dramático. Otro detalle destacable en este ámbito es que el sueño todavía no se ha estudiado con la misma exhaustividad que otros procesos biológicos. Es como una gigantesca «caja negra». Esto es lo que sabemos con claridad hoy: el sueño es una fase activa y de muy elevada sensibilidad, durante la cual el organismo acomete labores de reparación mientras todos los procesos elementales hormonales, de crecimiento y desintoxicación siguen su curso.[170] Son los que conforman los pilares fundamentales de la regeneración, algo esencial para sobrevivir. Durante el sueño no solo crecen las fibras musculares, sino también los huesos, se regeneran los discos intervertebrales, el cerebro y las células de la piel, mientras las tropas del sistema inmunitario se entrenan y preparan. Es el momento crucial para recargar las baterías e incluso sirve para pulir y mejorar la memoria. Es algo fascinante: gracias a los recuerdos motóricos almacenados en el cerebro, seguimos aprendiendo aunque estemos roncando. O sea, que dormir nos hace más inteligentes, se podría decir. Eso sí, más vale que no les cuentes esto a tus hijos o nietos justo antes del próximo examen, aunque desde luego, deberías procurar que sí duerman correctamente y descansen lo suficiente tras estudiar.

Mientras duermes, un servicio de recogida de basuras especial trabaja en exclusiva para tu cerebro, algo que descubrieron de forma espectacular los equipos científicos de la Universidad de Rochester. En el cerebro, o en las células gliales, para ser más precisos, existe un sistema de eliminación de residuos sofisticadísimo, una red de canalizaciones única que denominamos sistema glinfático.[171] Su actividad emula la del sistema linfático y se ocupa de la defensa local y de trasladar sustancias tóxicas para su eliminación. Y el momento culminante de su esfuerzo es precisamente mientras duermes. El nombre *glinfático* deriva del antiguo griego (glia = «pegamento») y del sistema linfático. Actúa como si fuera una lavadora y bombea el líquido cefalorraquídeo por los tejidos encefálicos, para arrastrar de vuelta los residuos del metabolismo celular y lle-

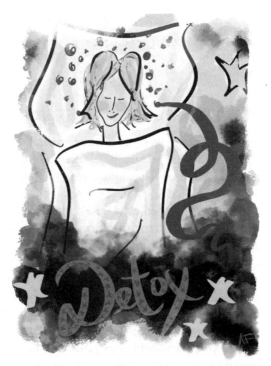

El sueño oculta el secreto de la regeneración eficaz.

varlos a la sangre, que a su vez los transportará hasta el hígado, responsable de eliminarlos. Cuando despiertas por la mañana, el cerebro reanuda su actividad diurna con la máxima eficiencia y el motor bien engrasado. Todo ello gracias a esos procesos de detoxificación y limpieza. Esta especie de lavadora mágica se encarga también de captar, separar y eliminar residuos peligrosos del metabolismo, como las proteínas amiloides.[172]

La medicina del sueño denomina a este fenomenal efecto «Human Recharging» (del inglés *recharge* = recargar). Por eso yo no solo prescribo a mis pacientes una dieta adaptada a sus necesidades individuales, complementos alimentarios y ejercicio físico, sino también un sueño de calidad extra. Te ruego que no contemples la necesidad de dormir como una maldición o una pérdida de tiempo, sino como una inversión en salud, energía y capacidad para disfrutar y rendir al máximo hasta edades muy avanzadas.

Por desgracia, mucha gente en todo el planeta se queja de insomnio y sufren dificultades para descansar debidamente. Aquí mismo, entre el 20 y el 25 % de la población padece de un sueño de baja calidad. Tan solo el 19 % se siente bien descansado y en forma cuando llega la mañana y alrededor del 31 % señala que sufre auténticos problemas de movilidad en los primeros momentos.[173]

Y ya que estamos, ¿cuánto podemos y debemos dormir? En la actualidad, los equipos especializados en la investigación del sueño recomiendan dormir al menos entre siete y ocho horas. Pero también avisan de que las necesidades pueden ser mayores en casos individuales. En cualquier caso, la media entre los adultos (en Alemaniaxx) ronda las 6 horas y 54 minutos. En Estados Unidos, Japón y otras naciones industrializadas, la población arroja medias incluso más bajas, cercanas a las seis horas y media tan solo. Con estos hábitos, a medida que pasan los años, vamos acumulando un déficit colosal de sueño.[174] La falta de sueño crónica supone un riesgo para la salud y la vitalidad. La influencia de la luz artificial favorece la falta de sueño.[175]

La luz azul: una ladrona de sueños con guante blanco

Los receptores de luz de los ojos, que nos indican si es de día o de noche, se excitan al recibir luz de onda corta con tonalidad azulada (con longitudes de onda de 460 a 480 nm). Cuando es el sol quien nos baña con ella a primera hora de la mañana, esta luz nos despierta suavemente. Por eso también la incorporan muchos despertadores y lámparas, que nos ayudan a desperezarnos, pero también las pantallas de teléfonos móviles, ordenadores y lámparas LED. Durante el día, el efecto estimulante de la luz azul, combinado con el subidón de cortisol de la primera mitad de la mañana, resulta muy beneficioso. Pero si al caer la ta de seguimos exponiéndonos a esta variedad de luz, el núcleo supraquiasmático del cerebro se cree que el sol sigue luciendo en todo lo alto y entonces detiene la secreción natural de melatonina, la hormona que debería prepararnos para dormir. De este modo, la luz azul al final del día retrasa nuestro reloj interno entre dos y tres horas.[176] El cuerpo se amolda a ese horario incorrecto y estas son las consecuencias: probablemente ya no consigas dormir profundamente como querrías y acabes dando vueltas en la cama. Tal vez incluso pienses (erróneamente) que sufres de algún trastorno del sueño. Para proteger tu derecho al descanso más reparador, te recomiendo una serie de sencillas reglas, para la higiene en la iluminación[177]: Reduce tu exposición a la luz azulada a partir del final de la tarde. Opta siempre que puedas por luces tenues, ambientales. Las lámparas con bombillas clásicas, las pantallas que aportan más calidez a la iluminación o los LEDs blancos de luz cálida ayudan a reducir la cantidad de luz azul. Diversos estudios han demostrado que las gafas con cristales tintados en tonos amarillos o anaranjados también mitigan el efecto antimelatonina de la luz azulada. Mis pacientes afirman que al usarlas aprecian mejoras en la duración y la calidad del sueño, además de sentirse con más energías que cuando están sin gafas.[178] No te desanimes si tu pareja te amenaza con la separación cuando te vea cara de extraterrestre al ponerte unas gafas de sol con los cristales tintados en tono rojizo o anaranjado. Además, hoy ya existen soluciones alternativas a las gafas. Los nuevos monitores de ordenador y pantallas de teléfonos móviles y tablets ya vienen en su mayoría equipados con filtros que neutralizan la luz azul o se pueden dotar de apps y programas de *software* para tal fin. Con su ayuda se filtra y limita el efecto de la luz.

El sueño y los biorritmos

Cada persona tiene su biorritmo individual particular, situado bajo el control del «gen reloj maestro». Al equipo de investigación formado por Jeffrey C. Hall, Michael Rosbash y Michael W. Young, galardonados con el Premio Nobel de Medicina y Fisiología en 2017, le debemos avances revolucionarios en el conocimiento del reloj interno del organismo humano.[179] Porque resulta que las personas no estamos sincronizadas por completo. Aunque nos ceñimos al corsé de las 24 horas, no diferenciamos en los momentos pico y valle de vitalidad y nos agrupamos en torno a cronotipos totalmente distintos.

Se distinguen tres cronotipos básicos:

- **Tipo matutino** («alondra»): Personas que no tienen problemas por madrugar, que incluso se suelen levantar bien pronto sin que intervenga el despertador y que prefieren irse a la cama más temprano. Constituyen aproximadamente el 40 % de la población. Para este tipo, la fase de sueño anterior a la medianoche es fundamental para disfrutar de un nivel de energía ideal (su momento ideal para acostarse rondaría las 22:00 horas).

- **Tipo vespertino (y nocturno)** («búhos»): No alcanzan su nivel máximo de vitalidad hasta la tarde y les gusta retrasar la hora de irse a dormir, generalmente hasta la medianoche. Pero esa preferencia por las últimas horas del día no convierte a estas personas en dormilonas. Tan solo se acuestan más tarde y, si las circunstancias familiares o profesionales les diesen la oportunidad, preferirían empezar cada nuevo día a media mañana o ya cerca del mediodía. Representan aproximadamente el 30 % de la población.

- **Tipo neutro:** El 30 % restante de la humanidad se adscribiría a tipos mixtos, a medio camino entre búhos y alondras, aunque predominantemente con cierta tendencia vespertina.

Con frecuencia, el cronotipo está influido por factores genéticos, pero también existe la posibilidad de que se modifique a lo largo de la vida. Durante la infancia, hasta la pubertad, es más frecuente encontrarse con alondras. Por su parte, entre los adolescentes abundan más los búhos. Al entrar en la tercera década de vida, el cronotipo se estabiliza. En cuanto a las personas de edad avanzada, la tendencia indica que se suelen acostar más temprano.

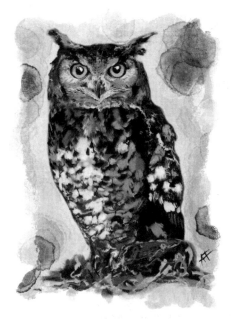

El búho representa el cronotipo de las personas con biorritmos más vespertinos o nocturnos

La transformación del cronotipo (hacia el estándar búho) durante la adolescencia tiene que ver con los procesos de reconfiguración del cerebro ligados al desarrollo, no con los conflictos respecto a los adultos. Todas las personas búho, incluidas las adolescentes, sufren de falta de sueño y de un déficit de energía derivado de ella, porque muy a menudo no consiguen conciliar el sueño hasta ya avanzada la noche... pero cuando amanece, las circunstancias las obligan a levantarse pronto, les guste o no. La verdad es que a los más jóvenes podría sentarles muy bien que las clases empezasen un poquito más tarde. Algunas de las potenciales ventajas sería mayor concentración, mejores resultados en el aprendizaje y un sistema inmunitario más robusto. Las naciones industrializadas modernas son «sociedades de alondras», no solo los niños tienen que madrugar. Para los búhos en edad adulta, eso implica sufrir cada día una especie de jet-lag social. Y ese fenómeno podría estar detrás de su déficit de energía. Es un factor de riesgo para trastornos como la diabetes mellitus, el sobrepeso, la arterioesclerosis, la fibromialgia e incluso el cáncer.[180] Este es un motivo más para que la sociedad actúe con más responsabilidad y se marque nuevos objetivos en materia de política de salud. Sería conveniente dotar de más flexibilidad al entorno laboral y proteger al personal con diseños lumínicos y sistemas de iluminación más sanos, que tengan en cuenta el cronotipo de cada persona. Medidas como esa influirían notablemente en el nivel de vitalidad y la capacidad de rendimiento de mucha gente.

12 reglas para disfrutar de un sueño saludable

Y aquí vienen las buenas noticias: con la ayuda de los siguientes consejos, también tú podrás conseguir un sueño profundo y reparador. Relájate y no caigas nunca presa del nerviosismo. Es imposible obligarte a dormir a la fuerza. Deberías abordar el tema sin presión, invitar al sueño a que regrese a tu rutina, en lugar de echarte la bronca sin compasión. Solo así lograrás mitigar o evitar por completo trastornos del sueño o episodios de insomnio prolongados y muy molestos. Estas doce reglas ponen a tu alcance un sueño saludable, que beneficiaría a lo grande tu nivel de energía. Piensa que, aunque tan solo alcances a dormir unos diez minutos más por día con su ayuda, eso tendrá a largo plazo un efecto tremendamente positivo sobre tu bienestar general e incluso sobre tu esperanza de vida.[181]

1. Tómate lo de dormir muy en serio

Dormir no equivale a perder horas de vida: ¡es una fase imprescindible para recargar las pilas del organismo! Así que conviene que concibas un programa de sueño, con su horario. Siempre que sea posible, acuéstate a horas fijas y haz lo mismo para levantarte de cama. Ojo, yo no creo que haya que hacer excepciones el fin de semana... aunque entiendo perfectamente que, al principio, eso puede costarte un poco. Pero pronto llegará la recompensa, porque esta regla es eficaz incluso en los casos de insomnio más pertinaces.

2. Mucho cuidado con las siestas

Echarse una cabezadita después de comer no suena mal en principio, pero podría dificultar la tarea de conciliar el sueño por la noche. Por eso insisto: después de las 15:00 horas, lo mejor sería que no durmieses, así aumentará la presión de sueño, como se denomina la necesidad de rendirse al sueño por la noche. Va subiendo a lo largo del día, a medida que se acumula la *adenosina* en el cerebro, una sustancia química. Cuando más se prolongue la vigilia durante la jornada y más intensa sea la actividad, más elevada será la concentración de adenosina y más irresistible el impulso de dormir.

3. Revisa a fondo tu dormitorio

Echa un buen vistazo y contempla la habitación con espíritu crítico. ¿Qué aspecto tiene? Es calmante, casi sensual, invita al descanso, o es un caos, sobrecargada de cosas, incómoda y con el atractivo de un almacén, superpoblada por la tabla de planchar, cajas, juguetes, la bicicleta estática que sirve de perchero y una montaña de ropa? ¿De qué color son las paredes? ¿Son tonalidades tranquilas, como el gris, el verde o el azul, o más bien excitantes como el amarillo, el naranja, el rosa o el rojo? Procura que reine una atmósfera de tranquilidad y recogimiento.

4. La regla de la luz al amanecer

A primera hora de la mañana es preciso cargar las pilas de luz diurna. Frente a los despertadores estridentes, los que funcionan con luz natural son una alternativa más agradable y ayudan a despejar las hormonas del estrés. Te ayudan a empezar el día de una manera más relajada, aunque con energía. También es buena idea recurrir a una terapia de luz intensa matutina (terapia de luz brillante) de entre 7000 y 10 000 lux, con la incorporación de una lámpara de luz diurna para luminoterapia. Contribuirá a estabilizar el ritmo circadiano e incluso a aliviar formas leves de depresión, como el trastorno afectivo estacional.

5. La regla de la oscuridad por la noche

Lógicamente, cuando caiga la tarde y anochezca, debemos apostar por luces tenues, de tonos cálidos. Así que comprueba también la lámpara de la mesilla de noche, para que no te agreda con rayos de luz azulada. Invierte un poco para oscurecer debidamente el dormitorio. Los estores son un método simple y perfectamente eficaz. Otra alternativa serían las persianas o cortinas gruesas. Pero si lo prefieres, también puedes optar por un antifaz.

6. Zona libre de emisiones y tecnología

Intenta mantener el dormitorio tan vacío de dispositivos electrónicos como sea posible, conviértelo en una especie de cápsula del sueño. Teléfonos fijos o móviles, tablets, ordenadores portátiles y televisores no solo desvían la atención, sino que con su luz azul se suman a frenar el efecto de las hormonas que te inducen el sueño. Seguro que no lo has olvidado: si el televisor es irrenunciable, también existen aplicaciones de *software* y gafas de cristales tintados anaranjados que filtran y detienen ese tipo de luz. En cualquier caso, te recomiendo de nuevo actuar con espíritu crítico; no estaría mal que practicases a desconectar por competo antes de irte a dormir. Quizás te suene algo exagerado, pero de veras, merece la pena que revises todos los aparatos tecnológicos que te encuentres en el cuarto. Es una sugerencia más que rotunda, sacada de los últimos avances en investigación sobre el sueño.[182]

7. Cabeza fría, pies calientes

Para que el sueño resulte genuinamente reparador, el cuerpo necesita aire limpio y una temperatura ambiental relativamente fresca. Así que ventila el dormitorio antes de irte a dormir, con las ventanas bien abiertas. La temperatura ambiental ideal estaría entre los 17 y los 19 °C. En el dormitorio, lo más aconsejable es que sientas un pelín de fresco, porque la subida del nivel de la melatonina (hormona que induce el sueño) no solo se regula en coordinación con el descenso de la luz, sino también en paralelo a la caída progresiva de la temperatura exterior. En alemán existe un refrán según el cual, si mantienes los pies calientes y la cabeza fresquita, te ahorrarás al doctor más de una visita. Los calcetines para dormir, un baño de pies con agua calentita antes de acostarte, las bolsas de agua caliente y similares no parecen remedios muy eróticos para este apartado, pero son excelentes para favorecer el sueño. Y lo mismo vale para la almohada, mejor fresquita. Si lo necesitas, incluso puedes ponerle encima un par de cojines de frío durante unos minutos, antes de irte a la cama.

8. Silencio

El propio silencio en sí es un ruido. Y muy hermoso, por cierto. Evita que te lo roben el tic-tack del despertador, los gorgoteos de las tuberías, el traqueteo de la lavadora, el ruido del tráfico callejero, los ladridos del perro de la vecina o los ronquidos de tu pareja. No pierdas la calma, procura relajarte e intenta configurar una atmósfera lo más tranquila posible para favorecer el sueño. Una herramienta muy útil son los tapones para los oídos, disponibles en mil variantes distintas. Con un poco de tiempo y paciencia, te acostumbrarás a ellos.

9. Higiene en la cama

Elige un colchón que se adapte a la medida de tus necesidades (lo mejor es que esté libre de alérgenos y componentes metálicos), una almohada adecuada (las mejores son las cuadrangulares, porque se apoyan por completo sobre el colchón, incluso en los extremos), utiliza siempre ropa de campa limpia (como mínimo, cámbiala cada dos semanas) y si es necesario, pon una funda protectora contra los ácaros. Cuando el colchón sea ya muy viejo, hay que deshacerse de él. Si te compras una cama nueva, lo más recomendable es optar por la madera (por ejemplo, de roble o de pino). Para prevenir que se forme moho, el espacio bajo la cama debería permanecer preferentemente vacío, de modo que también permita la ventilación del colchón.

10. Diles adiós a los estimulantes

Evita consumir estimulante fuertes como el café, el té verde o negro, refrescos de cola, bebidas energéticas, etc. Te digo lo mismo del chocolate negro con alto contenido en teobromina (que para algunas personas tiene efecto excitante). Un problema: la vida media de la cafeína oscila entre las cinco y las siete horas. O sea, que no se degrada y elimina por completo del organismo hasta pasadas diez horas generosas. Por eso a mucha gente le cuesta tanto cerrar los ojos tras tomarse una tacita de café, pero poca suele detenerse a pensar dónde está la causa del problema. Muy importante: ten en cuenta que «café descafeinado» no es exactamente lo mismo que café totalmente libre de cafeína. Una taza de descafeinado contiene entre el 10 y el 30 % de la dosis de cafeína que aporta una taza normal. ¡No es poco! Otros dos factores que tienen efecto estimulante durante las últimas horas de la tarde son la nicotina y el ejercicio intenso. Es necesario que hagas ejercicio a diario, pero te aconsejo que suprimas la actividad deportiva durante las tres horas anteriores a irte a dormir.

11. Comer y beber para dormir a gusto

Lo perfecto sería planificar una cena ligera, que se toma entre dos y cuatro horas antes de acostarse. Olvídate de los platos copiosos y las recetas pesadas. También sería ideal prescindir de alimentos crudos, porque resultan difíciles de digerir y pueden perjudicar la calidad del sueño (véase el capítulo «El ritmo correcto» de la segunda parte). Bebe antes o después de cenar; el mejor momento es antes. Presta atención a la hidratación y no te pongas a última hora a compensar lo que no hayas bebido antes, porque eso podría fragmentarte el sueño. ¿Cómo? Pues obligándote a levantarte para ir al lavabo, claro. Modera el consumo de alcohol y procura que esa copita para rematar el día no se convierta en una costumbre diaria. Aunque la verdad es que el primer trago sí resulta relajante. Facilita la conciliación del sueño, pero también reprime el sueño profundo (muy reparador) e interfiere con la respiración porque provoca flacidez en los músculos. Esto último puede favorecer los ronquidos, la apnea del sueño y la falta de energía al día siguiente.[183] Además, muchas personas se despiertan cuando desaparece el efecto del alcohol. Así que en este caso, como en tantos otros, menos es más.

12. Rituales para terminar el día

Reserva un tiempo para desacelerar. Los rituales nos aportan estructura, son un apoyo firme. Por eso deberías seguir a diario un ritual de relajación al final del día: puedes escuchar música, leer, hacer puzles, hacer punto, meditar, tomar un baño caliente para los pies, ducharte o darte un baño completo con todos sus complementos... lo que mejor te siente. Hasta tomarte una tacita de infusión de hierbas de efecto relajante y favorecedor del sueño, eso sería un magnífico ritual. En este ámbito, se ha demostrado la eficacia de las mezclas de valeriana, lúpulo, melisa, flor de la pasión y flores lavanda.[184]

Si conseguimos entender mejor la naturaleza de nuestro propio ritmo y amoldamos la rutina de la jornada al mismo un poquito más, abriremos el camino hacia un nivel de vitalidad nuevo. Porque da igual si eres alondra, búho o de especie mixta: todo el mundo puede disfrutar de más energía, vitalidad y salud si aprendemos y empezamos a respetar nuestro ritmo y nuestros recursos para distribuirlos mejor a lo largo del día. Lo más idóneo sería comer exclusivamente cuando sintamos hambre, beber cuando tengamos sed, y descansar o dormir solamente cuando nos domine el cansancio. Además, tendríamos que hacer suficiente ejercicio físico para caer en la cama rendidos (pero con buena salud) por la noche y levantarnos a la mañana siguiente alegres y con la mente despejada. No subestimes el poder de los pequeños pasos, precisamente de esos que empezarás a dar consciente o inconscientemente tras leer este libro. Las intervenciones más minúsculas se suman y en total suponen una diferencia colosal. No olvides jamás qué importantísimo es para tu vida el nivel de energía, de vitalidad.

LA **FUERZA** DE LA **ALIMENTACIÓN**

Los alimentos que elijas deben servir también
como agentes curativos.

.... HIPÓCRATES DE KOS ...

Antes de centrar toda nuestra atención en el fascinante potencial curativo de la nutrición, merece la pena echar un momentito la vista atrás y repasar con lupa los *factores energizantes* y los *ladrones de energía o factores fatigantes*. Qué, cuándo y cómo comemos tiene una influencia notoria para que nos sintamos llenos de energía o presa de un agotamiento constante. Si sabes qué clase de dieta te aporta energía y salud, y eres consciente de qué alimentos o platos tienen repercusiones negativas, habrás dado un gran paso adelante. En el siguiente capítulo conoceremos los últimos avances de la investigación al respecto y aprenderemos cuáles son las bases de una nutrición antiinflamatoria y beneficiosa para el intestino, como propone mi método, que apuesta por alimentos sanos *para siempre*.

LADRONES DE ENERGÍA: GLUTEN, LÁCTEOS, AZÚCARES Y GRASAS TRANS

Por desgracia, la falta de energía, la debilidad del sistema inmunitario o la reaparición constante de brotes de trastornos crónicos parecen tener, en potencia, mucho que ver con el consumo excesivo de harinas refinadas con gluten, leche y productos lácteos, azúcares y sucedáneos o sustitutos, así como grasas rancias o grasas trans generadas al cocinar, así como productos elaborados industrialmente. Por eso deberías evitar todos estos factores fatigantes, al menos por un breve espacio de tiempo (véase el capítulo «Plan ¡ENERGÍA! de 30 días» en la tercera parte del libro). De esta manera, conseguirás desenmascarar tus intolerancias sin grandes costes y con eficacia. Además, tu vitalidad subirá a cotas que ni sospechas. Pero bueno, es hora de entrar en detalles.

Gluten

El gluten es una proteína presente en cereales como el trigo, el farro, la cebada, el centeno, el kamut y la espelta, incluso en sus granos verdes. Lamentablemente, los seres humanos somos incapaces de digerirla por completo. Y eso también afecta, naturalmente, a los productos bio con gluten. Pero cuidado, el gluten no es malo en sí mismo. Si se consumen con cierta moderación, los cereales con gluten son perfectamente tolerables y saludables para la mayoría de la población, aunque tampoco aportan unas cualidades extraordinarias desde el punto de vista nutritivo o de la salud. La mayoría de la humanidad elimina de su organismo el gluten expulsándolo sin haberlo digerido, pero tampoco sufre ningún síntoma negativo. En cualquier caso: incluso en personas con una salud excelente, el gluten provoca durante un puñado de horas que la membrana mucosa intestinal sea más permeable.[185] Desde luego, si la mucosa intestinal está sana, se recupera en cuestión de pocos días. Pero si la sometemos durante un período prolongado y en ocasiones muy repetidas al efecto irritante del gluten en presencia de otros cofactores (por ejemplo, si se toman antibióticos u otros medicamentos, o si se padece mucho estrés), favoreceríamos la aparición de una alteración en la barrera mucosa intestinal. O sea, del síndrome del intestino permeable. Por lo tanto, debido a este mecanismo, una ingesta excesiva de gluten tiene el potencial de despertar trastornos autoinmunes, intolerancias alimentarias y una carencia crónica de energía[186]. El problema del gluten parece irse agudizando, seguramente porque está presente aunque de manera no explícita en muchos alimentos y también porque el contenido en gluten de las harinas se ha elevado en los últimos años. Desde luego, yo no te voy a echar nada en cara: al principio, prescindir del gluten en la alimentación supone todo un reto. Está oculto en los cereales para desayunar, en bocadillos, en aperitivos y salsas, pero también como aglutinante y estabilizador de muchos productos elaborados. Lo cierto es que, gracias al cultivo industrial del trigo, el mundo ha logrado aliviar el problema del hambre. Y yo doy las gracias por ello, ya que todo este debate y la propia cuestión «¿qué quiero comer hoy?» son un auténtico lujo. Pero desde el punto de vista científico, los cereales, por sus cualidades alimenticias y su aporte de fibra alimentaria, figuran bastante rezagados tras las verduras, las hortalizas y la fruta. En los países industrializados, a pesar del consumo masivo de cereales, tan solo se ingieren de media unos escasos 15 gramos de fibra alimentaria al día.[187] La cocina china, que yo aprecio por su inmensa variedad de verduras y hortalizas ricas en fibra (aunque excluiría desde luego los aditivos con glutamato), ejemplifica a la perfección cómo es posible crear recetas de sabor insuperable pero con menos gluten. Además, como guarnición tiene casi omnipresente al arroz, que no tiene gluten pero, lamentablemente, sí dispara el nivel de azúcar en sangre. Así que, incluso en este caso, la recomendación sería más verdura y menos arroz. Siempre es buena idea cuestionarse la idoneidad de la alimentación en nuestro día a día.

Los productos con gluten funcionan un poco como un cruasán: nos aportan una experiencia agradable con su textura y sabor, pero con demasiada frecuencia elevan el azúcar en sangre a niveles excesivos, como sucede con los productos preparados con harinas blancas refinadas, y eso supone una gran desventaja. Por estos motivos, si padeces una carencia de energía crónica, merece la pena probar a cambiar tu dieta (véase el capítulo «Plan ¡ENERGÍA! de 30 días» en la tercera parte del libro). En el fondo, no es tan complicado apostar por alimentos sin gluten como el mijo o sorgo, el alforfón o trigo sarraceno (que la botánica no considera «trigo», sino una planta de otra familia) o pseudocereales como el amaranto o la quinoa. Pero también por frutos secos y semillas que se muelen para obtener harinas (véanse los capítulos «La fuerza de la alimentación» y «Alimentos ¡ENERGÍA!» en la segunda parte del libro).

Por cierto, una nota sobre la avena: por su naturaleza, la avena no contiene gluten. Pero cuando compramos avena «normal» en cualquier comercio, a menudo sucede que dentro del envase hay trazas de gluten. El motivo está en el proceso de producción, porque existe el riesgo de que cereales con gluten y avena sin gluten pasen por las mismas cintas transportadoras o entren en contacto de alguna otra manera. Un estudio de la reputada revista *New England Journal of Medicine* demostró que tan solo dos de cada doce muestras de avena están libres de gluten.[188] Por eso es más recomendable comprar avena etiquetada como «sin gluten».

MUY IMPORTANTE: ·

Tampoco deberíamos caer en el simplismo y ser tan inocentes de igualar «sin gluten» automáticamente con «más sano». Muchos alimentos sin gluten, sobre todo los preparados industrialmente, como pueden ser las galletas, están a menudo cargados de azúcar y aditivos. Cuando se sigue una dieta sin gluten y sobre todo, sin trigo, es importantísimo comprobar que incluyamos todos los nutrientes necesarios para que el cuerpo disponga de un suministro óptimo de hierro y vitaminas del complejo B, cruciales para el nivel de energía.

Leche y derivados lácteos

Por desgracia, el consumo de leche y productos lácteos (derivados de la leche de vaca principalmente, pero también de la de oveja o cabra) nos causa problemas a muchas personas: la intolerancia a la lactosa es el problema de hipersensibilidad más conocido en relación con la leche y sus derivados. En caso de carecer de la lactasa (una enzima digestiva), la cual normalmente se forma en cantidades suficientes en la mucosa sana del intestino y se ocupa de descomponer el azúcar presente en la leche (denominado lactosa), cuando se consumen leche o productos lácteos se desarrollan síntomas como la fatiga, hinchazón y distensión abdominal o diarrea. Y todavía queda otro factor problemático, un verdadero provocador del sistema inmunitario: la caseína, una proteína presente en la leche y sus derivados. La estructura proteica de la leche de vaca es muy distinta de la que presenta la leche materna humana. Por eso la leche de vaca y sus productos derivados nos resultan difíciles de digerir.

Un aporte muy alto de caseína puede desencadenar una reacción inmunitaria que nos robaría energía. Ese aporte excesivo se puede obtener directamente de leche y lácteos, pero quizás también a través de los batidos de complementos proteínicos con edulcorantes, que por desgracia son tan populares entre personas aficionadas al culturismo y deportes afines. En este caso, el sistema inmunitario reacciona como si sintiese verdadera frustración y rabia, atacando al gluten con una reacción inflamatoria. Si la situación se prolonga, el consumo de leche y lácteos incrementa el riesgo de desarrollar y padecer enfermedades autoinmunes.[189] Por eso te ofrezco este consejo: fíate de las propuestas del Plan ¡ENERGÍA! de 30 días y deja de lado el gluten, el azúcar (y sus sucedáneos o sustitutos), pero también la leche y los lácteos, durante 14 días. Porque la realidad es que, lamentablemente, muchas personas tienen dificultades para tolerar estos alimentos, aunque ellas no lo sepan. Este plan es un recurso para intentar desvelar si existe una relación entre la falta de energía y el consumo de gluten y lácteos. Si no lo aplicas, será difícil de confirmar esa relación (o su ausencia).

La leche de vaca no es la única difícil de digerir y potencialmente problemática. Las leches de cabra y oveja (y sus derivados) tan solo son un poquito más digestibles. De acuerdo con un interesante estudio publicado por la revista *Journal for Allergy and Clinical Immunology*, los lácteos de origen animal con un parecido superior al 62 % respecto a los tejidos humanos tienen más probabilidades de no suponer ningún problema desde el punto de vista inmunológico y de no constituir alérgenos, así que no provocarían una respuesta inmunitaria que consumiría energía.[190] Los productos sustitutivos o leches vegetales a base de arroz, almendras, anacardos, semillas de cáñamo, nueces o coco son cada vez más apreciados y populares. Y sirven también de base para elaborar yogur, kéfir y quesos. Muy importante: es fundamental que elijas variedades sin edulcorantes ni aromatizantes, de calidad bio siempre que sea posible. Lo malo de los productos con sabores y aromatizantes es que suelen esconder un alto contenido en azúcar. Si los consumes, podrías introducir en tu organismo entre 12 y 20 gramos (o sea, casi cinco cucharaditas) de azúcar por cada vaso. Para esquivar esas bombas azucaradas, tendrás que sacar la lupa y leer con atención la letra pequeña de las etiquetas. Presta mucha atención a la posible presencia de aditivos como el carragenanos (E 407).

UN CONSEJO: ·

También es perfectamente posible elaborar tu propia leche vegetal, a partir de frutos secos o semillas, añadiendo un poco de agua en un robot de cocina adecuado.

¿Y qué pasa con la leche y los productos de soja? Sinceramente, yo no soy una gran defensora de la soya, porque al igual que sucede con el trigo, la soja ha experimentado muchas alteraciones y modificaciones genéticas en la agricultura y la proteína de soja también resulta complicada de digerir. Por tal motivo, consumir productos de soja también conlleva el riesgo de sufrir problemas digestivos y otros síntomas, especialmente en personas con trastornos autoinmunes. Mi propia experiencia me ha enseñado que este problema afecta a menudo a las personas con enfermedades de la glándula tiroides (como la tiroiditis de Hashimoto).[191] Tampoco escasean los pacientes que me relatan que se sienten «fuera de combate» con las articulaciones hinchadas tras consumir soja o derivados. **Eso sí:** cada persona es un mundo distinto. Tomar soja en cantidades moderadas (o sea, una o dos veces por semana, idealmente en forma de productos derivados de la fermentación) no tiene ninguna contraindicación, salvo que te provoque problemas de intolerancia. Es por eso que en el Plan ¡ENERGÍA! de 30 días también te pido que renuncies a la soja durante unos días. Quizás no figure precisamente entre tus alimentos favoritos, pero si la has tomado regularmente hasta hoy y nunca te ha deparado inconvenientes, será mejor siempre que elijas productos bio. Las opciones más saludables son las de soja fermentada, como el miso (una pasta elaborada con alubias de soja fermentadas), el natto (elaborado con alubias de soja fermentadas) o el tempeh (una especie de barra o pastel compacto preparado también a partir de alubias de soja fermentada), así como la salsa de soja obtenida según métodos tradicionales. En Europa Occidental, a diferencia de lo que ocurre en Asia, estos productos no están demasiado extendidos. La clave es que el proceso de fermentación de la soja elimina gran parte de los problemas que nos provocarían los productos a base de soja no fermentada. La soja fermentada es más sencilla de digerir y presenta un contenido menor de fitoestrógenos, la variante vegetal de las hormonas estrógenos. Distintos estudios han vinculado estas sustancias a la formación de cálculos renales[192] y a la aparición de déficits de memoria[193] en personas de edad avanzada.

Azúcar y edulcorantes artificiales

El azúcar y los edulcorantes concebidos para sustituirlo se agolpan en grandes cantidades en la dieta moderna contemporánea. La mayoría de los productos de alimentación elaborados industrialmente, como cereales para desayuno, galletas dulces o saladas, bollería, rosquillas, salsas envasadas, helados, barritas o batidos de proteínas, están cuajados de azúcar y edulcorantes. Y cuando se presentan en cantidades excesivas, se ha demostrado que bajan nuestro nivel de energía y son perjudiciales para la salud. También nos bombardean de azúcar muchas bebidas y refrescos: limonadas y naranjadas, refrescos de cola, bebidas energéticas, zumos de frutas y bebidas con leche azucarada. Y por desgracia, las bebidas alcohólicas también cuentan como aporte de azúcar en forma líquida. En los países industrializados, de media, se calcula que nos tragamos unas 22 cucharaditas de azúcar por cabeza al día, sea en formato sólido o disuelto.[194] Consumir demasiado azúcar no solo origina causa en los dientes infantiles, sino que también facilita la aparición de unas moléculas de azúcares con efectos perjudiciales, las llamadas AGE (productos finales de glicación avanzada o Advanced Glycation Endproducts), que se acoplan a las proteínas propias del organismo y las dañan. Este proceso se considera ya desde hace tiempo un desencadenante de la fatiga, el envejecimiento y la tendencia a enfermar.[195] La lista que recoge todos los demás efectos negativos es bien larga.[196] El exceso de azúcar:

- Dificulta la absorción de minerales como el calcio, el magnesio y el cromo. A su vez, esto rebaja la tolerancia al esfuerzo (insuficiencia de magnesio), desestabiliza el nivel de azúcar en sangre (insuficiencia de cromo) y nos «pudre» los huesos (insuficiencia de calcio).[197]
- Destruye a bacterias de la microbiota intestinal que son beneficiosas y nos ayudan a mantener la línea. Es un problema especialmente grave y agudo en sustitutos del azúcar como el aspartamo, el acesulfamo, la sacarina, la sucralosa, etc. Si la flora bacteriana intestinal sufre alguna alteración o trastorno, favorece la falta de energía y el sobrepeso, debilita la defensa inmunitaria y fomenta la proliferación de células tumorales.[198]
- Perturba y altera el proceso de autofagia (el servicio de eliminación de residuos) de las células del organismo.[199]
- Promueve la aparición de intolerancias alimentarias, por ejemplo la intolerancia a la histamina, que a su vez provocan fatiga entre otros síntomas.[200]
- Deteriora el funcionamiento de enzimas esenciales y favorece las condiciones para que las células sufran daños por efecto del estrés oxidativo (mitocondriopatía).[201]

- Origina procesos inflamatorios ocultos y silenciosos, que a su vez acarrean falta de energía y enfermedades: infartos de miocardio, derrames cerebrales, diabetes mellitus, demencia, sobrepeso, cáncer, incremento de las grasas en sangre (como el colesterol LDL oxidado y los triglicéridos).[202]
- Aumenta el riesgo de padecer migrañas[203], gota, insuficiencia suprarrenal y trastornos autoinmunes.[204]

Los edulcorantes son sustancias especialmente conflictivas. Es cierto que no aportan calorías, pero sí impulsan hacia arriba el nivel de azúcar en sangre, con más fuerza que el azúcar común. Por eso son más acusados los episodios de apetito irrefrenable («se me hace la boca agua») y los bajones de energía que se experimentan tras consumir sustancias sustitutivas del azúcar.[205] Además, los edulcorantes estimulan el crecimiento y la propagación sin control de bacterias intestinales que contribuyen a hacernos más vulnerables a enfermedades y al sobrepeso.[206]

En tu día a día, debes tener esto en cuenta: cuanto *más alto* sea el estímulo que de tu alimentación para subir el nivel de azúcar en sangre, más intensidad perderá la respuesta a la insulina (esta es la hormona cuya misión es bajar el azúcar en sangre, la produce el páncreas) y por tanto, más avanzarás hacia la hipoglucemia (*hipo* = bajo), o sea, a un bajón de azúcar. Y como consecuencia, experimentarás un bajón de energías con más frecuencia. Abundan además las personas a quienes esto les causa irritabilidad, malhumor o dificultades para concentrarse. En la mayoría de casos, esta caída repentina e imprevista del nivel de energía o este bajón anímico las empuja a acudir de inmediato al picoteo, para lo cual eligen alimentos ricos en carbohidratos y azúcar. Así corrigen el nivel de energía al instante y mejora el estado de ánimo. Pero esa sensación de felicidad tan dulce es pasajera. Cuanto *más a menudo* recurramos a un subidón de azúcar en sangre de esta clase, más se acostumbrarán los receptores de la insulina que están situados en la superficie exterior de las células e irán perdiendo progresivamente su sensibilidad. Es como si se ahogasen en un torrente de insulina. A media que pase el tiempo, desarrollan una resistencia a la insulina y, como resultado, ya no escuchan la «llamada» de esta hormona a las puertas de la célula. Entonces el organismo necesita segregar más insulina para rebajar el azúcar en sangre. Cuando el cuerpo se ve anegado de un exceso de azúcar e insulina al mismo tiempo, las hormonas del estrés entran en acción para ordenar que el azúcar excedente se almacene en forma de grasas o lípidos. Como consecuencia, esas grasas se acumulan en depósitos de la zona abdominal, de los que resulta muy difícil librarse. Al final hemos creado un nuevo motor inflamatorio en los depósitos adiposos del abdomen, que vierte sustancias mensajeras con efecto inflamatorio (adipoquinas) en la sangre... con las repercusiones negativas que ya te imaginas, porque excitan la reacción inflamatoria. Es un círculo vicioso, pero con la ayuda del Plan ¡ENERGÍA! aprenderás cómo salir de él. Si te atienes a una dieta sana para el intestino y con propiedades antiinflamatorias, conseguirás dominar al azúcar, ese monstruo voraz siempre al acecho, y le podrás decir adiós. Se trata de aplicar la inteligencia al elegir qué comer: alimentos que no hagan subir demasiado el azúcar en sangre, que eviten las oscilaciones bruscas de su nivel y prevengan los bajones de energía y de ánimo.

Grasas trans

Los ácidos grasos trans, tan temidos y tan presentes en los platos elaborados industrialmente, suponen un grave problema para la salud. Estos ácidos grasos poliinsaturados son tan perjudiciales debido a que, por su estructura característica, nuestro organismo no consigue distinguirlos de los ácidos grasos que sí tienen efectos saludables. Ese es el motivo de que se equivoque e incorpore las grasas trans obtenidas de la nutrición en las membranas celulares. Una vez las grasas trans se han expandido a sus anchas en las células, original alteraciones en el metabolismo celular y perturban la comunicación constan que mantienen las células entre sí. El organismo al completo, en su conjunto, sufre los percances de este caos surgido en el nivel más bajo y minúsculo.[207]

Si pensamos en las grasas trans, a la mayoría se nos vienen a la mente productos industriales como las patatas fritas, galletas, donuts, las frituras o las margarinas mal conservadas. No son pocas las personas que a esto responderán murmurando algo así como «pero si yo de esas porquerías no tengo en casa». Desafortunadamente, no todo el mundo es plenamente consciente de lo fácil que es generar grasas trans de alta toxicidad al usar la sartén. Se trata de algo bien simple: basta que nos despistemos al manipular y cocinar aceites que no sean resistentes a temperaturas muy elevadas. Por eso yo recomiendo encarecidamente utilizar para freír exclusivamente grasas y aceites que soporten sin problemas las temperaturas más elevadas. Hoy sabemos que al someterlos a temperaturas muy, muy altas, se corre el riesgo de generar productos secundarios nocivos, resultado de las reacciones de oxidación. Se trata de compuestos muy nocivos para la salud. La estabilidad del aceite a la hora de someterlo a altas temperaturas depende de la composición de los ácidos grasos.[208] Es decir, que la elección de la grasa con la que vamos a freír o preparar alimentos a la plancha también conlleva una elección para tu salud y tu vitalidad. ¿Y cómo freír y saltear de un modo más sano? Te lo contaré en el apartado «Prácticas saludables para cambiar el aceite en la cocina»[209] a lo largo de este capítulo.

UN FACTOR REVITALIZANTE: DIETA Y ALIMENTACIÓN ¡ENERGÍA!

Conviene repetirlo tan a menudo como sea posible: *qué* comemos, *cómo* comemos y *con qué frecuencia* comemos, así como *cuándo* comemos son todos factores que influyen en nuestro nivel de energía y nuestra salud. Porque los alimentos sirven de ladrillos para construir las unidades mínimas que conforman nuestras células y también son el combustible para disponer de energía.

Por eso es imprescindible aplicar una estrategia inteligente para la nutrición, que dé prioridad a alimentos de alto valor nutricional, con cualidades antiinflamatorias y beneficiosos para el intestino.

Una estrategia que ningunee a aquellos otros alimentos que nos robarían energías, que mantienen el azúcar en sangre constantemente alto y que atenúan el estímulo de la insulina, con lo cual nos condenan a la fatiga.

Una dieta con alimentos que faciliten la tarea de preparar comidas y menús sencillos pero sabrosos y agradables. Una dieta divertida.

Diseñar una estrategia de nutrición de estas características y aplicarla en la práctica para recobrar la vitalidad tampoco es misión imposible. A continuación voy a esbozar las líneas maestras de una alimentación saludable.

Siete reglas para una alimentación nutritiva y saludable

1. Siempre que sea posible, elige alimentos lo más naturales posibles, de producción sostenible. Evita las grasas trans, el azúcar, los edulcorantes y otros aditivos como el ácido cítrico o la carragenina (o carragenanos, como el E 407), que comportan el riesgo de ocasionar alteraciones inflamatorias en la mucosa intestinal. Cuanto más natural, menos procesado y más «auténtico» sea el alimento, mejor.

2. Disfruta de tus comidas cuando sientas verdadera hambre. *Jamás* deberías comer por ningún otro motivo ni sentimiento oculto. No utilices jamás la comida como remedio para penas del corazón o para curarte la tristeza.

3. Mastica bien, hasta que todo se convierta una papilla en la boca.

4. Disfruta de la comida con tranquilidad, sin sobresaltos. Deja descansar de cuando en cuando el tenedor; no debería haber prisa. Deja de comer antes de que llegues a la sensación de saciedad total, antes de llenarte.

5. Procura beber *antes de* o *entre* las comidas. Presta atención y escucha a tu sed, para saber cuándo es auténtica.

6. Respeta el principio de tomar entre dos y tres comidas principales. En cuanto a los picoteos o tentempiés entre horas, recurre a ellos solamente si te ataca un hambre sincera. Cada comida que hacemos estimula una

subida del azúcar en sangre y también genera una pequeña inflamación en el cuerpo, que se denomina inflamación postprandial[210] y normalmente desaparece muy rápido. Si es absolutamente imprescindible tomarse un tentempié, decántate por opciones que no disparen el azúcar en sangre; cosas como un puñado de nueces o almendras, o algún otro tipo de semillas y frutos secos.

7. Respeta la pausa de ayuno nocturna. Idealmente, deberías pasar
8. Como mínimo 12 horas (mujeres) o 13 horas (hombres) en ayunas. De esta manera, se activará el proceso de eliminación de residuos propio de las células, la autofagia. Retrasa el desayuno si es que puedes. La mejor manera de empezar el día sería por ejemplo con un desayuno al estilo de mi dieta, la de la Doctora Fleck, con efectos curativos, depurativos y beneficiosos para la salud. O con un batido a base de hortalizas y verduras de hoja verde (véase el capítulo «Plan ¡ENERGÍA! de 30 días» en la tercera parte del libro).

¿Qué deberíamos comer para conseguir nuevas energías?

Por fin, ha llegado la hora: rienda suelta a la dieta ¡ENERGÍA! sin rendirse ni sucumbir a ninguna dieta de moda, sin contar calorías constantemente (es aburridísimo y ha quedado desacreditado) y siempre apostando por comidas sanas pero sabrosas, simples y deliciosas. Con la ayuda del Plan ¡ENERGÍA! que he diseñado y perfeccionado con todo mi esmero, notarás avances en tu nivel de energía y tu estado de salud general.

La base de la nutrición

El protagonismo de tus menús correrá a cargo de recetas con mucha presencia vegetal, repletos de verduras y hortalizas. Eso es, has leído bien: ¡VERDURAS! Te voy a demostrar que el verde (y los demás colores de las hortalizas) no solo es sinónimo de vitalidad, nutrientes e hidratación, sino también de saciedad, y además, todo lo contrario al aburrimiento y a la rutina sobre el plato. Para eso te recomendaré ensaladas muy apetitosas, hierbas aromáticas y especias con propiedades antiinflamatorias, frutas bajas en azúcares, grasas y aceites saludables de origen vegetal, así como proteínas de alta calidad en dosis adecuadas (o sea, más o menos un puñado por cada comida), procedentes de nueces, almendras, semillas, seas y hongos, huevos de explotaciones bio y algo de carne o pescado de fuentes sostenibles, si te gustan. También puedes incluir algo de carbohidratos, no sería ningún problema. Desde luego, una persona activa puede permitirse tomar más hidratos de carbono que quienes pasen el día sin despegar el trasero del sofá. Sin embargo, espero que este libro no solo te dé ganas de probar esta nutrición tan energética, sino que también te anime a ponerte en marcha y hacer algo más de ejercicio, a disfrutar del movimiento. Si hasta ahora tenías un estilo de vida muy sedentario, ¡más vale tarde que nunca!

Factores energizantes: compuestos vitales a partir de hojas verdes

En los menús ¡ENERGÍA! los alimentos de tonalidades verdes oscuras y origen vegetal tienen un papel muy especial. Figuran entre los alimentos más valiosos que nos ofrece la Madre Tierra.[211] El colorante verde natural que tiñe a los vegetales, la *clorofila*, encierra en su interior la energía de la luz solar y nos ayuda a reforzar el balance energético del organismo. La estructura de la clorofila es similar a la de la sustancia responsable de transportar el oxígeno en la sangre y que le da a esta su color rojizo, la hemoglobina. La clorofila que ingieres acelera la regeneración de tus glóbulos orjos.[212] También fomenta tu nivel de energía, ya que contribuye a favorecer el transporte de oxígeno en el organismo. Por si fuera poco, las lechugas y demás verduras de hoja verde son muy ricas en minerales fundamentales, como el magnesio o el potasio. Cuando nuestros padres o abuelas, en casa o en la guardería, nos intentaban dar a

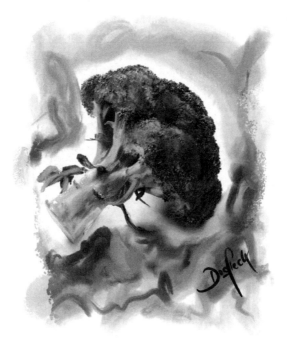

Las verduras de hoja verde son fantásticas para la salud y favorecen la vitalidad y la energía.

probar con todo su cariño alguna hojita de lechuga, enfrentándose a nuestros berrinches y negaciones, lo hacían con la mejor intención. Y llevaban razón. En el Plan ¡ENERGÍA! encajan a la perfección los siguientes alimentos:

- Crucíferas (brécol, berza, coles de Bruselas), acelgas, pak choi o col china, judías verdes, espinacas, berros, rúcula, lechuga, etc.
- Hierbas: p. ej. albahaca, perejil, cilantro, romero, tomillo, mejorana
- Verduras de mar: algas como el kelp, alga arame o alga roja (también llamada dulse).

Alimentos crudos

Otro de los lugares de honor en tu plato debería estar reservado a los alimentos crudos (por ejemplo, en forma de ensalada o de batido vegetal). Los alimentos crudos presentan altos contenidos en agua, fibra alimentaria y nutrientes. Además, aportan enzimas en abundancia, que sirven de apoyo a la digestión y el metabolismo. Las enzimas aceleran todos los procesos curativos y regenerativos, y son sensibles al efecto del calor. Por eso te recomiendo que pruebes a incluir más alimentos crudos en tu dieta, pero siempre antes del mediodía. Como un batido de verduras, de los que obligan a masticar un poco. Los batidos o smoothies verdes, al igual que los zumos de verduras y hortalizas recién exprimidos, constituyen una opción ideal para agregar valor y variedad a las personas a quienes les cuesta comer verduras. Pero cuidado, porque los platos crudívoros no son aptos para todo el mundo; tienes que escuchar a tu cuerpo. Ya sabe que no miente nunca.

Factores energizantes de primera categoría: aceites y grasas saludables

Es una auténtica pena que las grasas hayan sido objeto de un juicio tan injusto en épocas pasadas. Lo cierto es que, según indican los estudios más recientes, si se toman respetando las dosis y la calidad adecuadas, son un combustible excelente para las células. Y todavía falta un detalle: las grasas saludables no solo favorecen la salud, sino que también realzan los sabores. Aportan vitaminas esenciales (vitaminas liposolubles E, D, K y A) y fomentan esa sensación saciante de bienestar. Técnicamente, las grasas son los pesos pesados en cuestión de calorías, pero la cuestión es que nuestro organismo procesa y trata por igual a grasas, carbohidratos y proteínas, independiente de cuántas calorías tengan. Lo de contar calorías como quien lleva una auditoría ha quedado desacreditado por la ciencia. Porque lo que cuenta no es tanto el balance de calorías sino una *selección* de alimentos con bajo índice glucémico, ese es el factor decisivo para disfrutar de un buen nivel de energía y un peso corporal adecuado. Por eso, siempre y cuando las acompañemos de verduras, hortalizas y proteínas ricas en fibras en lugar de limitarnos a abusar de la pasta, del arroz, del pan, las patatas o el maíz, las grasas saludables no nos harán engordar, sino más bien lucir una figura esbelta y sana.[213]

Lo admito, yo respecto a las grasas soy muy exigente. La clave no son las grasas en sí, sino la *calidad* de las que incluyas en tu dieta, siempre de forma moderada, y la manera de tratarlas. Todo eso determinará el estado de salud de tus células y por tanto, tu vitalidad. Esta es la cuestión: no envejecemos porque el organismo se vuelva *rancio* o añejo y como consecuencia pierda la energía. Si confías en las inmensas propiedades beneficiosas de las grasas saludables, subirás de nivel tu vitalidad, tu calidad de vida y tu energía.

Muy bien, estarás pensando, ¿pero qué se consideran «grasas saludables»? Vamos a recapitular un poco. La reputación de las grasas se ha rehabilitado en los últimos años, salvo la de esas impostoras y matonas que son las grasas trans. Todas las grasas (o lípidos), ya se trate de ácidos grasos saturados, monoinsaturados o poliinsaturados, tienen derecho a figurar en tus platos, mientras sea en porciones razonables y con buena calidad, claro. Ni siquiera se considera perjudiciales a los ácidos grasos saturados, durante tantos años marginados y discriminados, aunque debamos tener en cuenta sus efectos sobre el sistema cardiovascular.[214] El factor determinante para tu salud es el *equilibrio y la relación de los ácidos grasos* entre sí. Lo más importante es conseguir un balance óptimo de los ácidos grasos poliinsaturados omega 3 y omega 6. Los omega 3 tienen propiedades antiinflamatorias, son beneficiosos para los vasos sanguíneos y constituyen un combustible de calidad incuestionable.[215] Pero la mayor parte de la población presenta una carencia más que acusada de ellos. ¿Y cuál es el motivo de esta situación? Pues bien, una alimentación que incluya el consumo regular de cantidades excesivas de cereales o productos elaborados industriales, aceites refinados, de mala calidad o ricos en omega 6 (como el aceite de maíz o de cártamo, por ejemplo) altera el equilibrio de esta clase de lípidos y lo empuja a favor de las grasas omega 6, las cuales favorecen los procesos inflamatorios.

Prácticas saludables para cambiar el aceite en la cocina

Corregir una descompensanción del equilibrio de los ácidos grasos en el organismo es bien sencillo. Tan solo hay que cambiar de aceite para cocinar. Quizás tú también hayas vivido una experiencia sorprendente (física y psicológicamente) como la que relatan algunos de mis pacientes: en un breve período de tiempo, notarás que mejoran tu nivel de energía, tu bienestar y tu estado de ánimo. La explicación es muy simple: puesto que las grasas saludables están presente en *todas* las células del cuerpo, ayudan a que el organismo completo se renueve, día a día, sin someterlo a ningún proceso radical. Y es que si consumimos ácidos grasos omega 3 de alta calidad con regularidad y en cantidades suficientes, no solo ayudan a frenar los procesos inflamatorios, sino que también pueden aliviar estados depresivos y de angustia. Vamos, que merece la pena apostar por ellos.[216] A continuación, te propongo los mejores consejos que conozco para que cambies los aceites en tu dieta. Porque la teoría está muy bien, pero no hay nada como la práctica.

- Para conseguir un balance óptimo de ácidos grasos omega, debes reducir el uso de aceites de origen vegetal ricos en omega 6 (aceite de cártamo, aceite de maíz, aceite de girasol) y de productos elaborados industriales.
- Preocúpate por ingerir a diario cantidades razonables de ácidos grasos omega 3. Algunas fuentes son el aceite de linaza, el aceite de cáñamo o de nuez, pero también los pescados grasos como el salmón salvaje o los arenques, procedentes de capturas sostenibles. Otra medida muy inteligente, que no está limitada a dietas vegetarianas o veganas, consiste en recurrir a aceites de algas. Por ejemplo: aceite de linaza bio complementado con ácidos grasos omega 3 de cadena larga (DHA, ácido docosahexanoico y EPA, ácido eicosapentanoico) extraídos de algas bio de cultivo sostenible. También son muy recomendables los aceites de algas de alto valor nutritivo mezclados con aceite de germen de trigo, ya que la vitamina E de este último evita que se oxiden las grasas omega 3, un proceso de repercusiones negativas.
- Por sí solas, las palabras «aceite vegetal» y «omega 3» no son garantía de efectos beneficiosos. Debes leer bien las etiquetas y buscar indicios como «obtenido por presión protegiéndolo de la acción de la luz, el calor y el oxígeno» o bien «Omega safe». Los ácidos grasos omega 3 son sustancias terriblemente delicadas, que se oxidan con facilidad (y entonces pierden sus propiedades benéficas y se transforman en aceleradores de la inflamación), así que tan solo conservan sus ventajas si se aplican estos métodos de protección para evitar que el aceite se someta a oxidación durante el prensado. Lo ideal sería comprar aceites de calidad recién elaborados, directamente a sus productores. Así que elige variedades con plazos de caducidad cortos. Además, la calidad también se nota en el paladar: un aceite de algas o de linaza de alta calidad debe tener un sabor suave, con notas de frutos secos, pero nunca amargo.
- También puedes aderezar tus comidas con nueces, almendras y otras semillas y frutos secos, a tu gusto. No solo te repondrán las reservas de grasas saludables, sino que también aportan fibra alimentaria y proteínas de alto valor.
- ¡Y ten mucho cuidado en la cocina, vigila cómo usas la sartén! Tampoco es para perder la cabeza y tirarte por la ventana, pero sí te aconsejo que actúes con precaución. Los aceites que contienen muchos ácidos grasos

saturados, como la manteca de coco o la mantequilla clarificada (ghee) son más estables a altas temperaturas. Si te gusta su sabor, el aceite de colza es ideal para preparar platos fríos.[217] En comparación con el aceite de linaza (que llega al 57 %) tiene muchos menos ácidos grasos omega 3 (extremadamente sensibles al calor), pero aunque tan solo alcance el 9 %, ya supone un buen aporte. El aceite de oliva de categoría virgen extra también es apto para cocinar a altas temperaturas y las soporta bien, según los últimos estudios.[218]

- Es un aceite de uso universal, muy beneficioso para la salud y que destaca por sus propiedades organolépticas, ahora con sus cualidades ratificadas por la ciencia.[219]
- Deberías erradicar de tu despensa los aceites vegetales refinados, muy procesados, así como las grasas trans de productos elaborados industrialmente o de fritos. Tu experiencia detectivesca te ayudará a detectar a las grasas trans intrusas e impostoras en las etiquetas: «grasas parcialmente hidrogenadas», «hidrogenadas» o «grasas vegetales» y «parcialmente hidrogenadas».

Alimentos ¡ENERGÍA!

Las siguientes tablas ofrecen un resumen general sobre cuáles son los mejores alimentos para seguir el Plan ¡ENERGÍA! Espero que esta lista te haga salivar no solo por sus propiedades saludables, sino también por sus posibilidades gastronómicas. Para las personas que padezcan intolerancia a la histamina o síndrome de activación mastocitaria, o bien para quienes apuesten por dietas vegetarianas o veganas, incluyo también recomendaciones específicas en las siguientes páginas y en el capítulo «Dietas vegetarianas y veganas: una pequeña actualización».

VERDURAS Y HORTALIZAS

Al menos 300 gramos diarios.
- Elige las variedades con colores más intensos que puedas, apuesta especialmente por el verde oscuro.
- Si es posible, consúmelas crudas o limita su cocción al máximo. No las frías, prepáralas al vapor o al horno.
- Apuesta por alimentos de proximidad y de temporada.

CONSEJO ¡ENERGÍA! . . . .

Si es posible, elige calidad bio para los pepinos, la rúcula, las lechugas, el apio y las espinacas.

Alimentos ideales para la dieta ¡ENERGÍA!

- **Consumo preferente:** *Verduras de sabor amargo y lechugas*
  - Alcachofas, coliflor, brécol, achicoria roja, endivias, col, pepino y pepinillos, hinojo, apionabo, diente de león, coles de Bruselas, repollo, remolacha, rúcula, repollo rojo, salsifí, espárragos, col puntiaguda, colinabo, berzas
  - Cebollas, cebolleta, ajos puerros, ajo

CONSEJO ¡ENERGÍA! ....

Los alimentos ricos en sustancias amargas frenan el apetito desmedido, favorecen la digestión porque estimulan la secreción de bilis y tienen efectos probióticos, ya que son un abono perfecto para el cultivo de la microbiota intestinal que nos ayuda a mantener la línea y la salud.

- **Siempre es buena idea:** *Todas las demás verduras y hortalizas*
  - Setas de ostra, espinacas, champiñones, pepino, jengibre, zanahorias, colinabo, hierbas aromáticas, acelgas, aceitunas, col china, chirivías, raíces de perejil, rabanitos, rábano, apio, tupinambur, calabacines
- **Según tu tolerancia individual (en cantidades moderadas):** *Legumbres frescas:* alubias, guisantes frescos, tirabeques *Verduras y hortalizas ricas en almidón*
  - Batata, calabaza
  - Cebolla, cebolleta, ajo puerro

Alimentos menos o poco apropiados
Verduras en conserva enlatadas
- **Según tu tolerancia individual:** *Solanáceas*
  - Tomates, pimientos (su piel exterior resulta especialmente difícil de digerir), berenjenas, patatas
- **Según tu tolerancia individual:** *Legumbres secas*
  - Lentejas, alubias, guisantes, garbanzos
  - (también son buenas opciones las pastas alimenticias elaboradas a partir de harinas de estas legumbres)

CONSEJO ¡ENERGÍA! ....

En ciertas ocasiones o personas, las solanáceas y las legumbres secas no son fáciles de digerir, por es recomiendo irlas introduciendo muy paulatinamente en la dieta.

FRUTA 220

- Según tu tolerancia individual
- **Idealmente, entre 150 y 200 gramos diarios**
- Apuesta por alimentos de proximidad y de temporada.

CONSEJO ¡ENERGÍA! . . . .

Siempre que puedas, elige calidad bio para manzanas, fresas, nectarinas, melocotones y uvas de mesa.

Alimentos ideales para la dieta ¡ENERGÍA!

- **Preferiblemente:** *Frutas de sabor amargo, bajas en azúcar*
  - Manzanas Bella de Boskoop, pomelo, kumquat, toronja, membrillo, ruibarbo, grosella espinosa
- **Siempre es buena idea:** *Frutas no excesivamente dulces*
  - Manzanas, albaricoque, aguacate, pera, arándanos, moras, clementinas, grosellas, lima, naranja, papaya, limón
- **En cantidades más limitadas:** *Frutas ricas en azúcar*
  - Preferentemente, frutas de tonalidad violácea (ciruelas, uvas), piña, plátanos (no demasiado maduros), fruta del dragón, higo, cereza, caqui, kiwi, mango, melones, nectarinas, naranjas, fruta de la pasión, melocotón

Alimentos menos o poco apropiados

Conservas de fruta en almíbar

CONSEJO ¡ENERGÍA! . . . .

Lo mejor sería prescindir de los siguientes alimentos durante las dos primeras semanas, para después irlos introduciendo en cantidades pequeñas: Fruta desecada (como albaricoques, plátano, higos, dátiles, mango, bayas de Goji o pasas)

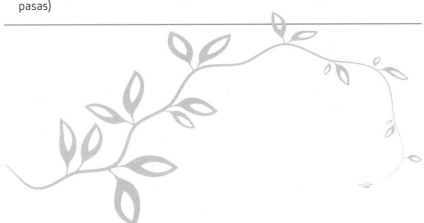

HIERBAS AROMÁTICAS Y ESPECIAS

Alimentos ideales para la dieta ¡ENERGÍA!

- **Especialmente apropiados:** *Hierbas aromáticas y especias de sabor más bien agrio o amargo*
  - Artemisa, ajedrea, berros, diente de león, laurel, orégano, romero, salvia, tomillo
  - Fenogreco, canela de Ceilán, clavos, comino, cúrcuma, nuez moscada, pimienta de Jamaica, azafrán
  - comino negro
- **Otras variedades también apropiadas:**
  - Albahaca, eneldo, cilantro (en hojas), menta, hierbabuena, perejil
  - Anís, alcaravea, hinojo, cilantro (en semillas), pimentón, pimienta verde y roja, pimienta negra, vainilla,
  - sal marina (pero sin excederse)
  - Gomasio (especia sazonadora a base de sésamo)

Alimentos menos o poco apropiados

No hay limitaciones, pero ten en cuenta tu nivel de tolerancia.

CONSEJO ¡ENERGÍA! . . . .

Naturalmente, puedes y debes utilizar hierbas aromáticas frescas (como el diente de león o la podagraria que podrías recoger en tu jardín) y demás especias de calidad bio, eso sería lo mejor.

CEREALES

Alimentos ideales para la dieta ¡ENERGÍA!

- Variedades sin gluten
  - Mijo o sorgo, mijo marrón, harina de maranta, harina de plátano macho, harina de batata, harina de almendras, harina de coco, harina de cáñamo, harina de nuez
- Pseudocereales
  - Alforfón, amaranto, quinoa, etc. disponibles también en formato inflado o en harinas.
  - Arroz y harina de arroz, avena (muy importante, con etiquetado específico «sin gluten»)

Alimentos menos o poco apropiados

- Cereales con gluten
  - Trigo, espelta, kamut, farro, centeno, cebada, escanda
  - Avena no etiquetada como «sin gluten»

AZÚCARES Y OTROS EDULCORANTES

Alimentos ideales para la dieta ¡ENERGÍA!
- Edulcorantes naturales de fruta

Alimentos menos o poco apropiados
- Todos los tipos de azúcar, especialmente los azúcares refinados, los edulcorantes artificiales (por ejemplo aspartamo, acesulfamo, sacarina y sucralosa)

CONSEJO ¡ENERGÍA! . . . .

Empieza durante los primeros 14 días evitando también por completo la miel, el sirope de arce, los zumos concentrados, el eritritol, el azúcar de flor de coco, la estevia y el xilitol o azúzcar de abedul, que es algo indigesto. Así te desacostumbrarás de forma eficaz y rápida, para que tus terminaciones nerviosas gustativas se adapten al dulzor natural.

HUEVOS, LECHE Y DERIVADOS LÁCTEOS

Alimentos ideales para la dieta ¡ENERGÍA!
- Huevos bio (de 2 a 5 por semana, más o menos), según tus gustos y tu tolerancia.
- Productos sustitutivos de los lácteos, a partir de almendras, arroz, anacardos, coco, semillas de cáñamo, etc.

Alimentos menos o poco apropiados
- Leche de vaca, oveja o cabra y sus productos derivados correspondientes
- Sustitutos de la leche elaborados a partir de cereales con gluten o soja y leche de soja
- Productos que contengan edulcorantes, endulzantes artificiales o carragenanos (E-407)

PESCADOS Y MARISCOS

- **Dos veces por semana (125 gramos por ración)**

Alimentos ideales para la dieta ¡ENERGÍA!
- **Consumo preferente:** *Variedades con bajo nivel de acumulación de mercurio*
  - Anchoas, pez mantequilla, trucha (de agua dulce), arenques, vieiras, langostinos (mejor si son de extracción local), cangrejos, caballa (Atlántico Norte), sardinas, platija, merluza, salmón marino, lenguado (Pacífico), pulpo y calamares, almejas, siluro, salmón salvaje

- **En cantidades limitadas:** *Variedades con nivel moderado de acumulación de mercurio*
  - Perca, gallineta, carpa, bacalao, langosta, bogavante, lampuga, raya, atún rojo, bonito, blanquillos, pargo, rape

UN CONSEJO: ....

Encontrarás información sobre los productos de pesca sostenible en la página web **www.wwf.es.**

Alimentos menos o poco apropiados
- **Variedades con nivel alto de acumulación de mercurio**
  - Halibut (Atlántico y Pacífico), perca marina, corvina, róbalos, atún blanco
- **Variedades con nivel extremo de acumulación de mercurio**
  - Carito, sierra, marrajo, pez espada, atún de aleta amarilla, mero
  - Pescados conservados en nata o mayonesa

CARNES Y EMBUTIDOS

- **Dos veces por semana como máximo (125 gramos por ración)**

CONSEJO ¡ENERGÍA! ....

Lo más idóneo es reservar estos alimentos para la cena, ya que es un momento mejor para la digestión de proteínas animales.

Alimentos ideales para la dieta ¡ENERGÍA!
- Consumo preferente:
  - Carnes de ave bio, carnes de ganado de explotaciones sotenibles, carne de caza
- En cantidades limitadas:
  - Cordero, ternera, buey o añojo
  - Caldo de huesos

CONSEJO ¡ENERGÍA! ....

El caldo de huesos es muy beneficioso para combatir trastornos de la digestión, así como el síndrome de intestino permeable.

Alimentos menos o poco apropiados
- Embutidos y productos cárnicos muy procesados o elaborados industrialmente.

FRUTOS SECOS Y SEMILLAS

- Según tu tolerancia individual
- **Idealmente, de 20 a 30 gramos diarios**
- Lo mejor sería variar de tipos con regularidad.

Alimentos ideales para la dieta ¡ENERGÍA!

- **Consumo preferente:** *Variedades ricas en proteínas y fibra alimentaria*
  - Semillas de chía, cáscaras de psilio (molidas), semillas de acacia, semillas de cáñamo, linaza o semillas de lino, semillas de amapola, virutas de coco, pipas de calabaza, sésamo y todas sus formas molidas, a modo de harina o de puré
- Siempre es buena idea:
  - Nueces, nueces de pecán, almendras, anacardos, avellanas, nueces de macadamia, nueces de Brasil, piñones, pistachos y sus formas molidas, a modo de harina o de puré.

CONSEJO ¡ENERGÍA! . . . .

La pasta y la harina de frutos secos se pueden elaborar sin grandes dificultades (y a un buen precio) con un robot de cocina, en tu propia casa.

Alimentos menos o poco apropiados

- Frutos secos salados, frutos secos garrapiñados, cacahuetes y mantequilla de cacahuete (debido a su alto contenido en ácidos grasos omega 6).

GRASAS Y ACEITES

- **Calidad bio**
- **Aprox. entre 5 y 15 cucharadas** al día, según tu talla, peso y nivel de tolerancia y digestión

Alimentos ideales para la dieta ¡ENERGÍA!

- Aceite de algas (aceite de linaza tipo *omega-safe*, es decir, obtenido de presión en frío, bajo protección frente al calor, la luz y el oxígeno, con aditivos de ácidos grasos DHA y EPA), aceite de aguacate, aceite de cáñamo, aceite de oliva virgen extra, aceite de nuez, aceite de germen de trigo
- **Para freír, saltear y preparar a la plancha:**
  - Ghee[221], aceite de coco, aceite de oliva virgen extra, aceite de cacahuete
- Para aderezar y aliñar, en pequeñas cantidades:
  - Aceite de borrajas, aceite de avellanas, aceite de pipas de calabaza
  - Aceite de comino negro, aceite de sésamo

Alimentos menos o poco apropiados
- Mantequilla, mantequilla clarificada, aceite de cardo, mayonesa, aceite de palma, aceite de colza (no conviene usarlo en ningún caso para freír), manteca (de cerdo u otras, como la de ganso u oca)
- Grasas trans de productos fritos y bollería industrial

CONDIMENTOS

Alimentos ideales para la dieta ¡ENERGÍA!
- Mostaza sin miel ni azúcar, como la mostaza de Dijon o la harina de granos de mostaza
- Rábano picante en conseva sin nata, azúcar ni aditivos, mejor si es recién rallado
- Vinagre, en todas sus variantes, tabasco, harissa y sambal oelek, que se elaboran sin azúcar
- Miso sin soja, como el miso a base de arroz o de altramuces
- Cacao negro en polvo o en virutas de granos
- Pasta de anchoas, escamas de levadura, sal ahumada

Alimentos menos o poco apropiados
- Rábano picante con nata, mostazas dulces, puré concentrado de tomate, puré concentrado de pimiento, salsas de pescado, salsa de soja, salsa de soja dulce, sambal manis, chutneys

BEBIDAS

- Aprox. entre 30 y 40 ml por cada kilo de peso corporal al día.

Alimentos ideales para la dieta ¡ENERGÍA!
- Agua (si lo prefieres, puedes darle un poquito de sabor dejando en remojo hojas de melisa o menta, limón, frutos del bosque o gajos de kiwi)
- Tés sin azúcar, sobre todo té verde (muy beneficioso por su aporte de sustancias amargas), tisanas de hierbas aromáticas, de jengibre, de ginseng, de diente de león, de ortigas

CONSEJO ¡ENERGÍA! . . . .
Empieza el día bebiendo dos grandes vasos de agua con el estómago todavía vacío y procura beber *entre* las comidas, mejor que durante las mismas.

Alimentos menos o poco apropiados
- Zumos de frutas, refrescos y otras bebidas edulcoradas, como el néctar de frutas
- Bebidas con cafeína y bebidas alcohólicas

¿Para qué alimentos deberías optar preferiblemente por la calidad bio?

En la actualidad podemos encontrar alimentos bio prácticamente en cualquier supermercado, pero lamentablemente, suelen ser mucho más caros que los demás. Así que conviene tener esto en cuenta: no es imprescindible que todas y cada una de las virutas de zanahoria que pongas en la ensalada sean bio. A continuación te facilito una serie de listas de ingredientes para que puedas consultarlas a la hora de llenar la cesta de la compra. Ofrecen información general sólida para que sepas en cuáles alimentos te arriesgas a comprar productos con una mayor carga de pesticidas y por eso es mejor elegir opciones bio, y para cuáles otros nos podemos conformar perfectamente con la agricultura convencional.[222]

Alimentos para los que es preferible elegir la opción bio

- Manzanas, peras, fresas, pepinos, repollo verde, caqui, cerezas, nectarinas, pimientos, melocotones, arroz, rábanos, rúcula, lechuga, apio, espinacas, tomate, uvas

Alimentos para los que puedes elegir opciones de agricultura convencional

- Piña, berenjena, aguacate, brécol, moras, endivias, guisantes, hinojo, pomelo, arándanos, zanahoria, kiwi, repollo, mandarinas, mango, papaya, setas, espárragos, espinacas, batata, melones, limón, cebolla

Algunos alimentos presentan cargas de sustancias tóxicas muy pequeñas (también entre los procedentes de agricultura convencional) porque no requieren demasiados tratamientos fitosanitarios, porque se pueden consumir tras quitarles la piel o porque cuentan con una piel o corteza gruesa que los protege de esos compuestos nocivos. En líneas generales, a la hora de escoger entre productos bio o procedentes de agricultura convencional, la pregunta clave es esta: ¿es posible lavarlos para eliminar a conciencia los posibles restos de herbicidas y pesticidas? Una hortaliza que tenga una superficie lisa será mucho más fácil de lavar correctamente. Por ejemplo, una nectarina o una berenjena, todo lo contrario de lo que pasa con los melocotones o las frambuesas. Tras lavarlas bien, tendrás que retirar las zonas de alrededor de los tallos y las yemas o capullos, porque es justamente en esas partes más irregulares donde se suelen acumular restos de pesticidas.

UN CONSEJO: . . . .

Si tienes que arreglártelas con un presupuesto muy ajustado, prueba suerte en los mercados semanales de productores locales y busca gangas entre las producción de los agricultores de tu región.

La dieta ¡ENERGÍA! fuera de casa

En nuestra rutina cotidiana o al estar fuera de casa, como cuando acudimos a un restaurante o nos invitan, la estrategia más eficaz (lo hemos comprobado) es aplicar el *Principio del plato ¡SCHLANK!* tomado del *Método de la Doctora Fleck*. Un plato ideal estaría compuesto aproximadamente por un 50 % de «verde», un puñadito de proteínas, una buena porción (de 1 a 2 cucharadas) de grasa saludable y una generosa dosis de hierbas aromáticas y especias. También habría sitio para los hidratos de carbono, aunque dependiendo de cuánto ejercicio físico hagas. O sea, que si te mueves poco pero aún así te gustaría perder peso, mejor ahórrate las guarniciones. Si tienes un peso corporal aceptable y desarrollas un nivel de actividad normal en tu vida cotidiana, te puedes permitir uno o dos puñaditos de hidratos de carbono. Si eres una persona deportista, muy activa, no tendrás por qué controlar tantísimo las cantidades de hidratos de carbono y proteínas. Si te ganas día a día el derecho a consumir esos carbohidratos y sabes elegir con inteligencia, notarás cómo sube tu nivel de energía y tu capacidad de rendimiento. Y además, alcanzarás tu peso ideal.

Alimentación y dieta para la intolerancia a la histamina

Si padeces una intolerancia a la histamina[223], puedes conseguir efectos muy beneficiosos para tu salud si eliges alimentos pobres en histamina y sigues una serie de reglas básicas para cocinar y conservar la comida y los complementos nutritivos (véase el capítulo «Complementos alimenticios: consejos y trucos probados en la práctica» de la segunda parte). Los alimentos ideales no solo tendrían un bajo contenido en histamina, sino que incluso habría algunos que conseguirían bajar el nivel de esta hormona. De hecho, se considera que algunos son antihistamínicos naturales[224]. Por ejemplo, unos héroes de la nutrición como son los alimentos con alto contenido en quercetina: manzanas, granadas, hinojo, remolacha, batata, arándanos rojos y azules, grosellas, espino amarillo, cerezas y uvas. Los ácidos grasos que aporta la leche de coco (triglicéridos; ácidos grasos de cadena media) también presentan unas propiedades impresionantes: elevan la producción de la diaminooxidasa (o DAO), una enzima que provoca una caída del nivel de histamina.[225] La lista de alimentos que te propongo a continuación te ayudará a convertir la nutrición en una aliada y a disfrutar de la gastronomía con más tranquilidad. Y ya que hablamos del tema, la tranquilidad y la serenidad son imprescindibles para lidiar con este problema, ya que el estrés también activa la histamina y puede intensificar a lo bestia sus síntomas. Esta lista también debería contribuir a que sientas menos estrés la próxima vez que te enfrentes a la compra.

VERDURAS Y HORTALIZAS

Alimentos adecuados (según tu tolerancia y capacidad digestiva)
- Lechugas y ensaladas frescas, verduras cocinadas

Especialmente recomendables:
- Alcachofas, lechugas, coliflor, brécol, endivias, hinojo, podagraria, pepino, zanahoria, ajo, colinabo, diente de león, remolacha, rúcula, salsifí, col puntiaguda, batata, calabacín, cebolla

Alimentos no recomendables
- Verduras y hortalizas en conserva enlatadas, verduras y hortalizas recalentadas (como legumbres, calabaza, setas)

FRUTA

Alimentos adecuados (según tu tolerancia y capacidad digestiva)
- Manzana, albaricoque, plátano (verde), moras, arándanos, dátiles, higos, granadas, grosellas, mango, melones, lichis, melocotón, ciruela, membrillo, espino amarillo, grosellas espinosas, uvas

Alimentos no recomendables
- Conservas de fruta en almíbar
- Plátanos maduros, piña, fresa, aguacate, cítricos

HIERBAS AROMÁTICAS Y ESPECIAS

Alimentos adecuados (según tu tolerancia y capacidad digestiva)

Especialmente recomendables:
- Perejil, albahaca, berros, cebollino, tomillo, cilantro, salvia, hierbabuena, levístico

Alimentos no recomendables
- Mucho cuidado a la hora de usar especias picantes como la pimienta, la canela o los chiles, etc.

AZÚCARES Y OTROS EDULCORANTES

Alimentos adecuados (según tu tolerancia y capacidad digestiva)
- Edulcorantes naturales de fruta

Alimentos no recomendables
- Azúcares refinados y edulcorantes artificiales (incluido el aspartamo, el acesulfamo, la sacarina y la sucralosa)

HUEVOS, LECHE Y DERIVADOS LÁCTEOS

Alimentos adecuados (según tu tolerancia y capacidad digestiva)
- Huevos ecológicos
- Sustitutos de la leche, sobre todo los elaborados a partir de almendras, arroz o leche de coco

Alimentos no recomendables
- Leche de vaca, oveja o cabra y productos lácteos derivados, siempre y cuando hayas confirmado que padeces intolerancia
- Sustitutos de la leche elaborados a partir de cereales o soja y leche de soja

PESCADOS Y MARISCOS

Alimentos adecuados (según tu tolerancia y capacidad digestiva)
- Pescados frescos (y también ultracongelados), idealmente cocinados en procesos muy breves

Alimentos no recomendables
- Conservas de pescado, pez espada y atún (debido a sus altos niveles de mercurio acumulado)
- Platos de pescado precocinados y recalentados

CARNES Y EMBUTIDOS

Alimentos adecuados (según tu tolerancia y capacidad digestiva)
- Carne en cantidades moderadas (entre 100 y 200 gramos por semana), de animales herbívoros, idealmente, cocinada brevemente, como a la plancha

Alimentos no recomendables
- Embutidos y carnes procesadas
- Carne de cerdo
- Platos de carne precocinados y recalentados

FRUTOS SECOS Y SEMILLAS
- Toda clase de frutos secos y semillas

CONSEJO ¡ENERGÍA! . . . .

Obsérvate y vigila con cuidado cuál es tu nivel de tolerancia y qué tal digieres cada cosa.

Alimentos adecuados (según tu tolerancia y capacidad digestiva)
- Por ejemplo, coco, semillas de linaza o de chía, almendras, pipas de calabaza, piñones, sésamo o nueces de macadamia

Alimentos menos o poco apropiados
- Frutos secos salados

GRASAS Y ACEITES

Alimentos adecuados (según tu tolerancia y capacidad digestiva)
- Aceite de algas (por ejemplo, en formato de aceite de linaza *omega-safe*, obtenido por presión en frío y con ácidos grasos DHA y EPA agregados), aceite de germen de trigo, aceite de oliva virgen extra, aceite de cáñamo, de nuez o de aguacate

Para freír o saltear en la sartén y hacer a la plancha:
- Aceite de oliva virgen extra, aceite de coco, aceite de sésamo, ghee

Alimentos menos o poco apropiados
- Manteca de cerdo o de oca, mantequilla clarificada, aceite de palma, mayonesa, aceite de cardo
- Alimentos con grasas trans (como frituras precocinadas, patatas fritas o bollería industrial)

BEBIDAS

- Aprox. entre 30 y 40 ml por cada kilo de peso corporal al día.

Alimentos adecuados (según tu tolerancia y capacidad digestiva)
- Agua, tés e infusiones sin azúcar (sobre todo, té de diente de león, infusiones y tés de tulsi, manzanilla o té verde)

Alimentos menos o poco apropiados
- Zumos de frutas, refrescos y otras bebidas edulcoradas, como el néctar de frutas

Consejos para comprar, tratar y almacenar tus alimentos

- A la hora de comprar pescado, presta atención al origen y a los sellos de calidad que identifican a la pesca sostenible. La verdad es que la mayoría de los pescados de acuicultura no están contaminados con mercurio, pero sí se los alimenta a menudo con harinas de soja y cereales, ricas en histamina. Como resultado, el pescado criado en acuicultura no solo suele presentar un perfil nutricional y de ácidos grasos más pobre[226], sino también un nivel de histamina más elevado que el de sus congéneres capturados en libertad.

- Evita descongelar los alimentos ultracongelados (carne, pescados o guisantes, por ejemplo) en la nevera y también acumular en ella restos de platos a base de carne o pescado. A pesar de la baja temperatura, la histamina puede acumularse en estos alimentos de un día para otro.

- También deberías limitar el consumo de productos que han desarrollado una fermentación láctica o de otro tipo, como las aceitunas o el chucrut, siempre con moderación y a medida de tu tolerancia individual.

- De cara a la cocina, lo más recomendable es descongelar pescados y carnes con la ayuda de agua corriente más bien tibia. Si el producto en cuestión se descongela entonces parcialmente y no está rígido, ya puedes prepararlo rápidamente con la ayuda del horno o la sartén.

DIETA VEGETARIANA Y VEGANA: ÚLTIMAS NOVEDADES

Todavía existen controversias acerca de las bondades y los riesgos de la nutrición vegetariana o vegana. Al menos, eso sí, la ciencia se ha puesto de acuerdo en un punto: una dieta que pone el acento en los alimentos vegetales para el aporte principal de nutrientes esenciales y fibra alimentaria es, por fuerza, una dieta que fomenta la salud y la energía. Ahora bien, es imprescindible plantearla correctamente y adaptarla a las necesidades individuales, porque si no, corremos el peligro de sufrir carencias nutricionales y un déficit de energía muy frustrante. Por eso es tan necesario acompañar los buenos propósitos con conocimientos sólidos.

La Sociedad Alemana de Nutrición (Deutsche Gesellschaft für Ernährung o DGE) cita como nutrientes potencialmente escasos e incluso insuficientes en estas dietas las vitaminas B_{12}, B_2 y D, además de mencionar las proteínas, los ácidos grasos omega 3 de cadena larga y el calcio, junto a otros oligoelementos como son el hierro, el yodo, el zinc y el selenio.[227] Las siguientes tablas indican qué nutrientes son más relevantes en este contexto y cuáles son las alternativas vegetales.

Tablas de alimentos: potenciales carencias nutricionales en dietas vegetarianas o veganas y alternativas vegetales

HIERRO

Presente en alimentos de origen animal
- Carnes y alimentos que contengan carne

Alternativas vegetales con un contenido relativamente alto
- Frutos secos (por ejemplo, sésamo), legumbres, hortalizas, lechugas (por ejemplo, brécol, salsifí, rúcula, canónigos), frutos del bosque, cereales integrales (por ejemplo, avena integral sin gluten, ¡cuidado con las intolerancias al gluten!)

CONSEJO ¡ENERGÍA! . . . .
Consumir al mismo tiempo vitamina C procedente de frutas (como de frutos del bosque) potencia la biodisponibilidad y facilita la absorción del hierro.

PROTEÍNAS

Presente en alimentos de origen animal
- Pescados, carnes, leche y derivados lácteos

Alternativas vegetales con un contenido relativamente alto
- Frutos secos, almendras, semillas, legumbres, setas, hortalizas (brécol, espinacas), berros

YODO

Presente en alimentos de origen animal
- Pescados y mariscos de mar

Alternativas vegetales con un contenido relativamente alto
- Sal yodada (de calidad bio y sin excederse en las cantidades), algas marinas con contenidos moderados de yodo, como por ejemplo el alga nori

MUY IMPORTANTE: . . . .
Las algas pueden contener cantidades de yodo tan altas que, si las comemos en abundancia, superarían la cantidad máxima tolerable de yodo por día. Por eso conviene limitar el consumo de aquellas especies que son muy ricas en yodo (wakame, kombu, arame o hiyiki), tomándolas solo de vez en cuando o en raciones muy pequeñas.

CONSEJO ¡ENERGÍA! . . . .
Atención, porque hay alimentos que interfieren en la absorción del yodo, como la soja, las coles y repollos o las espinacas.

VITAMINA B$_{12}$

Presente en alimentos de origen animal
- Huevos, pescados, leche y derivados lácteos

Alternativas vegetales con un contenido relativamente alto
- No existen alternativas 100 % vegetales adecuadas. Es obligatorio recurrir a complementos nutricionales específicos y a análisis médicos de laboratorio.
- Suplementos nutritivos, ideales para la absorción por parte del organismo en formato de pulverizadores, por ejemplo, de sustancias amargas enriquecidas con vitamina B$_{12}$.

VITAMINA B$_2$

Presente en alimentos de origen animal
- Leche y derivados lácteos

Alternativas vegetales con un contenido relativamente alto
- Frutos secos, semillas oleaginosas y otras (por ejemplo, linaza, almendras, pipas de calabaza, pipas de girasol, sésamo), legumbres, ciertas hortalizas (como las berzas), champiñones, boletus, salvado de cereales integrales (¡mucho cuidado con las posibles intolerancias al gluten!)

VITAMINA D

Presente en alimentos de origen animal
- Pescados grasos como el salmón o la caballa, yema de huevo, hígado, leche y derivados lácteos

Alternativas vegetales con un contenido relativamente alto
- Setas, aguacate

CONSEJO ¡ENERGÍA! . . . .

El aporte que se consigue de vitamina D$_3$ a través de la alimentación suele ser, en líneas generales, insuficiente. Se sintetiza en el propio organismo, principalmente gracias a la acción de la radiación ultravioleta de la luz solar sobre la piel.

ZINC

MUY IMPORTANTE: ·

Es fundamental que las embarazadas, lactantes, las personas de edad avanzada y quienes padezcan inmunodeficiencias o trastornos autoinmunes se aseguren de no sufrir carencias de este mineral.

Presente en alimentos de origen animal

- Pescados grasos, carnes (especialmente en carnes de ave y vacuno), vísceras, moluscos (como las ostras), huevos y quesos curados de pasta dura (como el gouda o el manchego), quark o requesón

Alternativas vegetales con un contenido relativamente alto

- Semillas y frutos secos, especialmente las nueces de pecán, pipas de calabaza, anacardos, arroz salvaje, espinacas, brécol, frutos del bosque, champiñones, copos de avena, alubias rojas, humus

SELENIO

Presente en alimentos de origen animal

- Pescados blancos y pescados azules grasos (arenques, caballas), huevos, quesos curados

Alternativas vegetales con un contenido relativamente alto

- Nueces de Brasil, coles y repollos (brécol, repollo blanco, berzas, etc.), ajo, cebolla, espárragos, setas, legumbres

NOTA: ·

El contenido de este mineral en los alimentos vegetales depende de su presencia en el suelo donde se hayan cultivado. En las últimas décadas, en ciertos países, ha descendido de manera notable.

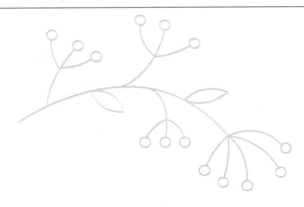

CALCIO

Presente en alimentos de origen animal
- Leche y derivados lácteos (especialmente en algunos quesos como el parmesano)

Alternativas vegetales con un contenido relativamente alto
- Verduras y hortalizas (por ejemplo, en el brécol, las berzas, la col puntiaguda o la rúcula), frutos secos (por ejemplo en sésamo, nueces de Brasil o avellanas), legumbres, productos fermentados a base de soja, agua mineral (las variedades ricas en calcio, o sea, cuyo contenido sea > 150 mg/litro)

CONSEJO ¡ENERGÍA! . . . .

Las leches de sustitución enriquecidas con calcio aportan tanto calcio como la leche de vaca (120 mg por cada 100 g).

Para favorecer la absorción de este nutriente en el cuerpo, es recomendable consumir frutos secos o semillas, como el sésamo, molidos o en forma de pasta (como el tahini).

ÁCIDOS GRASOS OMEGA 3

Especialmente los ácidos grasos omega 3 de cadena larga DHA/EPA

Presente en alimentos de origen animal
- Pescados de mar grasos

Alternativas vegetales con un contenido relativamente alto
- Aceite de algas: aceites enriquecidos con microalgas de cultivo biológico; por ejemplo, aceite de linaza enriquecido con DHA/EPA de algas (idealmente de producción respetuosa Omega-safe, con aceite de germen de trigo añadido para darle protección antioxidante)

Desgraciadamente, son muchas las personas que llevan años siguiendo una dieta vegetariana o vegana *incorrecta* y pertenecen a un grupo de pacientes muy destacado, que a menudo padece de falta de energía y debilidad inmunitaria. Exactamente la clase de personas que acuden agotadas y confundidas a mi consulta, en busca de una salida. Cuando desconocemos que sufrimos de una intolerancia al gluten, tomar muy pocas hortalizas, un aporte insuficiente de grasas saludables, muy pocas proteínas o padecer trastornos ocultos de la barrera intestinal, provocados por ejemplo por consumir demasiados cereales con gluten[228] son factores que exigen pagar un precio.[229] Pero incluso estos problemas se pueden resolver si aplicamos a la práctica todo lo que ha ido descubriendo la ciencia.

Dietas vegetarianas y veganas sí, pero inteligentes y con cabeza

Toda persona que decida seguir una dieta vegana debe garantizarse un aporte suficiente de aquellos nutrientes que suelen escasear con esta clase de nutrición, especialmente en el caso de embarazadas, lactantes, niños y niñas o jóvenes, personas deportistas y también las de edad avanzada. Lo más seguro sería verificar periódicamente que todo marcha bien consultando a un médico o doctora de confianza. El aspecto más preocupante es, fundamentalmente, una potencial carencia de yodo (un fenómeno bastante corriente también entre quienes siguen dietas omnívoras convencionales) y también de ácidos grasos omega 3, proteínas y vitamina B_{12}. Por este motivo, la Sociedad Alemana de Nutrición (Deutsche Gesellschaft für Ernährung o DGE) considera que la dieta vegana no es apropiada para cubrir todas las necesidades nutricionales en embarazadas y lactantes, así como para personas en edad infantil o juvenil. Contar con asesoramiento individualizado y bien planteado, tomar complementos nutricionales y planificar la alimentación con cuidado y apostando por la variedad son requisitos indispensables.[230] A continuación, prestaremos especial atención a nutrientes esenciales como son los ácidos grasos omega 3, las proteínas y la vitamina B_{12}.

Ácidos grasos omega 3

Los ácidos grasos omega 3 de cadena larga (DHA/EPA) son componentes elementales de las células de tu cuerpo. Si faltan, a largo plazo acabarán por surgir trastornos y deficiencias funcionales masivas. Para garantizar un suministro óptimo de ácidos grasos omega 3 de cadena larga (DHA/EPA) no basta con limitarse a tomar aceite de linaza. Además, un aceite de algas de buena calidad, elaborado a partir de aceite de linaza enriquecido con DHA y EPA, en el mejor de los casos con la incorporación de aceite de germen de trigo por su protección antioxidante, no debería caracterizarse en ningún caso por su sabor desagradable, rancio ni con notas de pescado pasado.

Proteínas

Conseguir un aporte de proteínas adecuado requiere mucha sensibilidad y tacto en el caso de las dietas veganas. No es en absoluto infrecuente que haya que recurrir a medidas de corrección y a la ayuda de nutricionistas profesionales. Pensemos que, para obtener una cantidad de proteínas equivalente a la de un dado de pechuga de pollo del tamaño de un albaricoque, habría que comerse toda una cabeza de lechuga y un tallo de brécol de tamaño mediano. Por tanto, para abastecer al cuerpo de suficientes proteínas hay que comer bastante más, en cuestión de meras cantidades. Si la alimentación no suministra suficientes proteínas, el cuerpo sufrirá limitaciones y problemas graves. Por ejemplo, se resentirá la integridad de la pared mucosa intestinal, las heridas tardarán más en cicatrizar y curar, y la defensa inmunitaria quedará debilitada. Especialmente entre quienes siguen una dieta vegana, es relativamente habitual que se detecte una carencia de lisina, un aminoácido esencial. Suele revelarse a través de infecciones de herpes repetidas, por ejemplo con las clásicas ampollas en labios, nariz, etc. o bien se expresa como debilidad del sistema inmunitario. La lisina apenas está presente en alimentos de origen vegetal. Tan solo un poco en las legumbres, pero habría que zamparse tal volumen de lentejas, alubias y guisantes que probablemente por la noche el edredón saliese disparado... Por este motivo, si se apuesta por una nutrición muy centrada en los alimentos vegetales, yo recomiendo tomar un complemento dietético que nos aporte este aminoácido, la lisina.

Vitamina B$_{12}$

Esta vitamina es el micronutriente más controvertido y sobre el que más se discute al respecto de dietas vegetarianas y veganas. La B$_{12}$ es básica para que el sistema nervioso funcione bien, y también es muy importante para la formación de la sangre, la división de las células y para nuestro nivel de energía general. Tan solo está presente en cantidades suficientes de forma natural en alimentos de origen animal. Por eso es necesario actuar y tomar complementos nutricionales para prevenir su insuficiencia en las dietas veganas. El aporte de vitamina B$_{12}$ entre la comunidad vegana ha mejorado mucho gracias a que hoy se conoce mucho mejor cuál es el riesgo de una carencia.

Para valorar cómo de buena es tu situación, lo más recomendable es someterse a análisis médicos periódicos. Las sugerencias sobre dosis se refieren habitualmente a las «necesidades mínimas» de nutrientes, necesarias para evitar las consecuencias de insuficiencias agudas. Con frecuencia, esas mismas recomendaciones quedan lejos de los niveles óptimos de cada caso específico, que pueden ser mucho más altos. Por ejemplo, en lo que atañe a los ácidos grasos omega 3. Controlar los valores en sangre y adaptar las dosis según sea necesario son los procedimientos más innovadores para este ámbito y también serán beneficiosos para tu nivel de energía. Generalmente, sería suficiente con hacerse un análisis rutinario cada año, para lo que te aconsejo que acudas a tu médico o doctora de cabecera con total confianza.

Si se recurre a inyectar vitamina B$_{12}$ directamente en vena o intramuscularmente, sería necesario esperar varias semanas antes de realizar cualquier análisis de sangre, ya que esta intervención podría distorsionar los valores en sangre. Desafortunadamente, en nuestro sistema de salud todavía no se presta tanto apoyo a la realización análisis innovadores como sería deseable. Por ejemplo, los análisis de vitamina B_{12}, yodo y ácidos grasos omega 3. Es una verdadera pena, esperemos que la situación se corrija en el futuro próximo.

 Notas prácticas para tu próxima cita médica

Es muy importante someterte a análisis para verificar que no padeces una carencia de vitamina B_{12}. Pero es que además, *no* te puedes fiar del nivel de vitamina B_{12} en sangre para esto, porque no aporta información fiable sobre cuál es el estado actual de la B_{12}. En lugar de ello, yo aconsejo realizar análisis para medir los siguientes valores indicadores:

● **Holotranscobalamina II (Holo TC o «vitamina B_{12} activa»)** Medir el nivel de holotranscobalamina permite detectar con seguridad un déficit de B_{12}; siempre se debería incluir en los análisis. Se trata de la proteína que transporta la vitamina B_{12} hasta las células y la hace disponible para el organismo.[231]

● **Ácido metilmalónico (MMA):** Los valores altos señalan la existencia de una insuficiencia de vitamina B_{12}. En realidad, no es absolutamente obligatorio determinar la concentración de ácido metilmalónico, pero si se detecta una carencia de holotranscobalamina, es muy útil como segundo valor de referencia, para confirmar el diagnóstico. Lo ideal sería medir en el análisis los dos niveles, el de transcobalamina y el del ácido metilmalónico.[232]

● **Homocisteína:** Los niveles anormalmente altos de homocisteína indican que muy probablemente existe una insuficiencia de vitamina B_{12} (o ácido fólico). Por esta razón, este valor sirve como marcador complementario para detectar una posible carencia de B_{12}.[233]

● **Índice omega 3:** Otra opción útil pasa por medir el suministro de ácidos grasos omega 3 de cadena larga por medio del índice omega 3 en sangre. También ayuda a corroborar el diagnóstico.[234]

Ante los productos sustitutivos de la carne, espíritu crítico

Si te has decidido a seguir una dieta vegetariana o vegana, te aconsejo que examines con mirada crítica todos esos productos sustitutivos de la carne, como hamburguesas, salchichas y demás. En su mayoría, lucen una imagen «natural», pero no son pocos los que en realidad están repletos de grasas de baja calidad, azúcares, sal, aromas artificiales, conservantes y colorantes, todo ello pensado para imitar el sabor de la carne. En un estudio realizado en noviembre de 2020, en casi la mitad de las hamburguesas vegetarianas examinadas se detectaron incluso trazas de aceite mineral.[235] Da que pensar, sinceramente.

UNA **DIGESTIÓN SANA:** MANUAL BÁSICO PARA TERAPIA

Una buena digestión es la raíz madre de la salud y la vitalidad.

. . . .

¡Hemos llegado a uno de los capítulos más importantes del libro! Y aquí nuestra meta consiste en recuperar y fortalecer tu sistema digestivo. La digestión, sobre todo en el intestino, es todo un fenómeno complejísimo en sí misma. Muy probablemente, la investigación todavía nos guarda sorpresas fascinantes al respecto en el futuro. Poner tu aparato digestivo en plena forma supone un paso adelante fundamental e imprescindible si quieres recobrar energías y vitalidad. La terapia más prometedora consiste en combinar atención a la nutrición, reducir las influencias perniciosas sobre el intestino, fortalecer la capacidad de digestión y favorecer la proliferación de la flora bacteriana intestinal.[236]

Nuestro manual rápido lo deja bien claro:

A. todo cuanto comamos pasará por las manos del sistema digestivo. Pero claro, nadie puede digerir bien alimentos saludables si le faltan los colaboradores insustituibles que contribuyen a este proceso. Aquí te voy a enseñar cómo puedes ayudar tú a esos agentes beneficiosos. ¿No los habrás olvidado? Me refiero a agentes misteriosos, que trabajan en la oscuridad: la saliva, los ácidos gástricos, las enzimas digestivas, el hígado y la bilis.

B. Ahora aprenderás cómo renovar tu tracto intestinal y te convertirás en especialista en restauración. La membrana mucosa del intestino sella sus grietas y sus piezas componentes con una especie de mortero: el aminoácido glutamina. Piensa que para «tapizar» la pared mucosa, es necesario que tu organismo construya células sanas para que ocupen los huecos. Para ello sirven de ayuda las vitaminas A[237] y B[238], las grasas omega 3[239] y extractos vegetales con acción antiinflamatoria (véase los capítulos «La fuerza de la alimentación» y «Alimentos ¡ENERGÍA!» en la segunda parte del libro).

C. En la siguiente etapa, la cuestión es congregar en tu tracto gastrointestinal renovado a un número mayor y más variado de «huéspedes»: enriquecer la microbiota intestinal con bacterias beneficiosas y probióticos, que nos ayudan a mantener la línea y cuidan nuestra salud.[240] Para que esos pequeños invitados se sientan a sus anchas y puedan proliferar, debes respetar los consejos ¡ENERGÍA! y abastecerlos a diario de prebióticos, con un menú que incluya alimentos ricos en fibra como los de la lista ¡ENERGÍA! También es conveniente que aprendas a apreciar las bondades de los extractos de sustancias amargas (como los preparados a base de diente de león, endivias, achicoria roja o similares) que actúan como prebióticos y servirán de abono para esa nueva flora tan saludable. Y no olvides masticar bien.

MANUAL BÁSICO: APRENDE A REFORZAR A TUS AGENTES DIGESTIVOS AUXILIARES

¡MASTICA! Mastica a conciencia, hasta que todo se convierta una papilla en la boca. Disculpa que me repita, pero es que esto es importantísimo: masticar está considerado un ritual gratis y sencillo, pero extraordinariamente eficaz para cuidar tu salud. Se ha demostrado que contribuye al aprovechamiento de los nutrientes, favorece que cuentes con una microbiota intestinal estable y con ello, te aporta energía sana. Así que ya lo sabes, puedes empezar en tu próxima comida hay que triturarlo todo como si la boca fuera un molino. Reducir cada bocado a puré.

Además de estos detalles, los alimentos y complementos nutricionales seleccionados en el Plan ¡ENERGÍA! ayudarán a la digestión:

Enzimas

Sobre todo las hortalizas y verduras crudas aportan cultivos vivos y enzimas naturales que asisten y apoyan a la digestión. Los héroes del Plan ¡ENERGÍA! para tu digestión son: la papaya (que aporta la enzima papaína) o la piña (con la enzima bromelaína), que contienen sobre todo proteasas, enzimas beneficiosas para la digestión de las proteínas. Por ejemplo, puedes tomar estas frutas como postre o ponerlas en pedacitos para alegrar una ensalada a mediodía.

Si tienes el temor de que tu capacidad digestiva está tocada y el autotest (véase el capítulo «Tu sistema digestivo y cómo funciona», página 26 y ss.) apunta a que tienes carencias de enzimas digestivas, también puedes complementar esa insuficiencia con preparados dietéticos específicos para mejorar la situación.[241] Los encontrarás en herbolarios y farmacias, pero también en Internet. Elige siempre productos sin aditivos.

UN CONSEJO: . . . .

Si padeces ardor de estómago, tomas alguna medicación y quieres probar a dejarla de lado, desde mi punto de vista considero que tomar enzimas digestivas puede ser muy beneficioso.

Sustancias amargas

Para el aparato digestivo son muy valiosas las sustancias amargas que te aportan los alimentos, porque estimulan a otro gran protagonista implicado en un segundo plano en la digestión, el hígado, para que produzca bilis.[242] Los héroes del amargor más destacados del Plan ¡ENERGÍA! son estos: verduras de hoja como las endivias, la achicoria, el diente de león, la rúcula y otras hortalizas de sabor amargo como las alcachofas o los rábanos.

UN CONSEJO: . . . .

Las infusiones de diente de león son un ingrediente imprescindible de la dieta ¡ENERGÍA! como asistentes que ayudan a la digestión.[243] Tómalas con regularidad, idealmente entre comidas. Esta infusión, que combina de maravilla con las tisanas de ortigas con acción depurativa (a mí esa mezcla me gusta más que el té de diente de león solo) está disponible en herbolarios, farmacias y establecimientos similares. Tus procesos digestivos demandan sustancias amargas a diario, en cantidades generosas. No solo prestan apoyo al hígado y a la producción de bilis, sino que también tienen efecto prebiótico. O sea, que nutren a la flora bacteriana intestinal. Y además, cortan los ataques de apetito repentino en seco, una cualidad muy apreciada. Para tomarlas a diario, son muy prácticos los formatos en spray o en polvo. Eso sí, debes escoger productos de alta calidad, sin aditivos de alcohol ni conservantes.

Equilibrio en el estómago

Todo el proceso digestivo y la microbiota intestinal sana salen beneficiados cuando el estómago se encuentra en equilibrio. ¿Quizás sospechas de que el tuyo no produce suficientes ácidos gástricos? Puedes empezar las pesquisas con el autotest (véase el capítulo «Tu sistema digestivo y cómo funciona» de la primera parte, página 26 y ss.). Si padeces una carencia de ácidos gástricos, puedes mejorar y facilitar el trabajo del estómago haciendo caso a las siguientes recomendaciones. La sencillez es primordial.

- Empieza la jornada con dos vasos de agua bien llenos, que debes tomar en ayunas. Añade también al agua *zumo de limón* recién exprimido (la cantidad ideal sería el zumo de todo un limón). Puedes empezando por unas gotas y luego ir subiendo poco a poco la dosis de zumo.
- Como alternativa, también sería recomendable tomar entre uno y dos vasos de *zumo de apio* recién exprimido con el estómago todavía vacío. Desde luego, este consejo no supone una alegría excesiva para tus papilas gustativas, pero sí es muy útil para desatascar la digestión.[244]
- Aprovecha las propiedades del *jengibre* en forma de infusión recién preparada.[245] Método de preparación: Corta en pedacitos pequeños un pedazo de jengibre y viértele por encima agua caliente a 70 °C que hayas hervido antes. Así no arruinarás el efecto de los aceites esenciales. Si te cuentas entre las personas que adoran el jengibre hasta sus últimas consecuencias, también puedes masticar un pedacito de esta raíz antes de comer.

MANUAL BÁSICO: CÓMO RENOVAR LA PARED INTESTINAL Y LA BARRERA MUCOSA

Para sanear y restaurar la membrana mucosa de las paredes intestinales de modo que la barrera recupere su funcionalidad es necesario llevar una dieta bien adecuada y reducir los efectos de los procesos inflamatorios inmunitarios[246] y otros factores que dañan la mucosa[247] (como el estrés negativo, el alcohol[248], la nicotina, ,los calmantes[249], el azúcar, los edulcorantes, las grasas trans, el exceso de cereales con gluten[250] o aditivos como los carragenanos o E 407). Igualmente, deberías reducir el consumo de legumbres y solanáceas (tomate, pimiento, berenjena, patata) durante las primeras semanas de un plan de saneamiento del intestino, ya que para algunas personas, estos alimentos incrementan la permeabilidad de la mucosa intestinal, activan el sistema inmunitario y pueden elevar los marcadores inflamatorios. Ese mismo efecto también pueden provocarlo las saponinas[251] que contienen, sustancias de propiedades semejantes al jabón, que forman espumas. Su carácter «espumoso» se pone de relieve al echar las legumbres o las patatas a cocer; de ahí procede la corona de espuma, como la que también adorna una copa de cerveza.

Micronutrientes

La moderna terapia de micronutrientes representa el pilar maestro de la renovación intestinal. Para rellenar las grietas que se hayan abierto necesitarás contar con cemento de la mejor calidad: el aminoácido glutamina. Sirve de nutriente para las células inmunitarias del intestino, favorece la absorción del zinc entre otros elementos y contribuye a los procesos de regeneración del organismo[252]. Las necesidades de glutamina deben cubrirse con la alimentación, pero también las células hepáticas y musculares tienen la capacidad de sintetizar ciertas cantidades de este aminoácido. Junto a todas esas virtudes, la glutamina atesora otra que brilla con luz propia: es una sustancia idónea para reparar las barreras protectoras y por eso actúa como si fuera la líder del equipo para restaurar la barrera mucosa intestinal. Se encuentra en alimentos de origen animal como la carne de ave y de vacuno, los pescados y los lácteos. Por eso son tan recomendables recetas tan clásicas como el caldo de huesos o las sopas a base de pollo y gallina. Eso sí; existen también alimentos vegetales que aportan algo de glutamina, como las espinacas, la remolacha, las coles, legumbres como las lentejas o las alubias, las nueces, la avena o el perejil. Para trabajar con el mejor mortero y revestir sin defectos la membrana mucosa, también se requiere zinc y vitamina B_6[253] (que se obtienen de frutos secos y semillas, pescados y carnes).

Claro que sanear y renovar la membrana mucosa intestinal es un proyecto que necesita tiempo, aunque la paciencia tiene recompensa. En la práctica, yo recomiendo insistir en el suministro de nutrientes y en seguir con las recetas de infusiones beneficiosas durante tres meses como mínimo. Para sanear eficazmente la membrana mucosa intestinal también es recomendable recurrir a los siguientes complementos y especias, que tomados en combinación aportan un refuerzo positivo y están libres de interacciones negativas. Pueden tomarse para suplementar la dieta ¡ENERGÍA! y las infusiones (véase a continuación, el apartado «Mis mejores infusiones»).

- **Glutamina** en polvo o en cápsulas: Durante las semanas 1 a 4, entre dos y tres veces al día 3 g disueltos en agua o mezclados con las comidas. Durante las semanas 5 a 8, una toma diaria de hasta 3 g como máximo. La toma de esta dosis se puede prolongar, pero no sin consultar antes a un o una especialista médico con experiencia. Transcurridas 8 semanas, debes hacer una pausa de varias semanas sin tomar este complemento.
- **Zinc** en comprimidos o en cápsulas: De 10 a 15 mg (una sola toma por la noche mejora la biodisponibilidad de este mineral). No minusvalores el papel del zinc, porque fortalece la integridad de la barrera mucosa intestinal y actúa contra las citoquinas, las cuales fomentan los procesos inflamatorios que dañan esa mucosa.
- **Cúrcuma:** Contiene curcumina, un principio activo con propiedades antiinflamatorias, antioxidantes y positivas para la flora bacteriana.[254] Los estudios han revelado que ayuda a reconstruir la estructura de la pare mucosa intestinal y reduce su permeabilidad.[255] Dosificación: De 1 a 3 g por día, como especia para acompañar las comidas, disuelta en agua o como complemento nutricional.

Además, los ácidos grasos omega 3, las vitaminas del complejo B, el ácido fólico, las vitaminas A, C, D y E, el magnesio, el selenio y los probióticos (véase el siguiente *Manual básico para la digestión sana: Cómo ayudar a los nuevos y simpáticos huéspedes bacterianos beneficiosos para tu intestino*) también participan en el proceso regenerativo de las mucosas.[256]

Mis mejores infusiones

Las cualidades de las infusiones de corteza de roble, tormentila (*Potentilla erecta*) y *Argentina anserina* tienen la capacidad de aliviar la permeabilidad de la membrana mucosa intestinal. Lo malo es que, debido a su alto contenido en sustancias acres y amargas, no son especialmente agradables al paladar. El té verde resulta más amable y proporciona una sustancia llamada galato de epigalocatequina (EGCG, epigalocatequina-3-galato), que contrarresta la acción inflamatoria en la mucosa intestinal.[257] Además, los tés e infusiones ricos en sustancias amargas tienen cualidades prebióticas, es decir, que sirven de alimento a las bacterias intestinales beneficiosas[258] (véase el siguiente *Manual básico para la digestión sana: Cómo ayudar a los nuevos y simpáticos huéspedes bacterianos beneficiosos para tu intestino, prebióticos*).

UN CONSEJO: ....

Puedes acudir a tu farmacia y pedirles que te preparen la mezcla de mi infusión regenerativa para la membrana mucosa intestinal: consiste en mezclar a partes iguales 25 g de corteza de roble, tormentila (*Potentilla erecta*), *Argentina anserina* y hierbabuena, para obtener 100 g de té. Preparación: Toma una o dos cucharaditas de la mezcla y vierte por encima unos 200 ml de agua. Deja reposar entre 10 y 15 minutos. Atención: esta tisana con mezcla de extractos es muy eficaz. Si te gusta experimentar y tienes espíritu aventurero, te animo a tomar a diario una o dos tazas de la infusión. Si es necesario, puedes endulzarla con un poquito de miel, que hará más soportable su sabor. Tendrás que seguir este ritual de dos a cuatro semanas para asegurarte de que la acción curativa despliega todo su potencial.

MANUAL BÁSICO PARA LA DIGESTIÓN SANA: CÓMO AYUDAR A LOS NUEVOS Y SIMPÁTICOS HUÉSPEDES BACTERIANOS BENEFICIOSOS PARA TU INTESTINO

Para regenerar el intestino es fundamental reclutar a nuevos habitantes que lo ocupen, concretamente a bacterias con efectos saludables, que ayudan a mantener el peso ideal. Deberías tomarte las siguientes recomendaciones muy en serio, especialmente si padeces alguna enfermedad autoinmune. Para que los nuevos huéspedes se encuentren a gusto, deberías erradicar del intestino a bacterias nocivas, virus, hongos y posibles parásitos. Con este fin puedes tomar extractos de hierbas y aceites con efectos antimicrobianos, antibacterianos, antivíricas y antiparasitarios.[259] Si tienes molestias digestivas y se ha detectado algún agente maligno y patológico en un análisis de heces, por mi experiencia lo más recomendable es tomar entre dos y tres veces a la semana suplementos de hierbas combinados.

Hierbas con propiedades antimicrobianas

- **Extracto de semillas de pomelo**[260] (cápsulas o comprimidos): 3 veces/ día, entre 250 y 500 mg.
- **Alicina (de ajo)**[261] (cápsulas o comprimidos): 2-3 veces/día, 50 mg. Atención: tomar este suplemento podría intensificar el efecto de medicamentos anticoagulantes o depresores de la presión sanguínea. Probablemente en el futuro puedas reducir las dosis que tomes de esos fármacos, pero es imprescindible siempre que lo consultes con tu médico. Deberían suprimirse y evitar las dosis altas una semana antes y después de cualquier intervención quirúrgica. El ajo posee unas extraordinarias propiedades bacteriostáticas. Es decir, que frena la proliferación y el crecimiento de las bacterias. Esto también es relevante para combatir infecciones persistentes provocadas por la *Helicobacter pylori* (infecciones bacterianas estomacales), que son un posible motivo de la falta de energía. Y no te preocupes por el aliento y otras cuestiones sociales: en cápsulas, el ajo no supone ningún problema.
- **Aceite de orégano**[262] (cápsulas o comprimidos): 3 veces/día, entre 200 y 250 mg.
- **Aceite de comino negro**[263] (idealmente, aceite recién prensado, pero también servirían cápsulas como alternativa): 2 veces/día, entre 250 y 500 mg. O sea, una cucharada dos veces al día.

Puedes prolongar la toma de estos extractos entre cuatro y seis semanas más, hasta que notes que desaparecen los síntomas asociados a tus problemas intestinales. Es posible que al principio sufras hinchazón abdominal y flatulencias, fatiga o dolores de cabeza, pero no dejes que te desanimen. Esos síntomas son la prueba de que la terapia está funcionando y que te ayudará a eliminar a una multitud de inquilinos desagradables de tus intestinos. En caso de que las molestias sean muy latosas, puedes rebajar la dosis de los extractos de hierbas y aceites. Normalmente, los síntomas suelen ir remitiendo hasta desaparecer en cuestión de pocos días. Si persisten los problemas, lo mejor es que consultes a tu médico o doctora.

Probióticos

Su nombre deriva de «pro bios», es decir, «favorable a la vida». Mientras el intestino les dice adiós a los okupas nocivos que antes hemos citado y avanza la renovación de la barrera mucosa en sus paredes, no debes descuidar otra labor: asentar y favorecer la proliferación de una flora intestinal saludable. Así que es hora de invitar a los probióticos para que construyan allí su hogar, pues son bacterias con cualidades saludables. Esos nuevos huéspedes apoyarán con ahínco el proceso de saneamiento y renovación, ya que contribuirán a cambiar el panorama de la microbiota intestinal. Aunque no los veas, se van a remangar para ocuparse de dirigir la producción de sustancias neurotransmisoras, enzimas y ácidos grasos. Por estos motivos es pertinente y razonable tomar probióticos (en cápsulas o en polvo) durante entre tres y seis meses como mínimo.[264]

A la hora de elegir los probióticos, por experiencia yo te sugiero preparados combinados que contengan sobre todo *bifidobacterias* y *lactobacilos*, con varias cepas de cada clase. La concentración de las bacterias de estos remedios debería situarse en miles de millones por cápsula o por dosis.

Probióticos en tu alimentación

Los alimentos fermentados como el chucrut fresco, el miso (pasta a base de soja fermentada) o el kimchi (hortalizas) también aportan lactobacilos, pero en cantidades muy inferiores. Al igual que los cultivos probióticos de los yogures (sin leche), contribuyen con una pequeña ayuda a tu nutrición. En la actualidad se debate si los cultivos probióticos que estos últimos contienen llegan realmente con vida a los segmentos del tracto intestinal donde más hacen falta. Debido a la elevadísima biodisponibilidad en el organismo, parece que los microorganismos presentes en la fruta fresca, las verduras y hortalizas como los brotes de brécol, los rabanitos, las lentejas etc. constituyen una fuente más interesante para abastecerte de probióticos. Ahora bien, la clave de esta cuestión estriba en comer los alimentos crudos. Y todavía hay otro aspecto que debería preocuparte como persona consumidora: debes seleccionar productos de buena calidad. También convendría que te asegurases de que esos alimentos no estén contaminados. Aún sería mejor tener la suerte de contar con un huerto propio para plantar y cosechar tus verduras. Eso sí, en ese caso debes tener precaución con el riesgo de contraer la toxoplasmosis al estar en contacto con tierra contaminada y tienes que extremar la higiene en el hogar.

Prebióticos

Si les aportas lo que necesitan a los probióticos, esos pequeños ayudantes te pagarán con energía y salud y se encontrarán en tu intestino como en su propia casa. Ahí es donde entran en escena para ayudar los prebióticos (cuyo nombre deriva de *prae bios* = «antes de la vida»), especialmente la fibra alimentaria.[265] La Sociedad Alemana de Nutrición aconseja ingerir 30 g de fibra al día, pero lamentablemente, pocas personas alcanzan esa cantidad mínima. Para irte acostumbrando a la fibra debes concederte tiempo.

Las principales fuentes de fibra alimentaria son la fruta fresca cruda (sobre todo los frutos del bosque y las manzanas de cultivo biológico), verduras de hoja y hortalizas (hinojo, zanahorias, repollo), los frutos secos (nueces, avellanas, nueces de macadamia, nueces de pecán) y las semillas (como las de linaza o las de chía). Un excelente ejemplo de fibra alimentaria es el almidón resistente. Está presente en alimentos que primero hay que calentar para después consumirlos fríos, por ejemplo el arroz hervido y enfriado (como en el sushi) o en las patatas.[266] Dado su elevado índice glucémico, que impulsa el nivel de azúcar en sangre, lo más recomendable es prestar atención a ver cómo reacciona el organismo y cómo oscila el nivel de energía tras comer arroz o patatas en frío. Para complementar y redondear la ingesta diaria, puedes reforzarla también con alguna de las siguientes alternativas, que puedes tomar de forma periódica en combinación con los probióticos[267]:

- **Cáscaras de psilio** (molido, de cultivo biológico), una fibra muy fácil de digerir extraída de la especie herbácea plantago (*Plantago ovata*). A diario, entre 1 y 3 cucharaditas. O bien:
- **Fibra de acacia** (que aporta el principio activo arabinogalactano). A diario, entre 1 y 2 cucharadas en polvo. O bien:
- **Pectina de cítricos:** 1-2 veces/día, 1 cucharadita.

MUY IMPORTANTE: ....

Cuando tomes prebióticos es *imprescindible* que cuides tu hidratación y tomes suficientes líquidos. Los prebióticos en polvo deben disolverse en líquido y tomarse entre 15 y 30 minutos antes de la comida. Como alternativa, se pueden integrar en batidos de verduras y hortalizas o mezclarlos con el desayuno (mejor si es tardío). Estos productos de alto valor se comercializan en farmacias, herbolarios, tiendas especializadas de alimentación y también en Internet.

Cuidado de la boca

La buena salud del intestino empieza por la boca. Con frecuencia, las infestaciones bacterianas del intestino empiezan por la flora bucal, que ha sido alterada como consecuencia de reacciones inflamatorias y tiene potencial patogénico.[268] ¿Te sangran habitualmente las encías al cepillarte los dientes o al usar hilo dental? Si la respuesta es afirmativa, deberías sopesar la posibilidad de que cuentes con colonias de bacterias y sufras una reacción inflamatoria provocada por su presencia. Así pues, si quieres cuidar de tu intestino (la fuente última de salud y energía), lo más lógico será poner en práctica los siguientes consejos para cuidar tu salud bucal.

- **Enjuagues con productos químicos:** Deberías evitarlos, salvo si tienen como objetivo la prevención y la lucha contra virus y bacterias (por ejemplo, los enjuagues con agua oxigenada). Lo malo de estos enjuagues es que también aniquilan a las bacterias beneficiosas.

- **Gárgaras con aceite:** Es un método alternativo para enjuagarte la boca, más saludable. Idealmente, consiste en enjuagarte la boca con un poquito de aceite de sésamo, de coco o de oliva, que debes mover con vigor para que penetre por los espacios interdentales. ¿Cuánto tiempo? Pues como mínimo tres minutos, aunque lo mejor sería prolongarlo hasta los diez o más.[269] Las gárgaras con aceite no solo eliminan bacterias problemáticas, sino que actúan contra las inflamaciones de la cavidad bucal, aclaran la tonalidad del esmalte dental de forma natural y reducen la formación de placas en los dientes. Los resultados son visibles muy pronto, a los siete días de comenzar.[270] Existen en el mercado «aceites para enjuague bucal» específicos con sabores agradables, pero un buen aceite de calidad también sirve perfectamente. No olvides escupirlo al terminar. Muy importante: no debes tragar el aceite ensuciado por el enjuague, en ningún caso. Deberías escupirlo en un pañuelo de papel o en un trozo de papel higiénico, que luego se echa a la basura orgánica.

- **Cuidado de los dientes y los espacios interdentales:** Debes cambiar de cepillo de dientes cada ocho semanas, más o menos. Y siempre que hayas cogido un catarro, sustitúyelo por uno nuevo en cuando desaparezca la infección. Los cepillos ya usados, con las cerdas abiertas y separadas, no solo son un problema para la vista, sino también un verdadero estorbo para la salud. Ya no son capaces de retirar la placa con eficacia y por eso favorecen la proliferación de colonias bacterianas nocivas, la formación de caries y la inflamación de las encías. Utiliza con regularidad hilo dental y microcepillos interdentales para complementar la higiene bucal. No te cepilles con movimientos bruscos ni ejerciendo demasiada fuerza. Son mejores los movimientos suaves y los cepillos de cerdas blandas. A mí el Ratoncito Pérez me ha aconsejado específicamente que dedique tiempo y atención a limpiar con el cepillo la zona donde se unen diente y encía. ¡Este consejo vale oro!

- **Enjuagues bucales con polvos probióticos:** Puedes hacer gárgaras con polvo de probióticos disuelto en agua durante un minuto y luego *tragar* el líquido. Deja que esta ducha probiótica de ¡ENERGÍA! haga efecto en la cavidad bucal y espera entre 15 y 30 minutos antes de comer o beber nada. Cuanto más tiempo, mejor. Yo misma he experimentado en mi vida cotidiana las bondades de los enjuagues al tomar probióticos.[271]

CÓMO **DETOXIFICARNOS** CORRECTAMENTE

No son los pecadillos que cometes de vez en cuando los que arruinan la capacidad de desintoxicación del organismo, sino las cosas que haces a diario. ¿Veneno o remedio? ¡Eso depende de la dosis!

. . . .

Tu organismo es un mecanismo asombroso. Que disfrutes de una salud de hierro y estés rebosante de energía depende de que todos los procesos que se desarrollan en los órganos se ejecuten en armonía... y de que la función detoxificadora cumpla su papel. La detoxificación del organismo funciona como un mecanismo diseñado milimétricamente por la evolución: con exquisito esmero, la Madre Naturaleza ha reunido un excepcional equipo de desintoxicación, compuesto por el hígado, la vesícula biliar, el intestino grueso, los riñones, la piel, los pulmones y las vías respiratorias. Su misión es separar y eliminar los desechos del metabolismo y toda sustancia tóxica presente en el cuerpo.

Por desgracia, abundan las «curas de detoxificación» o «depurativas» de calidad dudosa, las cuales en el peor de los casos podrían hacer más daño que bien. También se encuentra muy extendida la opción de que el organismo se basta solo para librarse de cualquier toxina por sus propios medios. Pero lamentablemente, desde la perspectiva de la medicina preventiva moderna, esta afirmación se queda un pelín corta. Porque cada persona es distinta y cada quien tiene unas capacidades de detoxificación concretas. Ya hemos visto que hay quien padece dificultades con la digestión. Pues bien, también existen personas cuya capacidad de detoxificación está alterada o deteriorada. Personas que sufren trastornos del metabolismo con componentes genéticos, como el síndrome de Gilbert, cuya función detoxificante está limitada. Y además, es bastante frecuente que les afecte otro síntoma común: les aqueja la fatiga y la falta de energía. Y así continuarán, salvo si detectan cuál es su carencia y le ponen solución. Pero no creas que serían las únicas personas en beneficiarse de un apoyo firme (pero sin estridencias) a la labor desintoxicadora del organismo. Al contrario, ¡eso sería beneficioso para todo el mundo! A fin de cuentas, la piel y las mucosas no solo se enfrentan a los mencionados residuos del metabolismo, sino que deben vérselas a diario con toxinas producidas por bacterias y hongos (micotoxinas), sustancias sintéticas nocivas, metales pesados, restos de fármacos, estimulantes y productos químicos que nos llegan ocultos en el agua, la comida o el aire. Si resulta que además no llevamos una dieta equilibrada y adecuada, el problema se agudiza, porque la detoxificación reclama y consume muchos nutrientes (véase el capítulo «Complementos alimenticios: consejos y trucos probados en la práctica» de la segunda parte).[272] Por eso merece tanto la pena prestarle atención.

¿CÓMO FUNCIONA LA DETOXIFICACIÓN DEL ORGANISMO?

Los procesos englobados en la detoxificación discurren en ciclos periódicos, durante día y noche. El hígado es el órgano más importante. Todo cuanto haces a lo largo del día repercute sobre él, todas las pequeñas elecciones asociadas a tu estilo de vida, desde la crema hidratante para las manos hasta tu perfume favorito, pasando por lo que comes o bebes. Es el encargado de identificar y separar las sustancias nocivas, que después almacena o transforma con la ayuda de enzimas para poder expulsarlas del cuerpo. Cuanto menos trabajo le des y mejor lo alimentes con los nutrientes necesarios para desempeñar sus funciones, más en forma y con más energía te sentirás (véanse los capítulos «La fuerza de la alimentación» y «Complementos alimenticios: consejos y trucos probados en la práctica» en la segunda parte del libro). El ciclo de detoxificación propio del organismo se ejecuta encadenando diversas fases. Cada una engloba procesos específicos y exige nutrientes determinados para que todo funcione sin tacha.

- **Fase I:** En esta etapa, las toxinas se activan por obra de las enzimas del hígado (fundamentalmente el complejo citocromo P450). Es decir, que se las excita y se las predispone para participar en reacciones químicas. Con esta ayuda, las enzimas pueden convertirlas en sustancias menos tóxicas, que el organismo puede expulsar. Cuando se produce el primer encuentro de las enzimas hepáticas con las sustancias tóxicas, se desprenden radicales libres tóxicos y reactivos, muy oxidativos. Por eso esta primera fase también recibe el nombre de *formación de tóxicos*. Para que se desarrolle sin complicaciones, se requieren los siguientes nutrientes: vitaminas B, antioxidantes como la vitaminas C y E y el glutatión. Esta última sustancia constituye el servicio de seguridad más relevante de tus células. En cooperación con los demás antioxidantes, protege a las células y sus orgánulos frente a los potenciales estragos que podría causar el estrés oxidativo. O sea, los radicales libres de oxígeno.

- **Fase II:** Durante la segunda fase es cuando tiene lugar la auténtica *detoxificación*. Entonces, con la intervención de enzimas, los compuestos nocivos se unen a ciertas sustancias a las que quedan acoplados (proceso denominado metilación). El organismo conecta los compuestos tóxicos con aminoácidos (cisteína, glicina y glutamina) y también con azufre, selenio y glutatión. Por esto mismo, también la segunda fase de la detoxificación demanda un aporte suficiente de micronutrientes, con precursores de proteínas de origen vegetal, que aportan al mismo tiempo sustancias antioxidantes y azufre. Precisamente lo que encontramos, por ejemplo, en las cebollas, el ajo o coles y repollos, como la coliflor, el brécol, las berzas, las coles de Bruselas o el repollo blanco.

- **Fase III:** En esta fase, el cuerpo se despide por fin de las toxinas, expulsándolas. El hígado se comporta como un obrero laborioso, revisa la basura y sabe diferenciar entre toxinas solubles en agua y otras que requieren

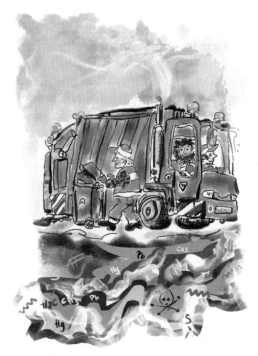

La detoxificación y los mecanismos de eliminación de residuos celulares fortalecen la salud.

disolverse en lípidos. Las primeras las filtrarán los riñones, a donde llegarán transportadas por la sangre, para finalmente salir del cuerpo con la orina. Las toxinas liposolubles se dirigen a las vías biliares. Desde allí, fluyen junto con la bilis y la papilla digestiva hasta el intestino. Luego serán excretadas junto con las heces.

Por tanto, entre el hígado, la vesícula biliar y los intestinos circula una gran cantidad de sustancias. El intestino delgado y también el grueso se preocupan con esmero de absorber el agua y los nutrientes esenciales de la papilla para trasladarlos a la sangre. Desde allí, seguirán circulando hasta llegar de nuevo al hígado. Pero a veces también sucede que las paredes intestinales absorben ciertas sustancias que en realidad deberían abandonar el organismo de inmediato. Entonces se origina una pequeña reintoxicación. El asunto solamente se vuelve verdaderamente grave si no tomas suficiente fibra alimentaria en tu dieta, porque la fibra precisamente ayuda a contener ese fenómeno de reabsorción.

Cuando sacamos la lupa para observar al detalle cómo discurren los procesos de detoxificación, se pone de relieve la incongruencia de todas esas «curas depurativas y détox» tan agresivas, irreflexivas y de duración limitada. Ciertas curas détox depurativas se alejan de su supuesto objetivo y en realidad generan un carrusel de adrenalina en el cuerpo, en lugar de ayudar a la regeneración. Esto se parece mucho a mantener la casa limpia: la clave es trabajar con prudencia y cuidado, pero también con constancia. El ayuno intermitente sí que es una práctica con cierta justificación para la detoxificación, ya que favorece el proceso de autofagia, un mecanismo de autolimpieza del organismo. Pero el ayuno también debe tener sus límites. Una cura de detoxificación jamás debería tomar el aspecto de una excursión de pesadilla por el tren de la bruja. Los experimentos détox más cuestionables y de dudosa procedencia a veces tienen finales y consecuencias dramáticos; sobre todo cuando se obliga a intervenir a los mecanismos de detoxificación propios del organismo sin pensar antes en cuidar la digestión y sanear debidamente el intestino.

Por eso insisto en esto, que es elemental: para lograr una detoxificación *correcta* del organismo, lo primero que se debe hacer es reforzar la digestión. Si se actúa de esta manera, la detoxificación se desarrollará sin efectos secundarios ni reintoxicaciones y disfrutarás de un gran aporte de nuevas energías. Cuando la barrera de la membrana mucosa intestinal está dañada, la capacidad de detoxificación propia del organismo queda mermada. Por eso la integridad de dicha membrana es la piedra angular de tu función detoxificadora y tu nivel de vitalidad. Toda casa necesita cimientos sobre los que apoyarse con firmeza y a la detoxificación le ocurre lo mismo. A continuación, te enumeraré una serie de reglas de oro, muy sencillas, para dar un paso adelante en este ámbito. Procura cumplirlas sin falta. Mi objetivo para ti es bien claro: que cuides a diario de los sistemas de detoxificación de tu organismo para que funcionen en condiciones óptimas durante toda la vida. Y para alcanzar esa meta hay que dar pasos pequeñitos. Poco a poco, avanzarás, ¡ya lo verás!

LAS SIETE REGLAS DE ORO DE LA DETOXIFICACIÓN

1. Refuerza tu aparato digestivo y protege la membrana mucosa intestinal

El primer paso para detoxificarte con eficacia es recuperar y poner a punto la función digestiva. Si prestas apoyo al «equipo detoxificador», será una ayuda excelente: hígado, vesícula biliar, riñones, piel y aparato respiratorio.

2. Apuesta por alimentos con propiedades depurativas

El plan de alimentación ¡ENERGÍA! es sinónimo de salud, ya que aprovecha las propiedades terapéuticas de los ingredientes que destacan por sus cualidades antiinflamatorias y beneficiosas para el intestino.[273] Para ello se seleccionan alimentos con características especialmente benignas para la detoxificación.[274] Los siguientes te aportarán sustancias vegetales secundarias abundantes y estimularán a tus enzimas detoxificadoras: coliflor, brécol, coles de Bruselas, berzas y repollos, colinabo, nabos, acelgas, rabanitos, cebollas y ajos, frutos del bosque y uvas. Las nueces y los aguacates también puntúan alto por su elevado contenido en glutatión, al igual que hierbas aromáticas y especias como los berros, la albahaca, el perejil, el comino, la cúrcuma, el romero, la pimienta negra y las semillas de amapola. La espirulina y las microalgas del género Chlorella también son excelentes por sus cualidades, al igual que el cilantro.[275] Este último tiene una acción antioxidante muy intensa y eleva el nivel de glutatión. Te aconsejo que incorpores a tu menú estos agentes detoxificantes naturales junto con los alimentos crudos, así concebirás un programa détox superefectivo sin que resulte demasiado costoso.

3. Ayuda al hígado y a la vesícula biliar

Todo aquello que reduzca al mínimo la ingesta de sustancias dañinas, ayudará a estos órganos básicos en su misión de limpieza. Tienes que procurar dormir suficientes horas, con una buena higiene del sueño (véase el capítulo «Dormir bien: el secreto de la regeneración» de la segunda parte), ya que durante la primera parte de la noche es cuando se registra más actividad en el hígado.

UN CONSEJO: ....

Todos los alimentos y las hierbas que se caracterizan por un intenso sabor amargo (como el diente de león, la rúcula, las endivias, la achicoria roja, etc.) estimulan la función hepática y biliar. La experiencia nos aconseja tomar con regularidad sustancias amargas, a través de la alimentación, por medio de tisanas e infusiones (como el té de diente de león) y preparados específicos (en forma de spray sin alcohol o en polvo sin conservantes). Los complementos nutricionales que combinan extractos de alcachofa, diente de león y cardo mariano (**Silybum marianum**) se consideran ideales para fortalecer la función hepática y su labor en la digestión y la detoxificación.

4. Ayuda a los riñones

Los riñones se esfuerzan sin descanso y si les quieres ayudar, bebe agua, mejor si es filtrada o mineral de buena calidad. Empieza el día por la mañana con dos grandes vasos de agua (aprox. 400 ml) en ayunas. De ese modo, acelerarás el proceso para que las toxinas que el hígado ha procesado durante la noche sean expulsadas rápidamente con la colaboración de los riñones. Ciertas infusiones, como el té de ortigas, contribuyen con sus efectos diuréticos, es decir, que favorecen la producción de orina. Si quieres controlar bien tu hidratación, márcate como meta cada día una cantidad equivalente a entre 30 y 40 ml por kilo de peso corporal, esa es la cifra que recomienda la ciencia. Para ajustar tu hidratación, pon en práctica esta prueba: intenta beber tanta agua como puedas, hasta que el color de tu orina sea de un color muy claro al menos una vez al día. Eso es señal de que has «enjuagado» correctamente las vías urinarias y la detoxificación funciona a pleno rendimiento.

5. Cuida de tu piel y del aparato respiratorio

Deberías preocuparte por hacer ejercicio y, al menos una vez al día, hacerlo con intensidad, hasta sudar a fondo. Dicho de otra forma: ¡sé activo/a! Subir escaleras, moverte con asiduidad, bailar, montar en bicicleta o practicar algún deporte son buenas maneras de ayudar a que la piel active sus mecanismos de detoxificación. Una buena sauna también ayuda. Aquí es especialmente recomendable recurrir a las saunas de infrarrojos[276] con efecto relajante, incluso para personas que tienen limitada su capacidad para practicar deportes. De hecho, te aviso de que hoy incluso se comercializan cabinas de sauna plegables, para viviendas muy pequeñas. Otra medida fundamental para favorecer la detoxificación e impulsar tu nivel de energía es intentar pasar tiempo al aire libre, al menos entre 15 y 30 minutos al día, aunque lo ideal sería una hora o más. Precisamente en esos instantes, puedes aprovechar para practicar la respiración profunda y consciente (véase los capítulos «Reducir el estrés, fortalecer el sistema inmunitario y recuperar energías», «Cómo respirar correctamente» de la segunda parte).[277]

6. Ayuda a tu intestino a librarse de las toxinas

Es importantísimo que, además de movilizar todas estas sustancias nocivas, también las erradiques y expulses de tu cuerpo. Por eso es preciso prevenir la reabsorción en el intestino. Hay que asegurar un aporte de fibra alimentaria adecuado para evitar y combatir el estreñimiento y fenómenos como los fecalomas, que se asientan en las paredes mucosas intestinales como huéspedes sin invitación, desde donde pueden filtrar residuos tóxicos fecales a la sangre. Es muy beneficioso tomar algas chlorella de cultivo bio, que puedes incluir en tu dieta desde que empieces tu plan de saneamiento y renovación del intestino.[278] Se trata de un género de algas de agua dulce que destaca por presentar el máximo contenido de clorofila de todo el reino vegetal. Es una excelente ayuda depurativa, dado que la clorofila se une a las moléculas de metales pesados y presenta también grupos metilos a los que pueden engancharse otras sustancias tóxicas.[279] Su contenido en proteínas, extraordinariamente alto (hasta el 60 %) con los ocho aminoácidos esenciales, vitaminas A y C, micronutrientes, hierro, zinc y vitaminas B_6, B_9, B_{12} también la convierte en una aliada excepcional para dietas vegetarianas y veganas (véase el capítulo «Dieta vegetariana y vegana: últimas novedades» de la segunda parte). Si vas a tomar alga chlorella, lo más recomendable es elegir calidad bio, en formato de tabletas, cápsulas o granulado. La dosis inicial sugerida para seguir un plan de detoxificación prudente ronda los 500 mg. Luego podrás ir aumentándola hasta alcanzar una dosis diaria de entre 1 y 7 g.

Si no toleras bien los extractos de alga chlorella bio, una alternativa más económica serían las cáscaras de psilio molida. También en este caso, lo ideal es apostar por la calidad bio, ya que las cáscaras de psilio podrían contener contaminantes. Su alto contenido en fibra (superior al 80 %) y mucílago lo convierten en un limpiador de toxinas de primer orden. Además, también funciona como prebiótico y tiene propiedades antiinflamatorias sobre la membrana mucosa intestinal. A la hora de tomarlo, es necesario que te asegures de que te hidratas suficientemente. Recomendaciones sobre dosis: una cucharada entre 2 y 3 tres veces al día; debes tomarla poco antes de las comidas, diluida en 250-300 ml de agua y beberla rápidamente.

7. Replantéate los estimulantes

Los estimulantes son los máximos enemigos de la detoxificación y la depuración. A fin de cuentas, el alcohol[280] y la nicotina[281] suponen un estorbo tremendo para estos procesos. Y además, provocan la liberación en masa de radicales libres (que provocan estrés oxidativo). Asimismo, el alcohol estimula la secreción de cortisol, que favorece el aumento de peso y rebaja el nivel de energía. Debido a esos efectos, deberíamos limitar o suprimir por completo el consumo de alcohol y nicotina. O como mínimo, replanteárnoslos.

MÁS FACTORES QUE CONTRIBUYEN
A LA DETOXIFICACIÓN... Y OTROS QUE NO

Mis infusiones especiales depurativas

Te animo a experimentar y a pedir en tu farmacia o herbolario que te preparen las siguientes combinaciones de hierbas para infusiones. Puedes tomarlas combinando proporciones a partes iguales o a la medida de tu gusto. Favorecen el funcionamiento de hígado y riñones, tienen propiedades antiinflamatorias (hojas de olivo[282]) y son detoxificantes (raíz de bardana).

- Diente de león y ortigas (muy sencilla y mi favorita de todas).
- La más suave: milenrama, diente de león, hojas de hierbabuena, cardo mariano, manzanilla (esta infusión tiene efectos tranquilizantes para el estado de ánimo y favorece la relajación).
- Flores de hibisco, escaramujos, hojas de zarzamora y frambuesa, hierba luisa.
- Hojas de olivo, melisa, fenogreco.
- Raíz de bardana, jengibre, hiera luisa.

El modo de preparación es siempre igual: pon en una taza entre 1 y 2 cucharadas de la mezcla de hierbas y vierte encima entre 200 y 250 ml de agua caliente. Espera 10-15 minutos a que la tisana esté lista. Para conseguir la máxima eficacia con estas infusiones, lo mejor sería irlas alternando y variando.

Cama elástica

Anímate a probar y dar saltos en una cama elástica. Alivia los problemas de pérdida de masa ósea, pero además estimula la circulación sanguínea y también el flujo linfático, muy importante para transportar las toxinas hacia su eliminación.

Compresas para el hígado

Tu hígado se merece una cura de bienestar y eso es muy fácil de proporcionar con este método tradicional.[283] ¿Qué necesitas? Pues una toalla o paño grande y otra más pequeña, además de una bolsa de agua caliente. Vigila que esté en buen estado. Primero llénala de agua caliente pero que no esté hirviendo. A continuación, empapa la toalla pequeña de agua caliente y escúrrela. Coloca esa toalla, que estará húmeda pero no quemará, con mucho mimo sobre la zona del vientre donde está el hígado, bajo el arco derecho de tus costillas. Apoya la bolsa de agua caliente llena sobre la toalla pequeña y envuélvelo todo con la toalla más amplia y todavía seca, que debe rodearte para que puedas anudarla y dejarla fija al tronco. El momento más propicio del día para esto sería entre las 12 del mediodía y las 3 de la tarde. En cuanto a la duración, más o menos 30 minutos serían perfectos. Si lo haces por la noche, te hará más fácil conciliar el sueño. Muy importante: si padeces de hígado graso o tienes úlceras de estómago o úlceras intestinales, es mejor que no apliques esta técnica.

Cuidado con las curas depurativas a base de proteínas de suero y zumos

La idea de que basta recurrir a una cura a base de zumos o a batidos de proteínas para purificar el hígado suena muy atractiva en principio. Pero ese tipo de planes détox tienen factores en contra, como estos: las curas a base de zumos y batidos verdes aportan antioxidantes muy valiosos, desde luego, que favorecen la Fase I de la detoxificación. Pero les faltan aminoácidos esenciales. Por su parte, muchos batidos de proteínas se caracterizan por sus carencias de antioxidantes, vitaminas y fibra alimentaria. Puesto que se basan en las proteínas del suero láctico, complementadas con edulcorantes, pueden activar de manera incorrecta al sistema inmunitario y causar daños a la flora bacteriana intestinal. Como consecuencia, el proceso de detoxificación se quedaría a medias en ambos casos. No son pocas las personas que lo notan como una sensación desagradable, de malestar acompañado de dolor de cabeza y agotamiento. Eso indica que no se ha detoxificado el hígado, sino que lo hemos expuesto a una sobrecarga de trabajo.

El café, un arma de doble filo

Cada persona reacciona a la cafeína y la depura de una manera totalmente individual y distinta. Gracias a que dispone de enzimas superespecializadas, el hígado tiene la capacidad de transformar la cafeína como hace con otras sustancias nocivas y volverla inofensiva. Después de tomarnos una taza de café, si permanecemos mucho tiempo en vigilia, registramos una actividad enzimática más bien baja. Y por tanto, el organismo no se detoxifica igual de bien. Por eso en estos casos la cafeína prolonga su efecto en el tiempo. Si te sucede precisamente eso, deberías renunciar al café o reducir el consumo. Pero resulta que el café no solo tiene una cara negativa, muy al contrario: aquí llega un consuelo para amantes de la cafeína. Estimula la irrigación sanguínea de los riñones y activa las enzimas hepáticas, así que incluso podría favorecer la eliminación de toxinas mucho más nocivas y peligrosas. Total, que el café es un aliado para ciertas personas y enemigo para otras. ¡Tendrás que probar y sacar tus propias conclusiones! La cafeína es especialmente problemática para personas que padecen una falta crónica de energías y al mismo tiempo también sufren nerviosismo o algún tipo de insuficiencia suprarrenal (véase el capítulo «Glándulas suprarrenales agotadas: un motivo de fatiga insidiosa» de la primera parte del libro). Sin asomo de duda, se sienten mejor y disfrutan de mucha más energía si optan por eliminar la cafeína de sus hábitos. Por eso merece la pena probar con la ayuda del Plan ¡ENERGÍA! de 30 días a ver si para ti la cafeína es positiva o más bien negativa.

Otros aspectos

Sigue las recomendaciones de este libro y escucha a tu cuerpo, verás cómo mejora y sube tu nivel de energía. Para conseguir una detoxificación a fondo del organismo no sirve de nada apuntarse a un «estudio de salud», ir a visitar un día a un autoproclamado «experto» o «asesor en salud» ni acudir a una carísima «clínica détox» si antes no dedicas varias semanas a sanear y recuperar tu intestino. Si alguien te aconseja una terapia détox o infusiones depurativas sin procurar conocer mejor cómo es tu estado de salud intestinal o determinar cuáles son tus niveles de micronutrientes en sangre, mejor déjalo pasar y busca otras opciones. En lo que atañe a la detoxificación, yo siempre aconsejo caminar por vías prudentes y profesionales, con la ayuda de especialistas en medicina con buena experiencia en este campo.

LOS **LADRONES DE ENERGÍA** TÓXICOS EN TU DÍA A DÍA Y CÓMO **LIBRARTE DE ELLOS**

Nadie se desembaraza de un hábito o de un vicio tirándolo de una vez por la ventana; hay que sacarlo por la escalera, peldaño a peldaño.

. . . . MARK TWAIN . . .

Tu salud y tu nivel de vitalidad pueden experimentar un cambio drástico positivo si eliges bien qué alimentos incluir en tu dieta. Además, puedes intensificar todavía más ese efecto si consigues reducir la presencia de factores que actúan como aspiradores y absorben tus energías en el día a día, sin olvidar cuidar rutinariamente la detoxificación del propio organismo. Mi método terapéutico tiene un principio básico: ¡la prevención es la mejor medicina! Por eso te aconsejo que des los pasos que puedas, pero sin grandes sacrificios. No te atormentes por detalles que, al menos de momento, están fuera de tu alcance. Cada uno de nosotros y nosotras debe encontrar cuál es su camino, a su medida. Ese es el primer objetivo.

Por ejemplo, yo hago lo siguiente: procuro utilizar y consumir cada vez menos productos que contengan toxinas o que sean perjudiciales para el medioambiente. Utilizo preferentemente cosméticos naturales (en mi opinión, un buen cosmético debería tener tales ingredientes que casi pudiese servir para comer), nada de moldes de silicona en la cocina y pocos envases de plástico. Además, utilizo una batería de cocina saludable, de acero inoxidable, sin revestimientos antiadherentes. Antes de cada compra, me planteo preguntas como estas: «¿Lo necesito de veras?». Esta es mi favorita: «¿Será bueno *para los delfines*?». Es decir, que reflexiono sobre si ese producto está compuesto de plástico perjudicial para la salud y el medioambiente y por tanto, en teoría, podría terminar en el morro de un simpático delfín. Preguntas así de sencillas me ayudan a tomar decisiones más sanas. También me fijo en las etiquetas de la ropa, que contienen información valiosa: he conseguido romper con el hábito de comprar ropa que requiera algún tipo de tratamiento especial, como el lavado en seco, para eliminar manchas resistentes como la clásica salsa de tomate.

Por las prisas y los horarios, yo tampoco puedo preocuparme siempre por comprar exclusivamente alimentos saludables en mercados de proximidad ni acercarme al mercado de productores locales todas las semanas para seleccionar tranquilamente zanahorias y manzanas. Hay que transigir y hacer renuncias, llegar a compromisos razonables, es una prioridad. Ahora bien, si nos centramos en actuar y corregir lo que esté a nuestro alcance, sin perder de vista el marco general de las cosas ni lo verdaderamente importante, habremos avanzado muchísimo. Todos y todas tenemos prioridades en la vida. Si aplicas la siguiente estrategia paso a paso, llegarás muy, muy lejos.

Debes asumir el papel de detective. Lánzate a examinar meticulosamente todo tu entorno, como si fueses Sherlock Holmes, Jane Marple o Hércules Poirot. Mira bien a tu alrededor: cocina, cuarto de baño, lavadero, trastero y despensa son zonas de alto interés. A continuación, unos consejillos muy útiles.

Bebe agua limpia y pura

A pesar de las cautelas y precauciones de las autoridades responsables del suministro de agua potable, la calidad de esta también depende de las condiciones locales. Si te pica la curiosidad, puedes enviar una muestra del agua del grifo a un laboratorio para que analicen sus residuos en seco. Como norma general, yo recomiendo filtrar el agua corriente del grifo o beber agua mineral. Infórmate en Internet para decidir cuál de estas soluciones responde mejor en tu caso.

Para llevar contigo, elige botellas de acero inoxidable o de cristal, que podrás rellenar infinitas veces. En cuanto a los filtros, hay ciertos detalles que tener en cuenta para elegir el más adecuado. Si utilizas un filtro de agua de boca con cartucho de carbono activado desechable, presta atención a las instrucciones de uso y no olvides limpiar y sustituir el cartucho periódicamente, para asegurarte de que el agua es de calidad. De lo contrario, el agua filtrada contendrá todavía sustancias químicas poco saludables y los distribuirá por toda la familia. Otra cosa: tanto si es filtrada como si no, el agua es un medio ideal para la proliferación rápida de los gérmenes. Por eso es aconsejable guardar el filtro en la nevera y filtrar cada día agua fresca nueva.

Si quieres subir un peldaño más en la purificación del agua potable, puedes plantearte la posibilidad de instalar el filtro de agua directamente en el grifo.

Los sistemas de filtrado de esta categoría no solo son aptos para montar en la cocina, sino también para el cuarto de baño. Y si te preocupa que cueste demasiado tiempo atenderlo, tranquilízate: la inversión de tiempo que supone comprarlo, instalarlo y cambiar los cartuchos periódicamente es muy, muy pequeña.

Si la vivienda donde vives te pertenece, puedes sopesar a largo plazo la opción de instalar filtros para el suministro de agua de toda la casa. Los filtros más potentes son los dispositivos de ósmosis inversa y suponen una inversión cuantiosa. Estos aparatos pueden filtrar aproximadamente 25 litros de agua potable al día, lo que sería suficiente para una familia compuesta por varias personas. En cualquier caso, estos modelos tan caros también tienen una desventaja: no solo eliminan las toxinas y los agentes contaminantes, sino también minerales esenciales como el magnesio y el calcio. Lo que ofrecen es un agua absolutamente limpia y pura, pero también desmineralizada. Personalmente, yo solicité un análisis de laboratorio para ver qué restos había presentes en el agua del grifo de casa y luego siempre he utilizado un sencillo sistema de filtrado con carbono activado.

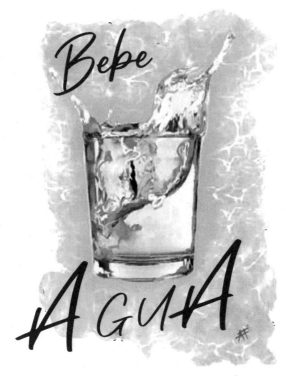

Dos vasos de agua en ayunas compensarán el déficit de hidratación de la noche.

Llena tus pulmones de aire limpio y fresco

Debes ventilar al menos cada dos horas las habitaciones de la casa donde te encuentres, durante 10-15 minutos. A menudo se nos olvida con qué intensidad nos afecta la contaminación de los espacios interiores con sustancias químicas que se desprenden de muebles, colchones, impresoras y bombillas de ahorro que contienen mercurio. La mayoría de la población pasa hasta el 90 % de su vida bajo techo. Por eso deberías cuidar de que el aire que respiras en casa o en la oficina sea lo más limpio y puro posible. En el futuro, la limpieza de la casa no se limitará a retirar el polvo de las estanterías y tareas similares, sino que también abarcará el aire respirable. Los sistemas de filtros de aire de partículas de alta eficiencia (o filtros HEPA, High-Efficiency Particulate Air Filter) se han popularizado como consecuencia de la pandemia del coronavirus COVID-19, gracias a su potencial para cuidar de la salud, ya que ayudan a evitar la propagación de los virus en gotículas y partículas (aerosoles) que flotan en el ambiente.[284]

Preocúpate por la cesta de la compra

Siempre que sea posible, selecciona alimentos frescos, sin procesar, de producción regional y que estén en temporada. Fíjate bien en el origen de los productos (lee las etiquetas). Si compras carne y productos de origen animal, da preferencia a las carnes bio procedentes de explotaciones ganaderas respetuosas con el bienestar animal y a los huevos ecológicos de gallinas criadas al aire libre. Elige pescados capturados con métodos sostenibles, preferentemente especies con la mínima contaminación posible de mercurio. Este último es un verdadero problema, tómatelo en serio, porque supone un reto para tu organismo y sus procesos de detoxificación. No olvides esta recomendación cuando se trate de dar de comer a hijos y nietos, por más que no le hagan ascos o directamente les encante el atún (véase el capítulo «La fuerza de la alimentación y Alimentos ¡ENERGÍA!» en la segunda parte del libro).

Reduce tu exposición a toxinas (en el hogar, en tus hobbies, en tu trabajo y en otras tareas)

Los plásticos son omnipresentes: desde las clásicas fiambreras para llevar la merienda al cole hasta los tickets de compra impresos en papel térmico que nos entregan al pagar en cada tienda. La verdad es que no es tarea sencilla erradicarlos de la vida cotidiana para siempre. Así que lo mejor es empezar dando pequeños pasos y decidir cómo seguir adelante poco a poco. Aquí van dos consejos especialmente importantes: si quieres utilizar un microondas, evita los envases de plástico para calentar la comida; mejor usa envases de cristal. Y si necesitas una sartén nueva, lo más recomendable es que pienses a largo plazo y te decidas por una de acero inoxidable. ¿Por qué? Las ollas y sartenes con revestimientos antiadherentes contienen tensidos perfluorados, productos químicos tóxicos que pueden aparecer también potencialmente en vasos desechables para el café, envases de comida rápida, etc., y que afectan al sistema hormonal. Cuando se exponen a temperaturas muy altas, por ejemplo, al freír, los alimentos o bebidas muy calientes captan estas sustancias disueltas, que así pueden penetrar en tu organismo. O sea, que eliminar de tu vida las sartenes antiadherentes y la comida basura supondrá unas pequeñas vacaciones para el hígado, ya que le ahorras trabajo de detoxificación. ¡Y seguro que a ti te aporta un plus de energía!

UN CONSEJO: . . . .

Para todo tipo de trabajo manual, como puede ser albañilería, bricolaje, carpintería, pintura, etc., es importante utilizar guantes, mascarilla y gafas de protección. Incluso si vas a despejar de hojas muertas el jardín con la ayuda de un soplador o lavar el coche con la máquina de agua a presión.

Elige cosméticos y productos de higiene naturales

La piel también come y bebe, igual que tú. Por eso te doy un consejo: sustituye los productos de higiene y cosmética que se vayan acabando en tu cuarto de baño por alternativas con menos agentes tóxicos o contaminantes. Los ingredientes nocivos más destacados serían sobre todo los parabenos y los ftalatos (suavizantes), que desatan efectos similares a los de los estrógenos en el organismo humano. Pero también cabe citar los colorantes y aromatizantes artificiales, el triclosán con efecto antibacteriano, el formaldehído y los microplásticos. No te fíes del adjetivo «bio» sin más. Una ayuda muy útil para la vida cotidiana son los rastreadores de productos, pequeñas apps para el móvil que descifran la información de los códigos de barras. Por ejemplo, Code-Check. Una opción que me parece interesante son los champús o geles de ducha en formato sólido, como si fuesen pastillas de jabón. El mercado nos propone innovaciones sin parar, como el detergente biológico especial para prendas de lana en láminas del tamaño de una postal, que asegura resultados óptimos incluso lavando en agua fría. Un remedio ideal para ahorrar plástico y detergentes químicos, al tiempo que cuidas de tu organismo y del medioambiente. Estos productos suelen estar disponibles tanto en droguerías como en supermercados, en parafarmacias y también tiendas naturistas.

Con frecuencia, los jabones antibacterianos o antisépticos contienen *triclosán*, una sustancia muy polémica. Tiene el potencial de alterar el equilibrio hormonal del organismo humano y se considera potencialmente cancerígena. A menudo se emplea como alternativa el *cloruro de benzalconio,* pero no es una opción mucho mejor. Por eso son mejores los jabones normales. Solo hay que lavarse las manos con más frecuencia y a fondo. En cuanto a la desinfección de las manos, te recomiendo elegir productos basados en el etanol.

Reinventemos la limpieza del hogar

Entre los productos de limpieza convencionales que solemos usar en la cocina, el baño y el resto de la casa suelen ocultarse auténticos cócteles y bombas químicas. En supermercados especializados y en las secciones de droguería de grandes establecimientos encontrarás alternativas menos tóxicas y dañinas, pero también en droguerías tradicionales y en Internet. Si tienes unos minutos, también puedes elaborar tu propio limpiador «natural», es muy sencillo. En Internet encontrarás un millón de alternativas si investigas un poquito.

Visita a tu dentista

Si tú o alguien de tu familia tienes o tiene una caries o un problema similar y es necesario ponerse un empaste dental, te sugiero que hables antes con tu dentista y le expliques que no quieres que a tus críos se les pongan empastes de oro o de amalgama. En caso de duda, plantéate la posibilidad de acudir a otro u otra especialista y busca entonces un dentista que trabaje con una perspectiva más holística de la salud.[285] Los empastes ya viejos, con relleno de oro o de amalgama, deberían sustituirse por rellenos no metálicos cuando sea necesario, siempre extremando las precauciones (véase el capítulo «La boca, escenario del crimen: este rincón olvidado nos puede provocar fatiga» de la primera parte). En cualquier caso, los materiales sintéticos son siempre preferibles al metal. Y si hablamos de biocompatibilidad, la mejor opción son los materiales cerámicos.

Mucho cuidado con mohos y hongos

Las infestaciones de mohos que pasan desapercibidas son una causa potencial de fatigas y de síntomas y malestares inespecíficos; por eso yo aconsejo extremar las precauciones y la atención cuando se detecte una posible infestación por mohos en tu entorno más cercano[286]: quizás se trate de una casa ya vieja, de los huecos en los falsos techos, de sótanos subterráneos mal ventilados que apestan a hongos o de viviendas afectadas por un grado de humedad muy alto. Una medida todavía más eficaz que examinar tu entorno para detectar mohos sería someterte tú a un análisis, si es que sospechas de que puedes haberte contaminado con micotoxinas. Naturalmente, en ese caso tan solo nos interesaría desenmascarar a las variedades de hongos y mohos capaces de liberar micotoxinas. Existen análisis y tests de sangre y orina adaptados específicamente para distintas micotoxinas. En este apartado te pueden ayudar especialistas en medicina ambiental, medicina preventiva o medicina funcional; acude siempre a personal experimentado.

Y ya que estamos, te aviso de que, al menos de momento, estos servicios (como los de medicina ambiental) quedan desgraciadamente fuera del alcance de muchas redes de atención, mutuas y sociedades médicas. Sin embargo, si se detectan contaminantes en una vivienda, los análisis médicos correspondientes sí suelen estar cubiertos por los servicios sanitarios. También si tu médico o doctora de cabecera sospecha que las molestias que te afectan pueden deberse a algún tipo de intoxicación cuyo origen no está claro. En caso de duda, consulta con tus médicos o con el servicio de salud que tengas contratado.

Si se identifican infestaciones de hongos en tu entorno, no dejes pasar el problema, porque tiene su importancia. Deberías acudir a servicios especializados para que limpien a fondo tu casa o tu lugar de trabajo. Además, deberías aplicar de forma consecuente los consejos del Plan ¡ENERGÍA! para la detoxificación y la recuperación y el cuidado de tu salud intestinal (véanse los capítulos «Una digestión sana: manual básico para terapia» y «Cómo detoxificarnos correctamente» de la segunda parte).

Venenos emocionales

En ningún caso deberíamos olvidarnos de esa otra categoría de toxinas, las psicológicas: porque en nuestro interior también generamos venenos (o «demonios», como los llamamos a veces) y sus efectos pueden hacernos polvo. Venenos como el estrés, como un estilo de vida que vaya en contra de nuestros valores y creencias, como la falta de realización en el ámbito laboral, como la ausencia de relaciones sociales y la falta de apego, las desavenencias familiares, el sufrimiento provocado por la envidia, pero también las penurias psíquicas ocasionadas por las enfermedades, la violencia física o psicológica, el propio miedo existencial, etc. Todos estos factores son una verdadera ponzoña, que se acumula y comprime, pero puede estallar, lo que nos haría más proclives a enfermar y claro, nos robaría la vitalidad.

Con la misma o más intensidad que las toxinas del mundo exterior. Por mi propia experiencia en la clínica, tengo clarísimo que esto supone una carga tóxica tremenda, que a menudo pasa desapercibida, pero que hiere hasta en lo más hondo del alma, y que no debemos desatender.

La resistencia interior y los sentimientos negativos son dos agentes fatigantes de primerísima línea. También debemos enfrentarnos a ellos si queremos llevar una vida longeva, plena de salud y energía. Si sientes que este aspecto te toca personalmente, yo te ruego que no lo dejes pasar: ¡no sirve de nada posponerlo! Di «basta». Atrévete a bucear en tu interior, explórate y proponte dar caza a las preocupaciones y los resquemores que te amenazan allí agazapados. Deberías preocuparte muy especialmente por las penas más antiguas, las cargas que te atormentan desde hace más tiempo. Si es preciso, te aconsejo que solicites la ayuda de terapeutas especialistas que te ayuden a desintoxicarte psicológicamente y a dejar tras de ti toda esa carga tan pesada que te oprime. Si consigues sortear esas trampas y escapar de la sombra de esos abismos que parecen tan amenazadores, recuperarás la energía vital que te robaban. ¡Anímate! ¿Me prometes que lo vas a intentar?

Para la mayoría de personas, sería suficiente atenerse a estos consejos para defenderse de las toxinas. Aunque no apliques a largo plazo más que un puñado de estas «medidas detoxificadoras» que te recomiendo, bastarán para que, junto a la nueva nutrición ¡ENERGÍA! y al Plan ¡ENERGÍA! de 30 días, tu vida y tu salud tomen un nuevo rumbo. Además, piensa que el ser humano es capaz de movilizar unas fuerzas impresionantes (e insospechadas) para lidiar con las toxinas. Llegado este momento, siempre me acuerdo de Helmut Schmidt, aquel viejo canciller federal de Alemania (1918–2015) y de sus famosas citas. Esta era una de las que repetía más a menudo:

«Para mí no existen más que dos estimulantes: ¡el trabajo y los cigarrillos!». Helmut Schmidt fumaba y fumaba sin parar, era una chimenea ambulante desde los 16 años de edad hasta que finalmente falleció. Y a pesar de aquel vicio inquebrantable, alcanzó la edad de 96 años, lo cual no está nada, nada mal. Supongamos que su consumo medio diario de esos cilindros nocivos fuese de 40 unidades. Comenzó a fumar a los 16 años, lo que significa que Helmut Schmidt inhaló el humo de 40 cigarrillos por 365 días por 80 años: eso equivale a 1 168 000 cigarrillos. Aproximadamente 700 800 horas envuelto en una niebla tóxica, si descontamos las horas que dedicaría a dormir. Las cifras lo dejan claro: incluso bajo las amenazas tóxicas más implacables, somos capaces de llegar a edades más que avanzadas...

COMPLEMENTOS ALIMENTICIOS: **CONSEJOS Y TRUCOS** PROBADOS EN LA PRÁCTICA

Es imposible cambiar la dirección en que sopla el viento, pero sí se puede cambiar la orientación de las velas.

· ARISTÓTELES · · ·

Los complementos alimenticios y dietéticos no pueden, en ningún caso, sustituir una dieta sana. Conceptos como que «primero me puedo zampar una bolsa grande de patatas fritas con sus deliciosas grasas trans, si luego me enchufo un puñadito de píldoras, ¡no pasa nada!»... Pues sí que pasa, vaya. Pasa que nos desviamos radicalmente del camino que nos llevaría a disfrutar de más salud, más vitalidad, un sistema inmunitario más robusto y energía para vivir. Ya lo hemos visto en los capítulos anteriores. Lo que sí tiene sentido es acelerar para intervenir antes en los procesos del metabolismo que permitirán fortalecer al sistema inmunitario y aliviar o prevenir enfermedades, y para ello recurrir a la toma controlada de ciertos nutrientes.[287] Por eso mismo los complementos alimenticios ya han aparecido como actores secundarios antes dentro de este mismo libro.

Pero tampoco debemos aceptarlos como suplementos imprescindibles. Dentro del concepto ¡ENERGÍA! los nutrientes están cuidadosamente organizados, para que actúen como las cordadas de alpinistas, donde cada compañero presta al resto una ayuda indispensable para franquear las paredes más escarpadas. Es necesario tener una visión de conjunto para evitar que el organismo se enfrente a sustancias inútiles o demasiado complejas, que no le servirán de nada. Si lo que quieres es delimitar y sortear las causas de la enfermedad y la fatiga para fortalecer tu salud, te recomiendo que te adentres en el proceloso mundo de los complementos alimenticios... y eso requiere valentía.

Oirás con frecuencia afirmar que estos complementos son un desperdicio de tiempo y dinero, pero tú debes mantenerte en tus trece. Esas advertencias tienen mucha razón, pero solo cuando su blanco son productos de calidad pobre y dosis sin control, excesivas. Los estudios más recientes a cargo de especialistas independientes han ratificado que tiene sentido tomarlos, que son beneficiosos si se utilizan bajo control.[288] Contribuyen a mejorar la capacidad del cuerpo para gestionar otras cargas y, por ejemplo, ayudan a rebajar el riesgo de sufrir infecciones víricas, como la propia enfermedad del COVID-19.[289] Pero ten esto claro: los complementos alimenticios suelen exigir tomar a diario ciertos productos, así que más vale ser exigentes con la calidad y examinar las etiquetas minuciosamente. Los productos de alta calidad se basan fundamentalmente en el denominado principio de las sustancias puras. Prescinden de:

- Sustancias auxiliares ocultas, cuya presencia la legislación no considera obligatorio declarar: Colorantes como el dióxido de titanio, antiaglomerantes como el estearato de magnesio o el dióxido de silicio,
- Aditivos como los carragenanos (E 407)
- Edulcorantes como el aspartamo y otros sustitutivos del azúcar
- Alérgenos o sustancias susceptibles de provocar intolerancias alimentarias (gluten, lactosa, fructosa e histamina)

En tu farmacia, parafarmacia o herbolario de confianza encontrarás productos de calidad. También puedes dirigirte directamente a fabricantes que se rijan por el principio de las sustancias puras exclusivamente y solicitarles un catálogo (respecto a estos suministros, véase el anexo «Mantente bien informado/a»).

Complementos alimenticios: un resumen de los últimos avances

Para que te resulte más fácil iniciarte en este campo, he diseñado una serie de tablas que brindan una perspectiva general bien sólida. Te aconsejo que las leas sin prisa y con atención. Son muy detalladas y están repletas de información, pero no te asustes por eso. También las he concebido como si fuesen pequeñas guías auxiliares para profesionales de la medicina. Puedes consultarlas de la forma más pragmática y concentrarte primero en las recomendaciones básicas, las que son «para todo el mundo». Si este libro te ha ayudado a desentrañar alguna causa especial para tu falta de energía, en las siguientes tablas encontrarás la terapia de nutrientes complementaria más idónea para la dieta ¡ENERGÍA!

Lo más recomendable es proceder en etapas, con un calendario: una vez lleves aplicando las recomendaciones para la terapia digestiva (véase el capítulo «Una digestión sana: manual básico para terapia» de la segunda parte) durante al menos tres meses, si lo consideras necesario, podrás dedicar más atención a la detoxificación. Si padeces intolerancia a la histamina o el síndrome de activación mastocitaria, te voy a proponer una innovadora fórmula para aliviar los síntomas. Atente al plan y respeta el ritmo. Es imprescindible que informes y consultes a tu médico de cabecera. ¡Y no dejes que se extinga tu curiosidad, que siempre queda algo por aprender!

Sustancias activas y su función ¡ENERGÍA! en el organismo.

▶ RECOMENDACIÓN BÁSICA ¡ENERGÍA!

Para toda persona que padezca carencia de energías

ÁCIDOS GRASOS OMEGA 3 *(ácidos grasos de cadena larga DHA/EPA)*

+ Componente integral de la membrana celular.
+ Suben el nivel de energía y refuerzan la vitalidad.
+ Con propiedades antiinflamatorias.
+ Mejoran la microcirculación.
+ Aumentan la capacidad de resistencia física y psíquica (síntesis de la serotonina, la «hormona de la felicidad»).

Toma *Valores de referencia para el aporte nutricional D-A-CH*
* Aporte mínimo de DHA y EPA, 200 mg/diarios de cada uno, p. ej. a partir de aceites de algas.
* Si la demanda es muy alta, se pueden aplicar dosis terapéuticas: 1–4 g/día.
* Las cantidades de hasta 5 g/día no conllevan ningún efecto negativo (EFSA) 290.

CONSEJO ¡ENERGÍA! . . . .
Se recomienda tomarlo con las comidas, de forma regular y a largo plazo.

Presencia en alimentos
* Pescados grasos de hábitats fríos: salmón, caballa, arenques, sardinas
* Fuentes vegetales del DHA: algas y microalgas, como las del género Schizochytrium
* Presencia de ácido alfa-linolénico, precursor del DHA, en semillas de linaza, aceite de linaza, semillas de cáñamo, aceite de cáñamo, nueces y aceite de nueces

Necesidades elevadas
* Durante el embarazo y la lactancia
* Personas con dietas veganas, que padecen enfermedades inflamatorias, alergias (intolerancia alimentarias), trastorno por hiperactividad con déficit de atención, depresión o degeneración macular

Notas

- Es aconsejable optar por aceites de algas y microalgas (aceite de linaza complementado con DHA/EPA) de producción respetuosa con los ácidos grasos omega, en combinación con aceite de germen de trigo, que actúa como protector antioxidante.

CONSEJO EXPERTO ....

El índice omega 3291 detectado en los análisis de laboratorio revela una carencia en estadios tempranos y sirve también como indicador para ajustar la dosis individualmente.

MAGNESIO (*«el mineral del estrés»*)

- ✛ Actúa como importante coenzima, participante en más de 300 reacciones en el organismo.
- ✛ Aumenta el nivel de energía y la vitalidad.
- ✛ Contribuye al funcionamiento normal del sistema nervioso, la musculatura, la síntesis de proteínas, el sistema cardiovascular, la regulación de la presión sanguínea y la conservación de huesos y dentadura.
- ✛ Regula la capacidad de resistencia física, psíquica y psicológica.
- ✛ Influye en el control del equilibrio hormonal (insulina/neurotransmisores).

Toma *Valores de referencia para el aporte nutricional D-A-CH*

- Mujeres: 350 mg/día
- Hombres: 350 mg/día

CONSEJO ¡ENERGÍA! ....

Es posible que las necesidades individuales sean bastante más altas. Lo ideal es espaciar la ingesta a lo largo del día, con tomas por la mañana y antes de acostarse por la noche.

Presencia en alimentos

- Verduras de hoja verde (es un componente esencial de la clorofila), frutos secos, anacardos, legumbres, frutos del bosque, plátanos

Necesidades elevadas

- Situaciones de estrés, actividad deportiva (sudoración intensa), intoxicación por aluminio, abuso del alcohol, trastorno de la función tiroidea, diabetes, enfermedades inflamatorias intestinales

Notas
- En dosis muy elevadas, el citrato de magnesio puede provocar que las heces sean poco consistentes.
- Alternativas: glicinato de magnesio, gluconato de magnesio u óxido de magnesio.

COENZIMA Q_{10}

+ Aumenta el nivel de energía y la vitalidad.
+ Eleva la producción de energía (ATP).
+ Acción antioxidante, protege las células.
+ Estabiliza las membranas celulares.
+ Incrementa el nivel de vitalidad celular.

Toma *Valores de referencia para el aporte nutricional D-A-CH*
- 100–500 mg de ubiquinona/día o
- 60–120 mg ubiquinol/día
- Debe tomarse con las comidas.

Presencia en alimentos
- Carnes, pescados grasos (como sardinas o caballas), germen de trigo, nueces, almendras, sésamo

Necesidades elevadas
- Personas de más de 40 años, personas con dietas pobres en grasas, diabetes, trastornos cardiovasculares, terapias con estatinas, migrañas, fibromialgia, actividades deportivas de alto nivel

Notas
- La Q_{10} se presenta en dos formas bioquímicas distintas. El *ubiquinol* (que es la forma activa de la ubiquinona) es la que destaca por su mayor biodisponibilidad.

VITAMINA C *(ácido ascórbico)*

+ Refuerza el nivel de energía y la vitalidad.
+ Acción antioxidante, protege las células.
+ Tiene efectos antiinflamatorios.
+ Fortalece el sistema inmunitario, el sistema vascular, los tejidos conectivos y la dentadura (contribuye a la formación de colágeno).
+ Apoya la función del sistema nervioso.
+ Regenera la vitamina E utilizada (antioxidante).

Toma *Valores de referencia para el aporte nutricional D-A-CH*
- Mujeres: 100 mg/día
- Hombres: 100 mg/día
- Pueden tomarse dosis más elevadas bajo prescripción médica.
- Dosis terapéutica: 500–2000 mg/día.

Presencia en alimentos
- Frutas y verduras, especialmente en acerolas, kiwi, cambrón o espino amarillo, cítricos, brécol, verduras de hoja verde y pimientos

Necesidades elevadas
- Personas que realizan actividades deportivas o padecen enfermedades crónicas, cáncer, inmunodeficiencia (SIDA/VIH), artrosis, osteoporosis, gastritis
- Abuso del alcohol, tabaquismo

Notas
- Es sensible al calor (se degrada al cocinar los alimentos), la luz, el contacto con metales (como al cocinar con ollas de cobre). Incluso extremando las precauciones, se calcula que se pierde alrededor del 30 %.

VITAMINA D

- ✛ Regula el metabolismo óseo y la función cardiovascular.
- ✛ Regula la secreción de insulina.
- ✛ Apoya la función de la defensa inmunitaria (por ejemplo, ante la COVID-19) y de la musculatura.
- ✛ Tiene efectos antiinflamatorios.
- ✛ Protege del cáncer y de la depresión causada por la falta de luz.

Toma *Valores de referencia para el aporte nutricional D-A-CH*
- Lactantes y bebés (hasta 12 meses) 10 mg/día
- Niños y jóvenes (1–18 años) 20 mg/día
- Mujeres: 20 mg/día
- Hombres: 20 mg/día
- 1 mg equivale a 40 unidades IE.

CONSEJO ¡ENERGÍA! ·

A menudo, las dosis pautadas en las recomendaciones oficiales sobre la vitamina D son insuficientes. Por eso es aconsejable ajustar la dosis a las necesidades individuales, tomando como base los valores de partida.

Valor objetivo en sangre:
- entre 60–90 ng/ml
- Se considera que la ingesta segura diaria a largo plazo sería como máximo de 100 mg/día = 4000 IE/día (EFSA292).
  Para la mayoría de casos, es suficiente con una toma de entre 800 IE y 2000 IE/día.

Presencia en alimentos
- Las concentraciones de vitamina D más elevadas se dan en pescados grasos como el salmón o el arenque, así como en el aceite de hígado de bacalao.
- Se encuentran cantidades mucho más pequeñas también en la yema de huevo, la leche y los derivados lácteos. También hay trazas en las espinacas, las coles, la levadura, las setas y el aguacate.

Necesidades elevadas
- Lactantes y bebés, niños pequeños, adolescentes y jóvenes, personas de edad avanzada o en residencias de la tercera edad, personas con dietas vegetarianas o veganas, con celiaquía, con trastornos intestinales crónicos con alteraciones de la absorción de nutrientes, personas que padecen diabetes, esclerosis múltiples, enfermedades crónicas o cáncer.

Notas
- La vitamina D se obtiene principalmente en la piel, al sintetizarla cuando recibimos radiación de luz UVB. Por encima de los 42 grados de latitud, desde principios de octubre hasta finales de marzo, este proceso se vuelve imposible. Incluso durante los meses de verano, la radiación solar es insuficiente a partir de las 16:00 horas. Por lo tanto, para favorecer la formación de vitamina D en la piel, es necesario exponerse al sol a mediodía o complementarla de alguna manera.

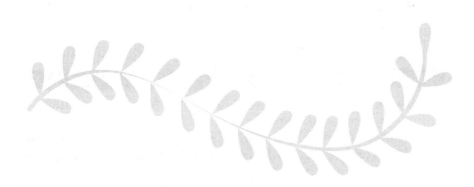

▶ RECOMENDACIONES ADICIONALES DEL PLAN ¡ENERGÍA!

En caso de sufrir trastornos digestivos, síndrome de intestino permeable, trastornos autoinmunes-inflamatorios, mitocondriopatías, etc. e infecciones frecuentes.

▶▶ TERAPIA GASTROINTESTINAL

GLUTAMINA

+ Sirve de combustible a las células de la membrana mucosa intestinal, actúa como «mortero» de la pared intestinal.
+ Participa en la formación de células sanguíneas y proteínas.
+ Precursora del glutatión (el antioxidante más importante).
+ Regula el equilibrio ácido-base.
+ Fortalece la defensa inmunitaria.

Toma *Valores de referencia para el aporte nutricional D-A-CH*
- Semanas 1 a 4: 1-3 veces/día, 3 g
- Semanas 5 a 8: 1 sola toma, de hasta 3 g/día
- mezclada con las comidas o agua

Presencia en alimentos
- Carnes, cacahuetes, copos de avena (mejor sin gluten)

Necesidades elevadas
- Síndrome de intestino permeable
- Enfermedades autoinmunes e inflamatorias
- Deportistas de alto rendimiento, personas con trastornos hepáticos o renales
- Pacientes con traumatismos o tumores
- Infecciones víricas

Notas
- Para las personas deportistas, se recomienda tomar el suplemento antes o después del ejercicio.

ZINC

+ Fortalece el sistema inmunitario, contribuye a los procesos de detoxificación y refuerza la memoria.
+ Fomenta la formación de colágeno; participa en los procesos de formación de células y curación de heridas («nutriente esencial para pie, cabello y uñas»).

+ Actúa como antioxidante y es un cofactor para la detoxificación.
+ Normaliza el equilibrio ácido-base.
+ Es un cofactor que coopera con las hormonas del crecimiento y las hormonas de la glándula tiroidea.

Toma *Valores de referencia para el aporte nutricional D-A-CH*
- Mujeres: 7 mg/día
- Hombres: 10 mg/día
- Dosis terapéutica: 10–15 mg/día.
- Debe tomarse por la tarde-noche, con las comidas.
- ¡No debería tomarse junto con hierro y magnesio!

Presencia en alimentos
- Carnes, pescados, ostras, huevos, productos lácteos, salvado de los cereales (por eso su concentración depende del grado de molienda de las harinas)

Necesidades elevadas
- Personas que padecen procesos infecciosos (como la gripe), deportistas (se pierde al sudar)
- Consumo abusivo de alcohol, dietas vegetarianas o veganas, trastornos intestinales crónicos, celiaquía, resección intestinal, contaminación tóxica por metales pesados (como la causada por empastes dentales de amalgama)

Notas
- Es fundamental asegurarse de que tanto niños como adultos reciban un aporte de zinc suficiente, especialmente si siguen dietas vegetarianas o veganas.

SELENIO

+ Aumenta el nivel de energía y la vitalidad.
+ Acción antioxidante, protege las células.
+ Sirve de cofactor para la formación de las hormonas tiroideas.
+ Fomenta la detoxificación porque se une a moléculas de metales pesados y protege la función hepática.
+ Apoya al sistema inmunitario.
+ Fortalece la piel, el cabello y las uñas.

Toma *Valores de referencia para el aporte nutricional D-A-CH*
- Necesidades mínimas para mujeres: 70 mg/día
- Hombres: 70 mg/día
- Dosis terapéutica (por ejemplo, si se sufren trastornos de la glándula tiroides): 100–200 mg

Presencia en alimentos

- Carnes, pescados, huevos, vísceras, lentejas, espárragos, nueces del Brasil (70–90 mg por cada nuez), pistachos, coco

Necesidades elevadas

- Personas con dieta vegetariana o vegana, deportistas, personas fumadoras, con trastornos autoinmunes e inflamatorios (especialmente si afectan a la tiroides), alergias, cáncer

Notas

- El contenido de selenio en los suelos de Europa está en retroceso desde hace décadas.

CONSEJO EXPERTO . . . .
Los análisis de laboratorio pueden revelar una insuficiencia nutricional.

COMPLEJO DE VITAMINAS B

- ✛ Vitamina B_1, B_2, B_3, B_6, B_9 (ácido fólico), B_{12}
- ✛ Desempeñan un papel clave en el metabolismo energético, en el sistema nervioso y para mantener intacta la barrera mucosa intestinal.

Toma *Valores de referencia para el aporte nutricional D-A-CH*

- La toma debe ser entre las comidas o con las comidas.

CONSEJO ¡ENERGÍA! . . . .

Para simplificar, se recomienda tomar un un preparado combinado específico o un complejo vitamínimo con un buen equilibrio de vitaminas B.

VITAMINA B1 *(tiamina)*

- ✛ Incrementa el nivel de energía y de vitalidad.
- ✛ Contribuye a la función de los sistemas nervioso y vascular.
- ✛ Aumenta la tolerancia o resistencia psíquica.

Toma *Valores de referencia para el aporte nutricional D-A-CH*

- Mujeres: 1 mg/día
- Hombres: 1,2 mg/día

Presencia en alimentos

- Cereales integrales, legumbres, frutos secos

CONSEJO ¡ENERGÍA! ....

El alcohol y el café alteran y degradan la biodisponibilidad de la vitamina B_1 en el organismo.

Necesidades elevadas

- Personas de edad avanzada, embarazadas, personas con mucho estrés, deportistas, dietas poco variadas con predominancia de carbohidratos, dietas con mucho azúcar y café o té negro, consumo excesivo de alcohol, depresión, diabetes, síndrome de Alzheimer, síndromes dolorosos

---

VITAMINA B2 *(riboflavina)*

- ✚ Incrementa el nivel de energía y de vitalidad.
- ✚ Apoya la función del sistema nervioso y de la piel y las mucosas.
- ✚ Refuerza el metabolismo del hierro, la formación de células sanguíneas y el metabolismo de los lípidos.
- ✚ Actúa como antioxidante para favorecer la detoxificación.
- ✚ Estimula la defensa inmunitaria (contra infecciones bacterianas).

Toma *Valores de referencia para el aporte nutricional D-A-CH*

- Mujeres: 1,2 mg/día
- Hombres: 1,5 mg/día

Presencia en alimentos

- Carnes, huevos, leche y derivados lácteos

Necesidades elevadas

- Embarazo y lactancia, dietas veganas, deporte de alto rendimiento, traumatismos, consumo excesivo de alcohol, disbiosis, migrañas

Notas

- Las vitaminas B_2 y B_6 se suelen llamar popularmente «vitaminas del crecimiento».
- La vitamina B_2 procedente de complementos nutricionales provoca una coloración amarillenta muy intensa de la orina (casi con tonos neón), quizás alarmante a la vista, pero completamente inofensiva.

VITAMINA B₃ *(niacina)*

- ✚ Estimula el metabolismo energético
- ✚ Alivia la fatiga y el agotamiento.
- ✚ Contribuye al funcionamiento del sistema nervioso y a la conservación de la piel y las mucosas.

Toma *Valores de referencia para el aporte nutricional D-A-CH*
- Mujeres: 11–13 mg/día.
- Hombres: 14–17 mg/día.

Presencia en alimentos
- Carne de ave, carnes rojas (vacuno, caza), vísceras, pescados, huevos, lácteos

Necesidades elevadas
- Embarazo y lactancia, dietas veganas, deporte de alto rendimiento, consumo excesivo de alcohol, síndrome de intestino permeable

Notas
- Las dietas poco variadas facilitan que se produzcan insuficiencias de vitamina B_3.
- Las primeras señales serían la falta de apetito y de energía.

VITAMINA B_6 *(piridoxina)*

- ✛ Incrementa el nivel de energía y de vitalidad.
- ✛ Regula la formación de células sanguíneas, el metabolismo de las proteínas y el de los carbohidratos.
- ✛ Contribuye al funcionamiento normal de los sistemas nervioso, hormonal e inmunitario.

Toma *Valores de referencia para el aporte nutricional D-A-CH*
- Mujeres: 1,2 mg/día
- Hombres: 1,6 mg/día

CONSEJO ¡ENERGÍA! . . . .

Se recomienda tomar vitamina B_6 en su formato activado (o sea, piridoxal-5-fosfato) porque resulta más fácil de asimilar.

Presencia en alimentos
- Carne de ave, carnes rojas (vacuno, caza), vísceras, pescados, legumbres, frutos secos, patatas, salvado de cereales integrales

Necesidades elevadas
- Personas en edad de crecimiento, embarazo, deportistas que practiquen entrenamientos de fuerza, dietas muy ricas en proteínas, consumo excesivo de alcohol, tabaquismo, enfermedades crónicas (como la diabetes), depresión, neuropatías, mujeres que tomen píldoras anticonceptivas

Notas

- La insuficiencia de vitamina B_6 se expresa a menudo con molestias inespecíficas del sistema nervioso. Por ejemplo, por la dificultad para recordar sueños.

ÁCIDO FÓLICO *(vitamina B₉)*

- ✚ Aumenta el nivel de energía.
- ✚ Regula el metabolismo de la homocisteína.
- ✚ Fortalece el sistema inmunitario.
- ✚ Regula el proceso de renovación celular, así como la síntesis de proteínas y células sanguíneas.
- ✚ Apoya el funcionamiento normal del sistema nervioso.

Toma *Valores de referencia para el aporte nutricional D-A-CH*

- 300 mg/día

CONSEJO ¡ENERGÍA! ·

Se recomienda tomar exclusivamente ácido fólico *activo* (5-MTHF, o sea, 5-metiltetrahidrofolato).

Presencia en alimentos

- Verduras de hoja verde oscura (*folium* = hoja en latín), brécol, berzas, judías verdes, espárragos, rabanitos, levadura, germen de trigo, yema de huevo

Necesidades elevadas

- Personas en edad de crecimiento, embarazo y lactancia, personas con déficit de hierro, consumo excesivo de alcohol, tabaquismo, trastornos intestinales crónicos inflamatorios, síndrome de intestino permeable
- Trastornos renales y hepáticos, síndrome de hígado graso no alcohólico, depresiones

Notas

- La situación es crítica para gran parte de la población. Alrededor del 35 % del ácido fólico se pierde al cocinar los alimentos.
- Señales o síntomas inespecíficos de la insuficiencia: falta de energía, estado de ánimo depresivo.

VITAMINA B$_{12}$ *(cobalamina)*

+ Incrementa el nivel de energía y de vitalidad.
+ Estimula la formación de células sanguíneas (glóbulos rojos).
+ Regula el crecimiento celular, el metabolismo de los neurotransmisores y el de la homocisteína.

Toma *Valores de referencia para el aporte nutricional D-A-CH*
- Mujeres: 3 mg/día
- Hombres: 3 mg/día

CONSEJO ¡ENERGÍA! . . . .

Conviene fijarse en que se toma la forma activa de la vitamina B$_{12}$, es decir, metilcobalamina. La cianocobalamina no es fácil de asimilar y aprovechar.

Presencia en alimentos
- Carnes, pescados, huevos, vísceras, leche y derivados lácteos

Necesidades elevadas
- Personas de edad avanzada, dietas vegetarianas o veganas, consumo excesivo de alcohol, tabaquismo, celiaquía, disbiosis, gastritis crónica

Notas
- Esta es la dosis máxima que no registró efectos perjudiciales en los estudios: 3000 mg/día

CONSEJO ¡ENERGÍA! . . . .

Una buena opción es tomarla en alguna de las variantes más innovadoras. Por ejemplo, los sprays de uso bucal que incorporan sustancias amargas complementadas con B$_{12}$, o en pasta dentífrica con suplemento de B$_{12}$, ya que la asimilación a través de las mucosas de la boca es muy eficaz.

CÚRCUMA *(curcumina, Curcuma longa)*

+ Combate y frena los procesos inflamatorios.
+ Acción antioxidante, protege las células.
+ Fomenta la detoxificación.
+ Posee efectos preventivos frente a tumores y trastornos neurales.
+ Reduce la proporción de colesterol dañino para el corazón (colesterol LDL oxidado).
+ Tiene propiedades antidepresivas.

Toma *Valores de referencia para el aporte nutricional D-A-CH*
- 500–1 500 mg/día
- Dosis terapéutica: hasta 3 g/día

Información sobre la planta
- Pertenece a la familia del jengibre y su principio activo más destacado es la curcumina.

Necesidades elevadas
- Personas que padezcan enfermedades autoinmunes, crónicas e inflamatorias, depresión, problemas para la detoxificación, enfermedades cardiovasculares, como acompañamiento a la terapia en casos de hipercolesterolemia
- Como prevención ante enfermedades tumorales

Notas
- Debes prestar atención a tu nivel de tolerancia individual.
- La curcumina puede limitar o restringir los efectos secundarios de los medicamentos antiinflamatorios no esteroideos en el tracto gastrointestinal.

PROBIÓTICOS

- + Protegen y favorecen la proliferación de la flora intestinal fisiológicamente beneficiosa.
- + Contribuyen a mantener intacta la barrera mucosa intestinal.
- + Fortalecen el sistema inmunitario (el tejido linfoide asociado con el intestino o GALT= «Gut Associated Lymphoid Tissue», que supone el 70 % de toda la defensa inmunitaria).

Toma *Valores de referencia para el aporte nutricional D-A-CH*
- Bacterias de géneros Bifidobacterium y Lactobacterium (diversas cepas), al menos 10 000 millones de cultivos vivos diarios.
- Debe tomarse antes de las comidas.

Presencia en alimentos
- Alimentos fermentados, como, por ejemplo, el chucrut fresco (sin calentar)
- Microorganismos presentes en las frutas frescas, así como en verduras de hoja y hortalizas, como las berzas, los brotes de brécol, los rábanos o las lentejas

Necesidades elevadas

- Alergias, enfermedades autoinmunes e inflamatorias, inmunodeficiencias, disbiosis, síndrome de intestino permeable, cáncer
- Infecciones por *Helicobacter pylori* (consejo: *Lactobacillus reuteri*), terapias con antibióticos

Notas

- La aplicación de estos complementos debe ser individualizada, acorde con los síntomas, y prolongarse al menos entre dos y tres meses.

PREBIÓTICOS

- + Fortalecen un microbioma sano.
- + Sirven de alimento a las bacterias de nuestra flora intestinal que tienen efectos saludables y ayudan a mantenernos en el peso ideal.
- + Estabilizan la barrera mucosa intestinal y ayudan a su conservación.
- + Refuerzan el sistema inmunitario (tejido linfoide asociado al intestino).
- + Contribuyen a prevenir enfermedades crónicas.

Toma *Valores de referencia para el aporte nutricional D-A-CH*

- Sustancias amargas (véase a continuación); por ejemplo, 3 veces/día (aplicando en spray bajo la lengua)
- Cáscaras de psilio (véase a continuación)
- Fibras de acacia, 1–2 cucharadas en polvo
- Pectina de cítricos, 1–2 cucharadas en polvo

Presencia en alimentos

- Frutas y verduras

CONSEJO ¡ENERGÍA! . . . .

Una manzana fresca y de cultivo ecológico al día sirve también como prebiótico y aporta un montón de nutrientes esenciales.

Necesidades elevadas

- Disbiosis, inmunodeficiencia, enfermedades crónicas, prevención contra el cáncer

Notas

- ¡Que no se te ocurra despreciar ni minusvalorar el efecto prebiótico de las frutas y verduras frescas!

SUSTANCIAS AMARGAS

+ Estimulan la digestión.
+ Fomentan la producción de bilis.
+ Tienen efecto probiótico, ya que sirven de alimento a las bacterias beneficiosas que viven en tu intestino y ayudan a que mantengas la línea.
+ Frenan los ataques de apetito voraz.

Toma *Valores de referencia para el aporte nutricional D-A-CH*

- 1-3 veces/día
- Toma entre las comidas (lo mejor es en forma de spray)

Presencia en alimentos

- Alcachofas, dientes de león, achicoria roja, endivias

Necesidades elevadas

- Problemas digestivos, disbiosis, apetito voraz sin fundamento, sobrepeso, enfermedades crónicas, autoinmunes o inflamatorias

Notas

- También están disponibles en forma de complemento nutricional sin alcohol y sin conservantes (en formato de spray o en polvo).

CÁSCARAS DE PSILIO

+ Fibra alimentaria prebiótica.
+ Regula la actividad intestinal.
+ Contribuye a la detoxificación.

Toma *Valores de referencia para el aporte nutricional D-A-CH*

- 2–4 g/día (1–3 cucharadas)
- Deben tomarse antes de las comidas, disueltas en un vaso de agua (al menos de 300 ml).

CONSEJO ¡ENERGÍA! . . . .

También es buena idea mezclarlas con el desayuno (y que este sea tardío); conviene elegir productos de calidad bio.

Necesidades elevadas

- Estreñimiento, hemorroides, hipercolesterolemia, sobrepeso

Notas

- Muy importante: es necesario asegurarse de que tomamos suficiente líquido.

▸▸ TERAPIA PARA EL HÍGADO

DIENTE DE LEÓN

+ Lo llaman el «ginseng» de Occidente.
+ Aumenta el nivel de energía y estimula la digestión (especialmente la producción y secreción de bilis) gracias a su alto contenido en sustancias amargas.
+ Modula la respuesta inmunitaria, tiene efectos antioxidantes.
+ Contribuye a prevenir tumores (cáncer de hígado).

Toma *Valores de referencia para el aporte nutricional D-A-CH*

• 150–450 mg/día.
• Debe tomarse entre las comidas.

CONSEJO ¡ENERGÍA! . . . .

1–3 tazas de té de diente de león entre comidas o como complemento nutricional con sustancias amargas.

Información sobre la planta

• El diente de león pertenece a la familia de las asteráceas.
• Sus hojitas más tiernas (los brotes) son un complemento ideal para tus ensaladas.
• En algunas regiones se lo considera una exquisitez culinaria.
• Necesidades elevadas
• Problemas digestivos, disbiosis, síndrome de intestino permeable, enfermedades autoinmunes, crónicas o inflamatorias

Notas

• No se conoce ningún efecto secundario relevante.

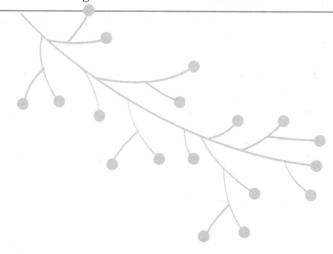

CARDO MARIANO

+ Contiene silimarina, un complejo de principios activos con potentes propiedades protectoras para el hígado, acción antiinflamatoria y efecto modulador de la respuesta inmunitaria.
+ Estimula la síntesis de proteínas y los procesos de autorrecuperación del hígado.

Toma *Valores de referencia para el aporte nutricional D-A-CH*

- 300–400 mg/día.

Presencia en alimentos

- Extracto

Necesidades elevadas

- Problemas digestivos, disbiosis, síndrome de intestino permeable, enfermedades autoinmunes, crónicas o inflamatorias, trastornos hepáticos o enfermedades del hígado

Notas

- No se conoce ningún efecto secundario relevante.

ALCACHOFA

+ Favorece la regeneración del hígado y el metabolismo hepático.
+ Estimula la producción de bilis.
+ Acción antioxidante, protege las células.

Toma *Valores de referencia para el aporte nutricional D-A-CH*

- Desde 300 mg (uso preventivo) hasta 900 mg (uso terapéutico)/día
- Debe tomarse entre las comidas, aprox. 1 hora antes de comer

Presencia en alimentos

- Extracto

Necesidades elevadas

- Problemas digestivos, disbiosis, síndrome de intestino permeable

Notas

- No se conoce ningún efecto secundario relevante.

▶ DETOXIFICACIÓN

Llegaría después de aplicar la terapia gastrointestinal. Es recomendable si padeces de una carga tóxica muy alta o sufres alguna enfermedad autoinmune e inflamatoria.

CONSEJO ¡ENERGÍA! ....

Los cofactores esenciales para una detoxificación óptima son el ácido fólico activo y las vitaminas del complejo B (véase anteriormente).

ÁCIDO ALFA LIPOICO

+ Fomenta la producción de ATP.
+ Acción antioxidante, protege las células.
+ Ayuda a la detoxificación.
+ Contribuye a la síntesis del glutatión.
+ Actúa como protector de las vías vasculares del hígado.

Toma *Valores de referencia para el aporte nutricional D-A-CH*
- 200–600 mg/día.
- Debe tomarse aprox. 30 minutos antes de comer, aislado de otros oligoelementos y vitaminas.

Presencia en alimentos
- Espinacas, brécol

Necesidades elevadas
- En condiciones normales, el ácido alfa lipoico se sintetiza en cantidades suficientes dentro del propio organismo.
- Se consideran grupos de riesgo por posible insuficiencia a las personas con diabetes, a quienes se exponen a una contaminación elevada por tóxicos (metales pesados, como por ejemplo los empastes de amalgama) y a quienes padecen enfermedades hepáticas crónicas, como el hígado graso.

Notas
- Existe la posibilidad de potenciar el efecto de los antidiabéticos.

CONSEJO EXPERTO ....
Los análisis de laboratorio pueden desvelar una insuficiencia.

L-GLUTATIÓN *(reducido)*

+ Es el antioxidante más importante, actúa protegiendo a las células.
+ Contribuye a fijar las moléculas de azufre en las células.
+ Interviene en la detoxificación, sobre todo de productos resultado del metabolismo, metales pesados, fármacos y hongos o mohos.

Toma *Valores de referencia para el aporte nutricional D-A-CH*

* 100–400 mg/día.

Si se quiere incrementar el nivel de glutatión intracelular, lo más lógico es administrar precursores de la glutamina:

* L-glutamina: 2 x 1 g
* Taurina: 2 x 2 g
* Glicina: 2 x 2 g disuelta en agua

Presencia en alimentos

* Espárragos, aguacates, nueces, espinacas, brécol

Necesidades elevadas

* En dietas veganas es bastante frecuente detectar insuficiencias de glutamina y taurina, sustancias precursoras del glutatión.

CONSEJO EXPERTO . . . .

Los análisis de laboratorio pueden revelar una insuficiencia nutricional.

CHLORELLA *(calidad bio)*

+ Tiene propiedades antioxidantes.
+ Aumenta el nivel de energía.
+ Frena la reabsorción de sustancias tóxicas.
+ Favorece la quelación y fomenta la expulsión de metales pesados.

Toma *Valores de referencia para el aporte nutricional D-A-CH*

* Debe tomarse entre comidas, elevando la dosis paulatinamente.
* Dosis inicial: 500 mg/día
* Para favorecer la depuración y expulsión de metales pesados: 1–7 g/día según tu tolerancia individual, durante 4 semanas como mínimo

Información sobre la planta

* Algas verdes unicelulares de agua dulce

Necesidades elevadas

* Dietas vegetarianas y veganas, enfermedades crónicas e inflamatorias, cáncer

Notas
- Es posible que las heces adopten una coloración verdosa. No se conocen contraindicaciones.

MSM *(metilsulfonilmetano)*

+ Cumple una función elemental en el metabolismo del azufre, además es un ingrediente básico para sintetizar el glutatión y la taurina.
+ Tiene un potente efecto antioxidante.
+ Presenta notables propiedades antiinflamatorias.

Toma *Valores de referencia para el aporte nutricional D-A-CH*
- 2–3 g/día.
- Debe tomarse con las comidas.

Presencia en alimentos
- El azufre está presente como componente natural en algunos alimentos: carnes, pescados o lácteos.
- Pero también es muy inestable (es sensible al calor cuando se cocinan).

Necesidades elevadas
- Personas que padezcan enfermedades crónicas o inflamatorias (sobre todo reumatismo), síndromes dolorosos (como los dolores de espalda), regeneración tras lesiones deportivas, fibromialgia

Notas
- Se considera seguro incluso en dosis más elevadas.

▶▶ TERAPIA ANTIESTRÉS

Aconsejable en casos en que se sufra mucho estrés, para ayudar a las glándulas suprarrenales

GINSENG *(Panax ginseng)*

Y GINSENG SIBERIANO *(Eleutherococcus senticosus)*

+ Actúa como adaptógeno.
+ Eleva el nivel de tolerancia al estrés actuando a través del eje hipotálamo-hipófisis-glándulas suprarrenales.
+ Fortalece el sistema inmunitario (favorece la proliferación de los linfocitos).
+ Tiene propiedades antidiabéticas y contribuye a la regulación de la insulina.

Toma *Valores de referencia para el aporte nutricional D-A-CH*
- 100–300 mg
- Debe tomarse entre las comidas.

CONSEJO ¡ENERGÍA! ....
Se recomienda prolongar la toma con fines terapéuticos durante al menos 3 meses.

Presencia en alimentos
- Extracto de la raíz del ginseng

Necesidades elevadas
- Personas aquejadas de niveles altos de estrés físico o psíquico, enfermedades autoinmunes e inflamatorias, diabetes

Notas
- Muchas recetas y remedios de la medicina tradicional china lo incluyen en su repertorio.

RODIOLA *(Rhodiola rosea)*

- ✛ Actúa como adaptógeno.
- ✛ Regula la respuesta el estrés.
- ✛ Mejora la tolerancia al estrés y fomenta la estabilidad emocional.
- ✛ Aumenta la capacidad de concentración.
- ✛ Combate y frena los procesos inflamatorios.
- ✛ Tiene propiedades antimicrobianas.

Toma *Valores de referencia para el aporte nutricional D-A-CH*
- 200 mg/día: para reforzar la resistencia al estrés
- 200–1000 mg/día: para aliviar trastornos del sueño o de ansiedad
- Se recomienda tomarla por las mañanas.

Información sobre la planta
- Es una planta de la familia de las crasuláceas.

Necesidades elevadas
- Personas que padecen niveles de estrés psíquico muy elevados, trastornos de ansiedad, alteraciones del sueño

Notas
- En Escandinavia y Rusia lleva siglos utilizándose como remedio tradicional.

BUFERA *(Withania somnifera)*

+ Actúa como adaptógeno.
+ Refuerza la tolerancia al estrés.
+ Regula la respuesta el estrés.

Toma *Valores de referencia para el aporte nutricional D-A-CH*
- 500 mg/día

Información sobre la planta
- También conocida por su nombre sánscrito, ashwagandha, o como ginseng indio.
- Disponible también en preparado para infusión.

Necesidades elevadas
- Personas que padecen niveles de estrés psíquico muy elevados, alteraciones del sueño

Notas
- Lleva siglos utilizándose como remedio tradicional en el repertorio de la medicina ayurvédica.

▶▶ DISBIOSIS/PARASITOSIS

Terapia contra parásitos alojados en el INTESTINO

POMELO

+ Acción antioxidante, protege las células.
+ Potencia la microcirculación.
+ Protege las mucosas (como la mucosa gástrica).
+ Tiene propiedades antimicrobianas (contra bacterias y hongos).

Toma *Valores de referencia para el aporte nutricional D-A-CH*
- 500–1 000 mg/día
- Debe tomarse entre las comidas.

Información sobre la planta
- El árbol que da este fruto cítrico pertenece a la familia de las rutáceas.

Necesidades elevadas
- Gastritis, infestación intestinal de origen microbiano (bacterias, hongos o parásitos), disbiosis

Notas
- Deberíamos evitar tomar medicamentos al mismo tiempo.
- Duración recomendada para el uso terapéutico: aprox. 4–8 semanas

AJO *(alicina)*

+ Incrementa el nivel de energía y la capacidad para rendir; actúa como tónico vitalizante.
+ Tiene propiedades antimicrobianas y antibacterianas, también eficaces contra la *Helicobacter pylori*.
+ Fortalece el sistema inmunitario.

Toma *Valores de referencia para el aporte nutricional D-A-CH*

- Para fortalecer la defensa inmunitaria: 25–50 mg/día.
- Como terapia antimicrobiana: 50–150 mg/día.

Información sobre la planta

- Pertenece a la familia de las aliáceas, con características semejantes a las de la cebolla, el puerro y el cebollino.

Necesidades elevadas

- Disbiosis, casos de infestación microbiana intestinal (bacterias u hongos)

Notas

- Las cápsulas no provocan mal aliento.

ORÉGANO

+ Tiene efectos vitalizantes y antiinflamatorios.
+ Posee grandes propiedades antifúngicas y antibacterianas; combate la proliferación de bacterias y hongos.
+ Contribuye a regular la digestión y la flora intestinal.
+ Fortalece la defensa inmunitaria.

Toma *Valores de referencia para el aporte nutricional D-A-CH*

- Extracto: 100–300 g/día.
- Aceite: 3 tomas diarias, 200–250 mg
- Debe tomarse entre las comidas.

CONSEJO ¡ENERGÍA! . . . .

Combina de maravilla para condimentar recetas de dieta mediterránea (siempre es preferible utilizar productos de calidad bio).

Necesidades elevadas

- Debilidad inmunitaria contra infecciones, disbiosis, problemas relacionados con la digestión

Notas

- Es un remedio o medicamento muy apreciado en la medicina naturista.

COMPLEMENTOS

- Aceite de comino negro
- Infusiones y tisanas de plantas medicinales

▶▶ INTOLERANCIA A LA HISTAMINA Y SÍNDROME DE ACTIVACIÓN MASTOCITARIO

DIAMINOOXIDASA *(DAO)*

+ Esta enzima se encuentra de forma natural en el intestino, el hígado y los riñones.
+ Actúa en la descomposición de la histamina (= sustancia neurotransmisora y mediadora de la inflamación de las células mastocitarias).
+ Existe el riesgo de que la actividad de la DAO sea reducida desde el mismo nacimiento, pero también de que se reduzca en una fase más tardía de la vida.

Toma *Valores de referencia para el aporte nutricional D-A-CH*

CONSEJO ¡ENERGÍA! . . . .
Para empezar la toma con fines terapéuticos, es mejor espaciarla a lo largo de todo el día (15 mg/día durante 4 semanas). Posteriormente, se recomienda tomarla antes de comidas con ingredientes ricos en histamina (8–10 mg/día).

Presencia en alimentos
- Intolerancias alimentarias debidas a la intolerancia a la histamina

Necesidades elevadas
- Casos de intolerancia a la histamina, síndrome de activación mastocitario

CONSEJO ¡ENERGÍA! . . . .
Se recomienda tomarla en combinación con vitamina C (= agente estabilizador mastocitario), probióticos, prebióticos y quercetina.

QUERCETINA

+ Se trata de un flavonoide (polifenoles), un compuesto vegetal secundario con propiedades beneficiosas.
+ Posee un potente efecto antioxidante, protege las células.
+ Tiene efectos antiinflamatorios.
+ Ayuda a otros antioxidantes de gran relevancia, como las vitaminas C y E, potenciando sus efectos.

Toma *Valores de referencia para el aporte nutricional D-A-CH*
- 500 mg/día

Presencia en alimentos
- Piel exterior de hortalizas y frutas, como en las manzanas, las uvas y la cebolla

Necesidades elevadas
- Enfermedades crónicas o inflamatorias, intolerancia a la histamina

CONSEJO ¡ENERGÍA! ·
Es recomendable complementarla con ácidos húmicos para eliminar los excesos de histamina.

▶ RECOMENDACIÓN ADICIONAL DEL PLAN ¡ENERGÍA!

Para combatir infecciones (herpes, virus de Epstein-Barr, toxoplasmosis)

LISINA

- + Es un aminoácido esencial (el organismo humano no puede producirlo por sus propios medios).
- + Muy importante para el sistema inmunitario.
- + Ayuda a la formación de tejidos conectivos, huesos, dientes, tendones y musculatura.

Toma *Valores de referencia para el aporte nutricional D-A-CH*
- Dosis diaria: 30–60 mg de lisina por cada kilo de peso corporal
- En caso de infecciones víricas agudas: 1500 mg/día

Presencia en alimentos
- Presente en alimentos de origen animal, especialmente en carnes, pescados, huevos, lácteos (queso); también en legumbres, aunque en cantidades menores

Necesidades elevadas
- Dietas veganas, deportistas de alto rendimiento, personas de edad avanzada

CONSEJO ¡ENERGÍA! ·
Si se padece una infección crónica por herpes o una infección por virus de Epstein-Barra, se recomienda tomar una dosis de 500 mg–1 g al día.

DOPAJE SANO
Y CON MEDIOS
NATURALES

Imita la senda que sigue la naturaleza.
La paciencia es su secreto.

.... RALPH WALDO EMERSON ...

Todo el mundo desea vivir hasta una edad muy longeva con buena calidad de vida, en forma y capaces de disfrutar, con autonomía para gestionar nuestro día a día y quién sabe si concedernos algún capricho momentáneo que otro. Pues para conseguirlo, deberíamos explotar la fuerza de la naturaleza, que nos ofrece alternativas ideales para olvidarnos de tantas fórmulas químicas y de las bebidas energéticas. Aquí la clave estriba en aprovechar las cualidades de factores energizantes más discretos, que nos prestarán su ayuda para convertirnos en auténticas bombas de salud y vitalidad, con el motor en marcha y potencia para seguir adelante sin necesidad de más ayudas artificiales. Nuestra primera meta será bajar poco a poco de revoluciones el estrés, encontrar un punto medio y conocer alternativas para no recurrir a la cafeína a la hora de pasar de la «fatiga mortal» a la «excitación total». Déjate llevar, toma las ideas que te parezcan oportunas y durante los próximos meses, prueba al menos un par de estas medidas: todas son recetas interesantes y naturales, llenas de ¡ENERGÍA! Si tienes que tomar fármacos de forma regular, te recomiendo que consultes a tu médico o doctora para ver si son compatibles con los preparados y remedios de medicina naturista que te voy a proponer.

Agua pura

Ya conoces perfectamente a un agente energizante crucial: el agua. Quizás te parezca trivial, pero elegir el agua adecuada supone una gran diferencia. Tu organismo, incluido el cerebro, está compuesto de agua en casi un 70 %. O sea, que es un pilar básico del cuerpo humano. El agua contribuye a regular la producción de energía en las células, ayuda a suministrar nutrientes y oxígeno, y además participa en la eliminación de toxinas y otros agentes nocivos. Sencillamente, es imprescindible para la vida. Piénsalo, es el líquido natural que mejor capacitado está para saciar tu sed, de veras. Porque para conseguirlo, el organismo requiere un líquido sin contenido energético, que no estimule la concentración de azúcar en sangre. Si quieres hacer algo bueno para la salud ahora mismo y subir de inmediato tu nivel de energía, bebe agua pura hasta saciarte. La verdad es que cuanta más atención dediques a la calidad de alimentos y bebidas, más motivos (y más capacidad) tendrá tu cuerpo para celebrarlo. La mejor opción es el agua corriente *filtrada*, el agua mineral o de manantial. Más te vale que no minusvalores la eficacia del agua pura filtrada sobre los procesos de detoxificación y el nivel de energía.

En los seres humanos, a partir de los 65 años de edad, la sensación de sed se va atenuando.[293] Por eso es tan importante que, al llegar a esa edad y en adelante, recordemos tomar varios varios de agua al día. El color de la orina es un indicador muy práctico para verificar si te has hidratado suficiente. Debes procurar beber de manera que, al menos una vez al día, la orina presente un color amarillo pajizo, pálido. Si tomas complementos nutricionales con vitamina B_2 (recuerda que la mayoría de multivitamínicos incluyen B_2), te aviso por adelantado: provocan que la orina luzca una tonalidad muy intensa, casi como un anuncio de neón. En ese caso, te recomiendo que suspendas la toma del preparado multivitamínico durante un día y controles entonces la coloración de la orina.

Si tu cuerpo genera una cantidad muy escasa de orina y pasa mucho tiempo sin que tengas que evacuar, tómatelo como una señal, es porque no has bebido suficiente agua. Esto es lo que me ha enseñado la experiencia con mis pacientes: nada más sencillo para mejorar su vitalidad que beber agua, fresca y pura.

Manzanas

Antes de ponernos a hablar de un par de estrellas de la naturaleza, auténticos héroes de la nutrición, me gustaría romper una lanza por una fruta más modesta, pero con unas propiedades difíciles de batir: la humilde manzana. Ten presente que jamás deberíamos subestimar a los alimentos más sencillos y centrarnos exclusivamente en los más rimbombantes y exóticos.

Préstales atención, la merecen. El manzano, un árbol de la familia de las rosáceas, tiene su origen presuntamente en Oriente Medio. En la antigua Roma se conocían casi 40 variedades, pero hoy contamos con nada menos que 7500. Una manzana es casi como una bebida en formato sólido, pues está compuesta por alrededor del 85 % de agua, acompañada de un catálogo interminable de nutrientes esenciales. Contiene minerales como el sodio, que regula el equilibrio hídrico, acompañado de magnesio, calcio, fósforo, manganeso, vitamina C y fibra de celulosa, para impulsar tu energía. Pero la cosa no termina ahí, porque la fibra de la piel exterior «limpia» la mucosa intestinal (véase el capítulo «Una digestión sana: manual básico para terapia» de la segunda parte) y promueve la detoxificación gracias a su contenido en nutrientes esenciales (véase el capítulo «Cómo detoxificarnos correctamente» de la segunda parte). Según el viejo dicho inglés, «an apple a day keeps the doctor away», si te comes una al día, te ahorrarás visitar al médico.

Esta fuente de salud nunca debería faltar en las meriendas de hijos y nietos, pero tampoco en tu frutero, porque en cuestiones de ¡ENERGÍA! esta fruta es una joya. Puedes disfrutar de ella como tentempié de emergencia si necesitas un chute de energía. Cruda o pasada unos instantes por el vapor, quizás acompañada de una pizca de canela (con efecto antiinflamatorio). Idealmente, de cultivo biológico. Mi opción favorita es esta: manzanas y zanahorias ralladas, aderezadas con unas gotitas de zumo de limón. Y para redondearlo, un puñadito de nueces o almendras. Un aviso para quienes suelen evitarlas por miedo a las alergias: las *variedades más antiguas* y tradicionales son más fáciles de tolerar y digerir que los cultivos más recientes. Ojo, la mayoría de los nutrientes esenciales se encuentran directamente bajo la piel. Así que merece la pena elegir manzanas de cultivo biológico, de producción regional (o sea, de proximidad). De ese modo, te las podrás zampar sin pelar y sin miedo, para reponer tus reservas de fibra y nutrientes fundamentales.

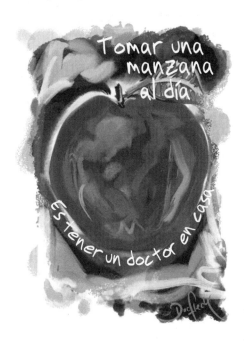

Tomar una manzana al día. Es tener un doctor en casa

La humilde manzana: una auténtica titana entre los alimentos

Ginseng

Este vegetal pertenece a la familia de las araliáceas y es originario del norte de Corea, pero también está presente en China y Siberia. Desde hace milenios, la medicina tradicional china y otras escuelas asiáticas lo consideran un remedio curativo de primer orden, especialmente contra los efectos del estrés.[294] Se emplean básicamente extractos obtenidos de sus raíces. La variedad más célebre es el ginseng rojo o *Panax ginseng*[295], pero tampoco deberíamos olvidar las propiedades del ginseng siberiano (*Eleutherococcus senticosus*)[296], que también son impresionantes.

El ginseng tiene efectos como agente «adaptógeno». ¿Qué quiere decir eso? Pues que estimula los sistemas orgánicos y equilibra sus funciones para optimizarlas. El concepto «adaptógeno» denomina a los compuestos vegetales que contribuyen a relajar el organismo en momentos o etapas de mucha presión, para aliviar tensiones y adaptarlo mejor a la situación.[297] Además de sus propiedades adaptógenas, también destaca porque aporta sustancias activas llamadas ginsenósidos (proteínas, oligoelementos y aceites esenciales) que presenta una extensa paleta de beneficios: aumentan la tolerancia al estrés porque actúan regulando el eje hipotálamo-hipófisis-glándulas suprarrenales, apoyan al sistema inmunitario, mejoran la captación de oxígeno de la sangre e incluso tienen acción antidiabética. Si vas a tomar ginseng como tónico, para mejorar el rendimiento de tus neuronas a la hora de estudiar o concentrarte en el trabajo, o bien para reforzar la musculatura de cara a ese próximo desafío deportivo, lo recomendable es prolongar la toma durante al menos tres meses. De esa manera podrá desplegar sus virtudes al máximo. Y esas particularidades se harán notar también en forma de un sistema inmunitario más resistente (la dosis terapéutica recomendada es de entre 100 y 300 mg/día).

Un consejo: El cultivo del ginseng es muy laborioso y costoso, por eso los extractos de alta calidad tienen un precio también alto. Por tanto, si te topas con algún producto extraordinariamente económico, te recomiendo una sana dosis de escepticismo. Puedes encontrar extractos y preparados en farmacias, parafarmacias y herbolarios.

Rodiola (Rhodiola rosea)

La *Rhodiola rosea* es una planta de la familia de las crasuláceas (que se caracterizan por sus hojas gruesas), una artista de la supervivencia y una superdotada para la nutrición. Adora los hábitats extremos y por eso crece en zonas árticas, en riscos de alta montaña o en páramos de regiones muy frías. Desde hace siglos, tanto en Escandinavia como en Rusia, figura en los repertorios de la medicina tradicional. De hecho, en Siberia le demuestran respeto al conocerla como «raíz dorada». Como sucede con el ginseng, la rodiola actúa como agente adaptógeno[298]: sube la tolerancia al estrés y la capacidad de concentración, además de aliviar la fatiga mental. Asimismo, tiene propiedades antiinflamatorias y potencia la defensa inmunitaria.[299]

Pero es que las cualidades positivas de esta planta no se restringen al plano psíquico e inmunitario, sino que también ayuda a incrementar la resistencia y la fuerza físicas. Lo más aconsejable para que sus principios activos saquen a relucir toda su fuerza es tomar rodiola durante al menos tres meses, al igual que te recomendé con el ginseng. La dosis terapéutica recomendada es de 200 mg/día, espaciados a lo largo de toda la jornada. En cuanto empieces con la terapia, notarás en pocos días que aumentan tu tolerancia al estrés y tu nivel de energía. Para comenzar, opino que lo mejor es tomarla por la mañana. En la actualidad no se tiene constancia de ninguna contraindicación. Eso sí, te desaconsejo que recurras a la rodiola si estás embarazada o si te encuentras en una situación de inquietud psicológica muy acusada. Los preparados y extractos de rodiola se comercializan en farmacias, parafarmacias y herbolarios, también en Internet.

Bufera (*Withania somnifera*)

La bufera, también conocida como ginseng indio o ashwagandha por su denominación en sánscrito, es una de las plantas medicinales más valiosas para la escuela ayurvédica. Se trata de un adaptógeno vegetal, que sirve de apoyo a tu bienestar físico y psíquico durante episodios de estrés elevado, con efectos muy beneficiosos para las glándulas suprarrenales (véase también el capítulo «Plan para recuperarse de una insuficiencia suprarrenal» de la tercera parte). En cooperación con el magnesio (conocido como «el mineral del estrés») y la vitamina B_6, imprescindibles para el correcto funcionamiento del sistema nervioso, esta planta medicinal puede evitar picos de estrés y fomentar una regeneración óptima.[300] Ha demostrado que tiene unas propiedades magníficas también para tratar la insuficiencia suprarrenal (rasgo que comparte con el ginseng y la rodiola). La dosis diaria recomendada es de 500 mg. La bufera no se debería tomar durante más de cuatro semanas seguidas, para evitar que el cuerpo se habitúe en exceso. Hoy no es difícil encontrar infusiones de hierbas de sabor agradable que incorporan extractos de esta especie. Para comprar productos de calidad, consulta en farmacias, parafarmacias, herbolarios o busca en Internet.

Maca

La maca es una planta de la familia de las brasicáceas, cuyo origen primordial se sitúa en los Andes peruanos, donde es un alimento básico. Presenta una gruesa raíz, un tubérculo, que se puede cocer, hornear o secar. Las hojas también puede comerse crudas o cocinadas. La maca hace subir el nivel de energía y mejora la capacidad de concentración y memoria.[301] Además alivia los casos de falta de libido por motivos de estrés, tanto en hombres como en mujeres[302], y eleva la calidad y cantidad del semen en hombres.[303] Se recomienda tomarla durante un período de tres meses, aproximadamente (dosis: 600 mg/día). No es aconsejable tomar dosis más elevadas durante el embarazo y la lactancia, ni tampoco si padecemos de hipertensión. Encontrarás productos con extractos o a base de maca en tiendas de alimentación bio y grandes supermercados.

Albahaca morada

De nombre científico *Ocimum tenuiflorum* y parte de la familia de las lamiáceas, es pariente de la albahaca común y considerada una planta sagrada por el hinduismo. Sus excelente propiedades antioxidantes y antiinflamatorias[304] se deben al elevado contenido en aceites esenciales (como el eugenol) y compuestos vegetales secundarios (flavonoides y fenoles). Diversos estudios han refrendado sus efectos antimicrobianos, antiestrés y analgésicos, así como las propiedades beneficiosas para la defensa inmunitaria.[305] Dentro del enfoque ¡ENERGÍA!, la albahaca morada es una gran ayuda natural y no solo actúa aliviando el estrés y con su delicado sabor. También se le otorgan cualidades calmantes para los mastocitos y muchos de mis pacientes han podido confirmar estas bondades. Asimismo, es una planta muy apreciada en la medicina ayurvédica y se utiliza como hierba medicinal en toda Asia. En esta época ha conquistado además un lugar en las estanterías junto a otras hierbas, no solo por sus beneficios para la salud, sino por su exquisito sabor con un toque que recuerda a la pimienta. Se presenta «pura» al natural o en mezclas de hierbas para infusión, de sabor más equilibrado. Para elaborar una tisana, basta verter 200 ml de agua hirviendo sobre una o dos cucharadas de hiervas y esperar 10 minutos. Al igual que hago con otras infusiones, para este caso aconsejo apostar por productos de cultivo bio, para mantener al mínimo la presencia de posibles sustancias contaminantes. Puedes encontrarla en herbolarios, tiendas de alimentación bio y algunas droguerías o parafarmacias.

REDUCIR EL **ESTRÉS,** FORTALECER EL **SISTEMA INMUNITARIO** Y RECUPERAR **ENERGÍAS**

Quien se limita a funcionar y trabajar y nada más,
se pierde la aventura de la vida.

. . . . ARMIN MUELLER-STAHL . . .

El estrés que se desarrolla y acumula en nuestro interior es un enemigo voraz, que consume nuestra energía. Al mismo tiempo, también es un excelente abono para infecciones que nos fatigan (como sucede, por ejemplo, con las infecciones crónicas causadas por el virus de Epstein-Barr). Y eso es porque el estrés crónico debilita las tropas de la defensa inmunitaria. La manera en que valoras las cosas de la vida cotidiana, cómo te planteas las condiciones en que vives, cómo te sientes y cómo reaccionas: todo eso influye con muchísima fuerza sobre tu nivel de estrés y, según lo que nos ha enseñado la psiconeuroinmunología, también en la capacidad de tus células inmunitarias.

Esta especialidad de la medicina explica que sentimientos como la ira, el disgusto o la tristeza, así como las preocupaciones, la angustia existencial y los conflictos con las personas cercanas afectan de manera inmediata a tus defensas. Los sentimientos surgidos como reacción ante las circunstancias de la vida pueden traducirse en estrés. La cuestión es que esos sentimientos brotan como reacción a pensamientos y reflexiones, pero esos razonamientos pueden ser erróneos o meras quimeras. Debes ser consciente de ello si tu objetivo es rebajar el nivel de estrés y tonificar tu sistema inmunitario. En este caso también toca identificar y esquivar o neutralizar a los factores que te roban la energía, así tu cuerpo y tu vitalidad retomarán la senda del bienestar.

RECETAS PERFECTAS PARA CONSEGUIR UN SUBIDÓN DE ENERGÍA INSTANTÁNEO

El estrés es una realidad. En toda vida humana ocurren sucesos frustrantes, que nos enfadan, nos entristecen y generan en nuestro interior estrés negativo. Mientras no repensemos, replanteemos y modifiquemos nuestro juicio, mientras no encontremos un modo de compensar esos sinsabores, el estrés percibido como sensación negativa nos sustraerá energías y salud. Pero tanto percibir como enfocar el propio estrés es también una decisión. Y cómo lidiar con él y superarlo es una cuestión absolutamente individual, distinta en cada persona. Hay quien contempla lanzarse al vacío en paracaídas como una actividad excitante, mientras que para otras personas supondría un pánico invencible. Hay quien adora el heavy metal, los gruñidos de Lemmy Kilmister, los alaridos de Lady Gaga o el estruendo rotundo de una percusión machacona, mientras otras personas se decantan por la suave delicadeza de Chopin, Albinoni o los sonidos de la naturaleza. Cada cual es cada cual, no hay dos personas iguales. Sin embargo, muchos y muchas están atrapados en la rutina como un hámster en su rueda y han perdido de vista la necesidad de compensar toda la presión que nos afecta. Así que agotan día tras día sus reservas de energía. Y así seguirán, a no ser que se replanteen la situación y adopten nuevos rituales para favorecer el equilibrio.

¿Cómo reducir y suprimir eficazmente el estrés interno y darle un respiro a tus glándulas suprarrenales tan atareadas? Eso es cosa exclusivamente tuya. Ahora bien, las recetas o remedios que te presento a continuación han demostrado ser efectivas para recuperar energías. Así que abre la mente y ponte a buscar, hasta que encuentres algo que funcione para ti.

Cómo respirar correctamente

El medio más simple de recargar las baterías está a tu alcance, es un proceso que se repite cada segundo de tu vida, en cualquier rincón del mundo: se trata de respirar.

Nuestra vida comienza y termina con el aliento. Y en medio, una vida de 80 años comprendería alrededor de 841 millones de inspiraciones y exhalaciones (28 800 por 365 días por 80 años). Al respirar nos abastecemos de oxígeno, imprescindible para continuar con vida. Pues bien, aún así, apenas le prestamos atención a algo que es absolutamente crucial, lo damos por sentado sin más. La respiración controla todas las funciones de los órganos y condiciona el metabolismo. Por eso mismo, si nos concentramos en respirar de forma consciente, ayudaremos a optimizar el funcionamiento del organismo y también consolidaremos nuestro nivel de energía. Respirar correctamente no solo alivia el cansancio emergente, sino que también evita que caigamos en bajones abruptos de energía. Respirar correctamente, has leído bien. Para eso, lo primero es cuidar la postura. Con demasiada frecuencia, nos sentamos con la espalda encorvada ante el ordenador y limitamos el movimiento al mínimo imprescindible. Claro que la postura corporal no es el único factor que arruina nuestras energías. Mucha gente respira sin profundidad, tan solo superficialmente, sin utilizar más que el pecho. Así que tan solo utilizan, de media, la vigésima parte de los aproximadamente 750 millones de alvéolos pulmonares. La única forma de aprovisionarse de oxígeno en abundancia es respirar bien. Es un hecho: una sola respiración larga y profunda, que aproveche el abdomen también, permite captar entre seis y diez veces más aire que una respiración «normal» demasiado superficial. Al mismo tiempo, la respiración profunda (también llamada abdominal o diafragmática) regula la actividad del sistema nervioso vegetativo y desactiva las «señales de alarma» internas. Así aligera un poco la tarea de las glándulas suprarrenales y automáticamente, nos aporta más energía. De media, cada día respiramos unas 28 000 veces. Lo cual implica que tienes unas posibilidades tremendas de influir sobre tu nivel de energía, tanto para bien como para mal. ¡Así que ponte en marcha!

A continuación te voy a enseñar una técnica de respiración muy sencilla pero muy eficaz. Bastará que te ejercites un poco para aprender a relajarte profundamente y cargarte de energía en cuestión de segundos. Y podrás ponerlo en práctica incluso en mitad de tu jornada laboral. La respiración consciente, al igual que una masticación correcta, está al alcance de todo el mundo para disfrutar de más ¡ENERGÍA! No la dejes volar.

EJERCICIO ¡ENERGÍA!: RESPIRA CON EL ABDOMEN

La respiración abdominal o diafragmática es una técnica muy eficaz para relajar cuerpo y mente. Primero lee con calma en qué consiste este ejercicio ¡ENERGÍA! y después, pon tus pulmones a trabajar.

- Descansa una mano sobre la tripa. Inspira a través de la nariz profundamente, por espacio de cuatro segundos (cuéntalos, despacito). Sin presiones, relájate y deja que la barriga se infle y crezca cuanto quiera.
- Ahora aguanta la respiración durante cuatro segundos.
- A continuación, expulsa el aire lentamente por la boca, alargando esta fase hasta que dure unos ocho segundos. Notarás que el abdomen se retrae y que la mano que tenías apoyada encima se va acercando suavemente hacia la columna vertebral.
- Seguidamente, contén el aliento con los pulmones vacíos y no respires durante cuatro segundos.

Esta pausa final a la respiración coloca al organismo en una situación similar a la de la orquestra, con todos sus integrantes atentos a que la batuta se alce para que empiece de nuevo la música: todo el mundo está con las orejas tiesas, pendiente de lo que sucederá a continuación. Si te percatas de que durante la respiración todavía tienes la mente un poquito dispersa, siempre puedes concentrarte en repetir conscientemente un lema, del tipo «estoy tranquilo/a». Si cuando te pongas a practicar te asalta el sueño y te echas una cabezadita (puede pasar, es normal), no te preocupes. Cuando te despiertes, sigue respirando. ¡Para dominarlo con maestría solo hay que practicar!

Te recomiendo que practiques este ejercicio tan facilito entre cinco y diez minutos. El momento ideal es por la mañana, tras despertarte, y también por la noche antes de irte a dormir. Te vas a quedar de piedra cuando veas cómo sube tu nivel de energía y cómo se fortifica tu equilibrio emocional, además en muy poco tiempo. Y ya que estamos hablando de esto, piensa que un par de respiraciones bien hondas con el diafragma se pueden intercalar sin problemas como remedio vigorizante durante una videoconferencia aburrida y larguísima. Naturalmente, la respiración consciente encaja de maravilla con actividades como caminar por el campo.

UN CONSEJO: . . . .

Antes de ponerte a practicar la respiración, límpiate bien la nariz, porque así tu organismo captará más oxígeno del aire. Si tienes la nariz taponada de manera crónica o como consecuencia de un viaje en avión (es muy frecuente en trayectos largos), te recomiendo utilizar sprays nasales a base de agua de mar, combinados con aceite de sésamo. Con esta solución tendrás la pista de aterrizaje bien dispuesta para recibir al oxígeno. Estos productos se encuentran en farmacias, parafarmacias y similares. Tener las mucosas bien húmedas con un toque de sal marina espantará a los microbios y los expulsará de la cavidad nasofaríngea. Si hasta el momento has padecido porque tienes unas defensas débiles, prueba a ponerte una pizca de sal marina en la nariz cuando salgas de casa. Como alternativa, puedes mimar las mucosas nasales con una irrigación o lavado nasal.

Acupuntura y acupresión

Dentro de mi método terapéutico, incluyo algunos aspectos de la medicina tradicional china, como la acupuntura y la acupresión. Con ellas se promueve el flujo del «Qi» y permiten fortalecer la vitalidad y reforzar el sistema inmunitario. Los puntos de acupuntura y acupresión son minúsculos centros de energía, ubicados a lo largo de distintas vías que recorren el cuerpo, llamadas meridianos. Dado que los meridianos discurren por ambos lados del cuerpo (con alguna que otra excepción), allí es donde están repartidos dichos puntos. En el caso de la acupresión, esos nodos de energía se activan ejerciendo una suave presión o propinando golpecitos. De ese modo, se envían señales al cerebro, órgano encargado de regular el equilibrio energético y el sistema inmunitario, y como consecuencia inmediatamente nos sentiremos más en forma y podremos trabajar con más efectividad.

En mi método terapéutico ¡ENERGÍA! recomiendo recurrir a los siguientes puntos de acupresión, de eficacia probada:

Punto de acupresión del intestino grueso 4

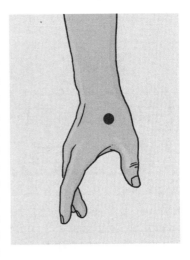

El punto más utilizado en la medicina tradicional china, denominado *Yuan* o «punto manantial», situado a mitad de camino entre el pulgar y el índice, sobre esa pequeña protuberancia muscular que asoma en la mano. Estira el pulgar de una mano para separarlo todo lo posible del resto de los dedos, así podrás apreciar y palpar fácilmente el punto del intestino grueso 4 con el pulgar de la otra mano. Al estimularlo, se activa todo el cuerpo. Tiene efectos beneficiosos contra el estrés y alivia dolores de todo tipo (es un «punto SOS» para apaciguar molestias como migrañas, dolores típicos del período o en la dentadura), ayuda a modular la tensión emocional, suaviza los trastornos del sueño y se considera que es, en general, el punto más poderoso del organismo para activar las defensas. El punto de acupresión del intestino grueso 4 se debe estimular mediante una presión intensa y uniforme ejercida con el pulgar de la otra mano.

Punto de acupresión del hígado 3

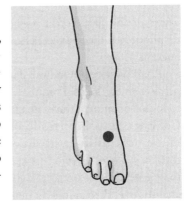

Denominado originalmente *Tai Chong*, que podríamos traducir como «el gran asalto». Contribuye a regular y fortalecer el funcionamiento del hígado, alivia tensiones y también hipertensión sanguínea, y además favorece el equilibrio emocional. Yo lo llamo cariñosamente «el suavizante del alma». Este nodo de energía se localiza en ese ángulo donde se encuentran los dos huesos principales del pulgar y el índice del pie.

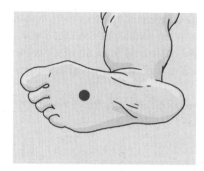

Punto de acupresión del riñón 1

Este nudo de energía se llama *Yong-quan*, «fuente del agua que brota», ubicado en la mitad inferior de la zona de los metatarsos del pie. Estimularlo tiene efectos relajantes y equilibrantes. De hecho, se activa cuando caminamos sin zapatos.

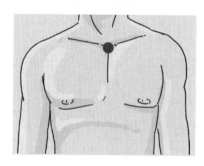

Punto de acupresión del timo (o «punto de Tarzán»)

Te sugiero que pruebes de inmediato a estimular suavemente la glándula endocrina denominada timo, ya que este es uno de los puntos de acupresión más sencillos de localizar. Para activarlo solo tienes que colocar sobre la región donde está el timo (en el centro del esternón) los dedos y el pulgar de una o de ambas manos. A continuación, tamborilea con fuerza utilizando todos los dedos, durante dos o tres respiraciones profundas completas. Recuerda inspirar por la nariz y espirar por la boca. Este es un punto tremendamente energizante y también refuerza tus defensas.

Sus virtudes son muy estimadas por la medicina tradicional china y deberías activarlo cada vez que te ataque el cansancio, que te flojee la concentración o que te sientas como si te hubiese atropellado un camión. Notarás que los primeros efectos se manifiestan ya con una acupresión muy breve, como de 30 segundos. No te preocupes por hacerlo absolutamente perfecto o por ubicar la posición exacta de cada punto al milímetro. Para simplificar las cosas, emplea varios dedos para ejercer presión sobre el lugar descrito, durante un puñado de minutos. Con esta receta no fallarás y encontrarás con seguridad el nodo de energía.

A mí personalmente me encanta también la auriculoterapia, o sea, la acupresión en las orejas. Porque es posible activar el cuerpo al completo, incluidos todos los órganos, a través de un sencillo ejercicio de acupresión de *toda* la oreja. Consiste en masajear a fondo ambas orejas, repasando cada milímetro enérgicamente, desde arriba hasta abajo. Aprieta bien y no te olvides de repasar la cara interna, hasta el exterior del canal auditivo. Tras un minuto (más o menos) de masaje, tendrás las orejas al rojo vivo, relucientes y ardientes. Tardarán un ratito en enfriarse. Pero al mismo tiempo, tu nivel de energía subirá como la espuma.

Un ejercicio que te propongo especialmente es el de la acupresión con pinzas de la ropa. Es simple: toma una pinza de la ropa y póntela en el tercio superior del lóbulo de la oreja (ahí está ubicado el «punto de la cabeza»). Y luego espera a que se acumule presión sobre este punto tan importante. ¡Anímate a probarlo!

Naturaleza y árboles: aliados fundamentales para la ¡ENERGÍA!

De forma puramente intuitiva, los seres humanos ya sabemos que la naturaleza nos recarga las pilas del cuerpo, la mente y el alma. Yo misma tenía una costumbre casi ritual durante la infancia y la adolescencia, algo que me parecía genial: por las tardes, al salir del cole o del instituto, me iba a pasear o a correr al menos media hora por el bosque y los prados que teníamos al lado de casa, acompañada de mi perro. Y lo hacía hiciese el tiempo que hiciese. Era como un animal enjaulado, que necesita imperiosamente correr libre. Incluso salía cuando ya era adolescente y caían chuzos de punta. Entonces me costaba resistirme a las ganas de quedarme en casa, pero era consciente de cuánto me aportaba la naturaleza. Moverme con libertad, caminar sobre el suelo blando del bosque, llenarme los pulmones de aire puro, percibir los olores de la madera, de las agujas de pino, de las hojas, de la corteza y de la tierra... todo aquello me llenaba de energía.

Me cargaba las pilas. Después sentía que tenía la sangre llena de oxígeno y la cabeza despejada. Era como si me hubiese limpiado a fondo, ya estaba lista para enfrentarme a los deberes de matemáticas. Hoy me sigue ocurriendo algo muy similar. Para mí, la terapia energizante con más éxito es salir a dar largos paseos y respirar hondo en plena naturaleza acompañada de amigos. Hay numerosos estudios que ratifican los beneficios saludables de pasear por la naturaleza, tanto para el cuerpo como para la mente. Desde luego, son mucho más poderosos que un paseíto por la ciudad o que repantingarse en el sillón de casa.[306] Además, esta actividad potencia nuestra autoestima, nos aleja de sentimientos melancólicos y actúa contra los síntomas depresivos.[307]

La moderna medicina preventiva, que yo defiendo con uñas y dientes, ha reconocido qué importancia tiene la naturaleza y esa sensación de estar en su seno para nuestra salud y nuestra capacidad de rendimiento. Los «baños de bosque» (en japonés, *shinrin yoku*), esa tendencia aparentemente novedosa que ha surgido en los últimos años y ha ganado popularidad en todo el mundo, consiste en realidad en redescubrir cuánto nos gustan los bosques y reinventar un principio de salud universal.[308] El concepto *shinrin yoku* (traducido literalmente, «sumergirse en la atmósfera del bosque») se acuñó en 1982. Los investigadores japoneses lograron demostrar que los baños de bosque influyen de múltiples formas positivas sobre la salud y la vitalidad, así que fundaron una disciplina titulada «medicina del bosque». Un solo día en pleno bosque incrementa en casi un 40 % durante una semana la cifra de células asesinas naturales (*natural killer*, NK) que forman parte de tus defensas.[309] Los compuestos responsables de ese subidón son los terpenos, las sustancias aromáticas presentes en el bosque. Los árboles irradian terpenos: les sirven para defenderse de parásitos y plagas o para señalar que hay depredadores en la zona a otros árboles, avisándoles de que harían bien en activar sus mecanismos químicos de protección.

A la vista de los efectos tan elocuentes y comprobados, me decidí a incorporar al «Doctor Bosque» y la «Doctora Naturaleza» en mi método terapéutico. Sincérate: ¿cuándo fue la última vez que fuiste a dar un paseo por un bosque? ¿Cuándo fue la última vez que notaste su tremenda fuerza natural? La luz, los estímulos acústicos de la naturaleza, el rumor de las hojas, el trino de los pájaros o el murmullo del agua. ¿Cuándo fue la última vez que aspiraste el aroma de aceites esenciales como los terpenos? ¿Cuándo fue la última vez que lo viviste en tu piel? No hablo de soñar con ello, me refiero a *estar allí, conscientemente*. Desde ya mismo, te invito a que aproveches a fondo todas las facetas y las fuerzas potenciadoras de la relajación y la defensa inmunitaria que te ofrece la naturaleza.

Es tu mejor amiga en cuestiones de ¡ENERGÍA! Nos relaja. Serena el alma y nos aporta nuevas energías. Siempre que puedas, llénate de naturaleza. Si puede ser a diario, pues tanto mejor: sal a pasear o échate una carrerita. También puedes practicar senderismo, rodar en bici, esquiar o remar. Incluso navegar a vela o montar a caballo. Queda con tu pareja, con la familia o tus amistades en plena naturaleza. Podéis hacer de todo, incluso practicar otros deportes (como el fútbol, etc.). Las posibilidades son infinitas, así que busca la que más te guste. Lo que importa es pasarlo bien y sudar al aire libre, no bajo techo. Lo bonito de todas estas actividades no es solo la acción en sí misma, sino también la ilusión con la que se preparan y los recuerdos que luego atesorarás de esos momentos de disfrute. Y recuerda que el mal tiempo no sirve de excusa. Atrévete a probar y experimentarás una mejoría mágica de tu vitalidad y tu salud.

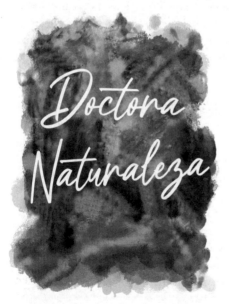

La naturaleza es uno de los remedios curativos más potentes

POTENCIA TU ¡ENERGÍA! LIBRÁNDOTE DEL ESTRÉS

Desde luego, los problemas y las circunstancias de la vida que te causan preocupaciones no se pueden resolver de un plumazo, pero tampoco deberías conformarte con ser víctima de ellos sin oponer resistencia. Porque eres capaz de evaluar y corregir la forma en que analizas los problemas y te enfrentas a ellos. Eso requiere adoptar una nueva actitud interior y buscar vías para escapar del laberinto del estrés, que te fatiga constantemente. Cada persona es un mundo y tiene su manera propia y exclusiva de aplacar el estrés para recobrar la energía. La clave está en no contemplar las actividades que nos permitan descansar, relajarnos y desconectar como un desperdicio de tiempo, sino como factores energizantes. Algo semejante al sueño.

UN CONSEJO: ....

Apunta en tu agenda que tienes una cita contigo cada día. Empieza por una pequeña dosis de tiempo, entre cinco y diez minutos, por la mañana o por la tarde. Luego puedes ir aumentando la dosis, aunque no es obligatorio. Durante esos momentos, limítate a *ser y estar*. A existir. Prueba cosas nuevas y fíjate en qué tal te van. Lo fundamental es que funcionen, da igual si se trata de concentrarte en respirar y nada más, de pasear con el perro, salir a correr, leer, meditar, tocar algún instrumento, cantar o dibujar. Muchas de las siguientes recetas contra el estrés se pueden poner en práctica en cualquier lugar, desde la casa hasta el autobús, pasando por la oficina. Plantéate incluir la relajación en tu vida diaria, para reponer energías y reforzar tu salud. A medida que pase el tiempo, se irá integrando en tu rutina y te dará más resultados.

En cualquier caso, te recomiendo encarecidamente que incluyas en tu calendario semanal una actividad verdaderamente eficaz para llenarte de energía. No te la saltes. Me refiero a cosas como una cita para acupuntura o un masaje. Si cumples regularmente con estas medidas ¡ENERGÍA! notarás que mejora tu salud y tu capacidad para rendir, porque se equilibrará el sistema nervioso vegetativo; es decir, se fortalecerá el sistema parasimpático, que tiene efecto relajante. No es nada raro que así, si te esfuerzas por reducir el nivel de estrés de forma consistente, se desvanezcan también otros problemas de salud. Tienes que buscar cuál es la opción que mejor encaja según el tiempo y el presupuesto de que dispongas. Te puedes inspirar en las siguientes iniciativas ¡ENERGÍA! revitalizantes.

Las soluciones revitalizantes ¡ENERGÍA! más eficaces, de la A a la Z

1. **Ritual para terminar el día:** Planifica en tu diario unos minutos para realizar un ritual relajante antes de irte a dormir. Dos ideas a modo de ejemplo serían tomar una infusión que favorezca el sueño o escribir una entrada en un diario de gratitud.

2. **Atención plena y *mindfulness*:** Ser conscientes del presente implica prestar atención a todo lo que sucede, sin distraerse con otras cosas, sin presiones pero con intensidad. Y también sin valoraciones ni puntuaciones. Limitarse a vivir el aquí y el ahora, sin enmarañarse en otras reflexiones. Si aprendemos a vivir con intensidad el instante presente, conseguiremos aliviar la fatiga, sentir menos agotamiento y más capacidad para actuar. Ejercitar a diario la atención plena es un especie de juego educativo que te acompañará toda la vida y yo te invito a que lo pruebes. Te ayudará a serenarte y a percibir el estrés como un elemento menos irritante, además de relativizar amenazas como ansiedades, miedos y preocupaciones. La meditación (véase más adelante) es una forma de practicar la atención plena.

3. **Acupuntura y acupresión:** Véase la página 280.

4. **Respirar correctamente:** Véase el *Ejercicio ¡ENERGÍA!: Respira con el abdomen*, página 279.

5. **Entrenamiento autógeno:** Este es un método de valía reconocida, que se basa en la autosugestión. Se basta en el entendimiento de que los seres humanos se pueden relajar si ponen en práctica la imaginación de forma intensa. Puedes encontrar cursillos asequibles. Por ejemplo, en Alemania y Austria incluso cuentan con becas y ayudas de las mutuas y los seguros médicos.

6. **Actividad física:** ¿Te gusta moverte y hacer ejercicio? Bueno, si te cuesta dar una respuesta sincera, tengo buenas noticias para ti. Si resulta que padeces fatiga, apostar por actividades deportivas prolongadas y agotadoras no sería lo más favorable. Para librarte de las garras de la fatiga, fomentar la función de las mitocondrias, potenciar la irrigación sanguínea para favorecer el abastecimiento de oxígeno y nutrientes y para estimular la detoxificación, hace falta algo de movimiento. Pero de una manera bien planteada, que no agote tu energía ni te deje boqueando como un pez por el sobreesfuerzo. Ejercicio físico suave y moderado, que mejore la capacidad pulmonar, active la musculatura y resulte divertido. Ideal también para reducir el nivel de estrés.
Algunas posibilidades serían caminar (a ritmo vivo), practicar qi gong o tai chi, realizar sentadillas, ejercicios con pesas de carga relativamente

ligera, kickboxing, equitación, esquí de fondo, yoga o natación. Si sospechas que el origen de tu falta de energía está en un problema de las glándulas suprarrenales (véase el autotest del capítulo «Glándulas suprarrenales agotadas: un motivo de fatiga insidiosa» de la primera parte del libro), procura no obligarlas a que viertan demasiadas hormonas. Para eso, apuesta por actividades físicas relajadas, pero con regularidad.

UN CONSEJO: . . . .
Lo ideal sería integrar la actividad física en tu jornada cotidiana. Una cifra perfecta serían 30 minutos. Repasa tu rutina y busca huecos para incorporar más movimiento. Por ejemplo, «si el ascensor está en mi misma planta, me subo; pero si no, en lugar de llamarlo iré por las escaleras». Otra posibilidad: «cada vez que vaya al aseo, tengo que hacer 17 sentadillas». Más propuestas: «cuando me llamen por teléfono, me levantaré y contestaré de pie o caminando un poco». «Cada vez que beba, haré estiramientos de brazos». Las posibilidades son infinitas, pon a trabajar tu imaginación.

7. **No te pongas nota, no te juzgues.** Muy a menudo, no nos estresamos tanto por el auténtico problema «exterior», sino mucho más por el significado y la importancia que le atribuimos interiormente, porque nos ponemos «muy mala nota». Evalúa la situación desde una perspectiva distinta y no dejes que el desánimo te empuje a la impotencia. Cuando te encuentres en coyunturas muy estresantes, plantéate estas cuestiones: «¿qué puedo aprender de esta situación?» y «¿estas mismas circunstancias no podrían quizás servirme de ayuda de cara al futuro, a largo plazo?». Esta dinámica te ayudará a dejar atrás el papel de víctima indefensa, aliviar la reacción de estrés y consolarte un poco.

8. **Gratitud.** Concebida como ritual, la gratitud es uno de las herramientas ¡ENERGÍA! más eficaces. Si eres consciente de por cuántas cosas debes sentir gratitud, percibirás más sentimientos positivos. Claro que es fácil sentir alegría por una experiencia positiva, pero también por una buena colaboración con compañeros o colegas de trabajo, o por el orgullo que nos inspiran nuestra pareja, los hijos o los nietos. Es fundamental cuidar y favorecer esa maravillosa sensación de asombro y admiración. Cada día tiene 86 400 segundos; ¿cuántos de ellos quieres invertir a partir de mañana en dar las gracias por todo lo bueno que vives y tienes?

9. **Detoxificación digital.**[310] ¿Cuántas horas te pasas al día con los ojos clavados en la pantalla del móvil? ¿Con qué frecuencia suena, vibra o te avisa de otra forma de mensajes y llamadas? Supone una tentación

permanente para enterarnos de todo cuanto esté sucediendo. Tanto en la oficina como mientras comemos, en el autobús... en cualquier parte. Lo habitual es sacar el móvil y consultarlo rápidamente, como un acto reflejo. Parece que solo nos lleva un instante, pero al final sumamos minutos y más minutos. Un estudio muy reciente detectó que las personas participantes en el mismo tocaban su teléfono móvil, de media, 2617 veces al día. Una de cada diez incluso alcanzaba la cifra media de 5427 contactos para desbloquearlo, mirar la hora, etc.[311] Para escapar de la trampa tan fatigosa que supone estar siempre «en conexión», lo que yo te recomiendo es la «desintoxicación digital». No se trata de contemplar las décadas pasadas con nostalgia, porque no todo era mejor hace 30 años. Pero eso sí, como «Homo digitalis» que somos, deberíamos adoptar una postura crítica y analizar qué nivel de energía y de salud queremos alcanzar en el universo digitalizado.

CONSEJOS: ....

Prescinde del teléfono móvil y opta por un despertador normal y corriente o un reloj de pulsera. Construye tus propias islas de autonomía y deja el móvil durante horas sin sonido o en modo Avión. Desactiva las notificaciones automáticas del móvil que sean superfluas. Descarga, instala y activa aplicaciones de «desintoxicación digital» que te ayuden a limitar el uso y consumo del móvil, como pueden ser *Quality Time* u *Offtime*. Planea períodos de tiempo libres de móvil (por ejemplo, cuando salgas a pasear o a hacer la compra diaria cerca de casa). Revisa tu dormitorio (véase el capítulo «Dormir bien: el secreto de la regeneración» en la segunda parte del libro) y configura una zona libre de influencia digital. Al menos durante las horas de sueño, para favorecer unas condiciones de descanso y regeneración óptimas.

10. **Jardinería y horticultura.** Trabajar la tierra no solo es una actividad relajante y con efectos positivos para la salud psicológica. Da igual si se trata de arrancar malas hierbas, cavar y preparar el sustrato o plantar hortalizas, plantas aromáticas o lechugas: todo ello contribuye también a mejorar tu forma física y al cuidado de la piel, porque te expone a la radiación solar que te aporta vitamina D y con ello fortalece el sistema inmunitario.

11. **Mente en blanco.** Las ideas son lo más poderoso que albergamos en la cabeza... ¡pero también su punto más débil! Para cuidar tu salud y tu nivel de energía, si te encuentras en una situación donde dominan las ideas negativas y estresantes, conviene poner en pausa el carrusel de reflexiones. O sea, que haz buen uso del botón de «Pausa».

12. **Coleccionar sonidos.** Recopilar ruiditos diversos y compararlos entre sí me parece un ejercicio fascinante para practicar la comparación y la atención plena. Por ejemplo, si te fijas bien, el rumor de una aspirina efervescente al disolverse se parece bastante al que hace un pavo real al desplegar su vistosa cola. O a las ráfagas de una brisa veraniega al chocar contra el follaje del bosque.

13. **Hay que tener fe.** Créetelo, no dudes jamás: convéncete de que pronto recuperarás tu salud y recobrarás tus energías perdidas. Es como una plantita, a la que hay que abonar y cuidar con afirmaciones rotundas. Repítetelo y ten confianza en tu capacidad, en tu talento y tus posibilidades. Porque te mereces cuidarte como es debido. Este tipo de fe puede ayudar a que sientas más seguridad y protección, pero también a aliviar ansiedades y tensiones internas. También se ha demostrado en muchas personas que las oraciones antes de irse a dormir ayudan a conciliar el sueño como un ritual relajante.

14. **Mascotas.** Hildegarda de Bingen (1089–1179) fue una abadesa medieval pionera de la medicina que, entre otras citas, nos legó esta: «Dadle al hombre un perro y sanaréis su alma». Yo misma hice caso del consejo y les he recomendado a muchos pacientes que elijan entre adoptar un perro *o bien…* medicamentos con receta. Los perros son una infusión de vitalidad, nos ponen en marcha. Con ellos se acaban las excusas para no salir de casa por pura pereza. Si tus horarios o tu situación financiera te dificulta mucho tener una mascota, yo te recomiendo que pienses bien en ello. Roe este hueso: los animales de compañía favorecen la secreción de la oxitocina, una de las hormonas humanas del bienestar, con efecto relajante.

15. **Tareas de casa, bricolaje, manualidades, etc.** Reparar automóviles o motocicletas viejos o clásicos, poner al día una barca o el sótano de casa... todas son actividades ideales para desconectar del día a día. Ahora bien, no deberían convertirse en un medio para huir de problemas pendientes de solucionar, ni tampoco conviene acumular una lista interminable de proyectos a medio terminar. Y eso sí; a la hora de realizar trabajillos en casa, como pintar, soldar o similares, no olvides utilizar las protecciones adecuadas, como una máscara.

16. **Escribir un diario.** Llevar un diario puede contribuir a reducir el nivel de estrés notablemente. Al cerebro le sienta fenomenalmente que descargues tus preocupaciones, ansiedades, miedos, frustraciones y enfados en las páginas vacías. Así haces hueco para ideas y emociones más positivas.

17. **Terapia de frío (crioterapia).** En el caso de la crioterapia de cuerpo completo, el procedimiento básico implica permanecer durante unos

breves minutos en una cámara de frío (o «sauna fría») para exponerse a temperaturas extremadamente bajas (–110 °C). La crioterapia tiene efectos antiinflamatorios, alivia dolores[312] y modula la respuesta del sistema inmunitario. Mejora el metabolismo muscular y la funcionalidad de las articulaciones, además de impulsar el nivel de actividad y de bienestar. El frío no solo se aplica como recurso para acelerar la regeneración en lesiones deportivas, sino que también ha demostrado su eficacia para combatir la fatiga, facilitar la recuperación de heridas, tratar enfermedades inflamatorias (como el reuma o la esclerosis múltiple[313]) y abordar inmunodeficiencias originadas por el estrés. Pero antes de lanzarte a tiritar alegremente, debe consultar a tu médico o doctora de confianza para asesorarte sobre el tratamiento más idóneo. Estas terapias tienen contraindicaciones para quienes padecen enfermedades cardiovasculares graves.

18. **Cocinar.** Preparar y comer platos sencillos, recién cocinados con ingredientes frescos de calidad nos relaja y también refuerza al sistema inmunitario.

19. **Creatividad.** Pintar con tus propias manos o limitarte a admirar obras de arte, escuchar música o crearla tocando algún instrumento, representar obras de teatro, hacer manualidades o punto, escribir... todas las actividades de naturaleza creativa hacen descender el nivel de cortisol, favorecen la atención y mejoran el estado de humor. Además, la creatividad se puede practicar y desarrollar, en cualquier lugar. Incluso lavar los platos en la cocina puede transformarse en una experiencia entretenida, creativa y casi meditativa, si te lo planteas en serio.

20. **Reír con ganas.** Cuando nos faltan las energías, no hay remedio más eficaz que reírnos a carcajadas. Por ejemplo, el «yoga de la risa» es una disciplina que aprovecha toda la fuerza de la risa como medicina natural. Al reír, los problemas parecen empequeñecer, desmenuzamos los pensamientos negativos que más nos pesan y conseguimos un momento de ligereza y relajación. Prescríbete una dosis diaria de «risa extra» para liberarte de las tensiones cotidianas. Tómate la vida con un puntito menos de seriedad y no peques de excesiva seriedad al tratar contigo o con quienes te rodeen. Siempre que sea posible, dibuja una sonrisa en tu rostro, porque basta ese simple detalle para reducir el nivel de estrés interno. Y si en un momento dado no te apetece reír en absoluto, puedes agarrar un lápiz y probar con el siguiente ejercicio, de eficacia demostrada: pon el lápiz en horizontal entre los labios, de manera que esté en contacto con las comisuras; así las empujará para que se eleven y con ello lograrás que tu organismo segregue hormonas de la felicidad.

21. **Ritmo de vida.** Debes encontrar el ritmo vital más adecuado para ti, tu ritmo PER-SO-NAL. ¿A qué velocidad, en qué marcha deberíamos ir por la vida? ¿Eso es algo totalmente individual e intransferible. Quien siga un ritmo equivocado, se estará robando energías, justo lo que necesita para gozar de buena salud. Hay quien necesita algún elemento que le ponga el «turbo», mientras otras personas deberían pisar el freno urgentemente. Porque el ritmo al que vivimos también condiciona que sintamos una fatiga permanente o enfermemos con frecuencia, o bien que disfrutemos de salud robusta y podamos paladear la vida y desplegar todos nuestros talentos. Piénsalo: si fueses un animal, ¿qué preferirías ser? ¿Una gacela grácil y ágil, un león poderoso y reflexivo, que no desperdicia ni un gramo de energía? ¿O un oso que descansa tranquilamente? ¿Quizás un águila, capaz de aguardar pacientemente hasta que llega el momento propicio para dar el siguiente paso? Si pudieses transformarte en un lugar, ¿elegirías ser una metrópolis vibrante como Nueva York, Río de Janeiro o Tokio? ¿O quizás un pintoresco pueblecito de montaña en plenos Alpes? Plantéate estas reflexiones y te ayudarán a averiguar cuál es tu ritmo de vida ideal.

22. **Lectura.** Un buen material de lectura representa una invitación inmejorable a relajarse, rebajar el estrés, aprender nuevas cosas y dejarte inspirar.

23. **Masajes.** Un masaje es algo más que una simple promesa de bienestar: los masajes periódicos bajan el nivel de hormonas del estrés, alivian los trastornos del sueño y así impulsan el nivel de energía y fortalecen las defensas. Además, activar el flujo linfático favorece la acción de los mecanismos de detoxificación propios del organismo.

24. **Meditación y espiritualidad.** Practicar la meditación rebaja el nivel de estrés y ayuda a conseguir una paz psicológica, ya que recopila y calma nuestras ideas más turbulentas mediante el ejercicio de la atención plena. La meditación ayuda a disipar temores y aliviar estados depresivos.[314] Por si fuera poco, las personas con una espiritualidad más desarrollada suelen presentar un sistema inmunitario y cardiovascular más sano.

25. **Música.** No puede faltar en tu botiquín de remedios caseros, porque sus propiedades beneficiosas son múltiples. La música se filtra a la velocidad del rayo para alcanzar las áreas del cerebro que gobiernan nuestros razonamientos y emociones, además de regular la actividad del sistema nervioso vegetativo. Se podría decir que tus melodías favoritas actúan limpiando el cerebro, potencian la liberación de endorfinas y otras hormonas del bienestar, y también alejan al fantasma de la fatiga.

UN CONSEJO: ....

A la hora de preparar tu botiquín casero, no te limites a las tiritas, los desinfectantes, la vitamina C, el termómetro, los analgésicos, etc. No olvides la música, que armonizará tus niveles de vitalidad. Diseña tus propias listas de reproducción, adaptadas a tus estados de humor y niveles de energía. Elige temas o composiciones que te pongan las pilas por la mañana y te ayuden a conciliar el descanso a última hora. En mi botiquín musical cabe de todo; incluye a David Bowie, Queen, Sting, U2 y Amy Winehouse para cuando necesito más energía, pero también jazz al piano, Mozart, Ravel o música «chillout» para cuando quiero relajarme. Cuéntame, ¿cómo sería tu botiquín musical?

26. **Naturaleza (baños de bosque, baños de luz).** Véase el capítulo «Naturaleza y árboles: aliados fundamentales para la ¡ENERGÍA!» en la página 283 y ss.).

27. **Optimismo.** El optimismo es como un músculo: cuanto más a menudo lo usemos, más fuerte se vuelve. Si lo conviertes en costumbre, te prestará una ayuda incalculable para rebajar el estrés. Percibir el lado positivo de las cosas con más frecuencia constituye un auténtico ejercicio de liberación.

28. **Relajación muscular progresiva (RMP).** Esta técnica es especialmente apropiada para las personas de carácter más pragmático. Se trata de un método que trabaja a través del cuerpo, en el plano físico, y aplica la relajación y eliminación de tensiones específicas de toda la musculatura para conseguir una relajación profunda en el plano psíquico. Es el extremo opuesto del entrenamiento autógeno, que procura relajar el organismo físico actuando primero sobre el plano psicológico. La clave es tensar los distintos grupos musculares del cuerpo (manos, brazos, rostro, cuello, espalda, vientre, piernas, pies) consecutivamente durante períodos de 10 segundos en cada caso, para después relajarlos durante unos 30 segundos.

29. **Sauna.** Los estímulos intensos como el calor (y también el frío) provocan efectos sobre el organismo y activan los órganos, excitan la actividad metabólica y dan alas al sistema inmunitario. La receta considerada como más favorable para la salud aconseja una o dos sesiones de sauna por semana, cada una con unos tres intervalos de 15 minutos. Eso sí, este no es un remedio recomendable para personas que ya tengan una temperatura corporal elevada o padezcan tendencia a desarrollar trombosis.

30. **Sueño.** Dormir suficientes horas y con buena calidad es imprescindible para mantener tu salud y tu sistema inmunitario en forma. Así se favorece la regeneración y la reparación del organismo, además de la tarea

de detoxificación del hígado. Así que no te duermas en los laureles: te recomiendo que leas atentamente el capítulo que trata sobre el sueño saludable (capítulo «Dormir bien: el secreto de la regeneración» en la segunda parte del libro) para aprender a explotar al máximo la fase de recarga de energías del cuerpo.

31. **Sexo.** El sexo es un mecanismo muy inteligente, afinado por la evolución, que nos aporta placer, minimiza el estrés y de paso, respalda al sistema inmunitario, estimula el metabolismo y favorece el sueño profundo. Además, es un ejercicio físico fenomenal. Durante el acto sexual, el organismo segrega una hormona llamada feniletilamina, que potencia la sensación de felicidad y satisfacción, sin olvidarnos de las endorfinas, que mejoran el estado de ánimo. Además, eleva el nivel de oxitocina (la hormona del bienestar) y equilibra el nivel de cortisol, lo que nos protege del estrés. En combinación con un sueño de buena calidad al terminar esta actividad, nos suministra más energía para afrontar el día a día.

32. **Saltar a la cuerda.** Puede parecer un simple juego infantil, pero para personas adultas, saltar a la comba es un recurso extraordinario para combatir y equilibrar el estrés, así como un entrenamiento de resistencia que podemos realizar en cualquier momento y lugar. Incluso el casa, haga el tiempo que haga. No hace falta nada más que unas zapatillas de deporte y una comba. Es más, hasta puedes saltar con los pies descalzos. Por si fuera poco, al saltar se estimula el punto de energía vital situado en los metatarsos de la planta de los pies (véase el capítulo sobre «Acupuntura y acupresión»). También es beneficioso para el sistema linfático y su acción detoxificante. Y te ayudará a librarte de esos gramos de más.

33. **Deporte.** Elige una actividad o modalidad deportiva que te guste de verdad y notarás cómo sube tu calidad de vida. No te limites a sumar calorías quemadas como un hámster atrapado en la rueda; es imprescindible disfrutar. Ten en cuenta las características de cada ejercicio y tu estado de forma, tu nivel de energía y las posibles reacciones del sistema inmunitario. Si el cuerpo se te queda hecho polvo o notas que se propaga una infección tras hacer deporte, son señales inequívocas de que has exigido demasiado a tu organismo. Especialmente a las glándulas suprarrenales. O sea, que no cuentas con una regeneración suficiente y como consecuencia, el sistema inmunitario se debilita. Por eso sucede que, en el plano de las infecciones, bacterias y virus que suelen ser relativamente inofensivos encuentran una ventana de oportunidad para causar el caos. Si te pasa esto, en adelante procura actuar con precaución y varía la duración y la intensidad de los ejercicios. Naturalmente, es

fundamental que respetes el descanso y la recuperación tras la actividad física. Si quieres aumentar la carga, hazlo progresivamente, sin prisas, cuidando la recuperación activa entre los días en que practiques tu deporte elegido. Para compensar las jornadas más atléticas y sudorosas, puedes intercalar días con ejercicios más suaves como montar en bicicleta, salir a trotar a ritmo suave, caminar o nadar. Estas actividades favorecen la regeneración y apuntalan tu nivel de energía. Debido al potencial efecto estimulante, lo más recomendable es no practicar actividades físicas intensas durante las tres horas inmediatamente anteriores a irte a dormir.

34. **Jugar.** Disfrutar jugando con tus familiares, amistades o mascotas es un pasatiempo que rejuvenece el alma y el espíritu. No reserves los juegos de mesa solamente para los cumpleaños infantiles: los juegos de memoria, el parchís, el Monopoly, el juego del molino, el ajedrez, las palabras cruzadas, los juegos de naipes, las búsquedas del tesoro en el parque o en plena naturaleza, los juegos de mesa de estrategia... ¡las posibilidades son infinitas! Abre el cajón de los juegos y sácales el polvo o busca inspiración en Internet. No olvides relajarte y llenarte de energía en compañía del resto de jugadores. Lo ideal sería que compartieses la experiencia con personas a quienes quieres y aprecias.

35. **Bailar.** Danzar al son de tus melodías favoritas se puede hacer incluso en casa y aunque no tengas pareja de baile. Es la mejor propuesta para inocularle el gusanillo hasta a las personas más perezosas y menos amigas de moverse, el mejor ejemplo posible de lo divertido que puede ser mover todo el cuerpo. Para ponerse a bailar (o aprender) no hay edad, nunca es demasiado tarde.

36. **Ayuda terapéutica (psicoterapia).** Para aliviar el estrés psicológico y aumentar la autoestima que suele estar muy baja en casos de fatiga crónica y malestar permanente, recurrir a la ayuda psicoterapéutica profesional como complemento puede ser una opción de lo más sensatos.

37. **Saltar en la cama elástica.** Esta actividad tiene beneficios muy similares a los de saltar a la comba (véase el apartado anterior).
Además, es un ejercicio físico muy efectivo para estimular la función cardiovascular y la musculatura de todo el cuerpo. La combinación alternativa de tensión y relajación contribuye a erradicar el estrés. Y todavía tiene otra ventaja: es un ejercicio muy respetuoso con las articulaciones y fortalece los huesos. Asimismo, la compresión favorece la circulación linfática y así acelera los procesos de detoxificación del propio organismo. A menudo resulta atractivo incluso para personas a quienes no interesa el deporte, ya que se trata de un ejercicio «sin peso» que aporta una buena dosis de alegría.

38. **Olvídate de las comparaciones.** Deja ya de compararte con otras personas, eso solo sirve para acrecentar tu insatisfacción y elevar el nivel de estrés. Ya lo advirtió Kierkegaard: compararse con los demás nos encadena y nos hace infelices, pero es que además, es la sentencia de muerte para la vitalidad más sana.

39. **Baños (en la bañera).** Tomar un buen baño relajante, alrededor de una hora antes de irte a la cama, es un ritual antiestresante con grandes propiedades. El agua no debería estar demasiado caliente para no alterar la circulación de la sangre (alrededor de 38 a 39 °C sería lo óptimo). Independientemente de cuáles sean tus productos de baño predilectos, tampoco deberías permanecer demasiado tiempo en remojo. En cualquier caso, no mucho más de 20 minutos, para evitar que se reseque la piel. Algunos productos con efecto antiestrés demostrado son, por ejemplo, los extractos de valeriana, flores de lúpulo o flor de la pasión, así como los aceites esenciales de naranja, melisa y jazmín. Muy importante: los baños de cuerpo entero regulares no son recomendables cuando se sufre de enfermedades infeccionas agudas, fiebre alta o trastornos cardiovasculares crónicos.

40. **Yoga.** Esta disciplina filosófica originaria de la India comprende una amplia diversidad de ejercicios espirituales y físicos (como los asanas, el pranayama o control de la respiración, la meditación y el ascetismo). El yoga es un método holístico cuya finalidad es apoyar la salud física, psicológica y espiritual, mediante el cultivo de la consciencia y la atención plena entre sus practicantes. Tradicionalmente, el yoga ha demostrado sus bondades para la relajación y la regeneración tras el cansancio. Los distintos ejercicios entrenan la fuerza, la coordinación, la movilidad y la resistencia, además de estimular los mecanismos de detoxificación del propio cuerpo.

41. **Tiempo para familiares y amistades.** El tiempo es un bien muy limitado en esta vida, por eso es tan valioso. Así que deberías emplear tu tiempo y tu energía de manera muy consciente. Comparte más momentos con personas próximas a tu corazón y que signifiquen algo para ti, que te hagan sentir bien y te inspiren. La fidelidad y la lealtad jamás son vías de sentido único. Por lo tanto: cuida y custodia bien tu energía y el tiempo del que dispones. No los malgastes con personas que te roben la vitalidad, con quienes te respondan con animadversión, envidias, narcisismo u otras influencias negativas.

Observa y vigila tu entorno. El mundo está repleto de personas interesantes y simpáticas, quienes al igual que tú, ansían experimentar una vida sana y plena, con ilusión por conocer semejantes que valgan la pena y entablar relaciones donde impere el respeto y el aprecio.

42. **Tiempo para las cosas más valiosas.** Por último, pero no menos importante: reserva tiempo para dedicarlo a cosas y actividades que sean importantes para ti, que te apasionen. Cuando te enfrascas en una actividad que realmente te apetece, con la que disfrutas a fondo, notas al instante cómo te revitalizas. Sientes más energía porque no tienes que superar obstáculos internos ni perezas que actúen como freno.

Ahora que hemos llegado a este punto, espero haberte inspirado para actuar. La verdad, yo ya me estoy preguntando qué rituales de relajación y desconexión descubrirás en el futuro.

Y también me pica la curiosidad por saber cómo afrontarás y superarás la senda que te llevará a la cumbre de tu objetivo: vivir con más energía. A estas alturas, ya conoces un poco mejor las causas ocultas de la falta de vitalidad, tienes la percepción más afinada para detectarlas. Conoces métodos para mejorar tu salud y la de quienes te rodean. Ahora ya puedes aplicar esos nuevos conocimientos con el Plan ¡ENERGÍA! de 30 días. Como dijo San Agustín, «Los milagros no son contrarios a la naturaleza, sino solo contrarios a lo que sabemos sobre la naturaleza». Pues bien, ahora está en tus manos obrar un pequeño milagro para llenar tu vida con más energía y más salud.

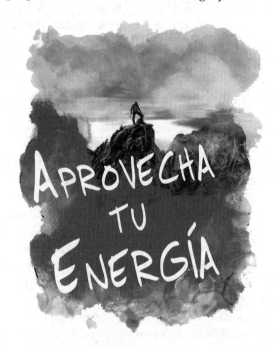

El asalto a la cumbre: disfruta de la perspectiva de gozar de más salud y más energía.

PARTE 3

PLAN ¡ENERGÍA!
DE 30 DÍAS

Tenemos dos vidas: la segunda comienza cuando nos damos cuenta de que solamente tenemos una.

—Confucio

La motivación por hacer un cambio en tu vida y tomar las riendas de tu propia salud y tu nivel de energía es lo que te ha traído hasta esta página. Hemos llegado al momento crucial, el que seguramente tantos lectores y lectoras esperaban durante esta dura travesía. El momento de entrar en acción. El programa ¡ENERGÍA! de 30 días no solo contribuirá a fortalecer tu capacidad para rendir, tu tolerancia al estrés y tus defensas, sino que pronto verás cómo mejora tu salud general. Y a mí me hace una ilusión tremenda que tengas éxito con el plan. Porque sé por experiencia propia que el programa ¡ENERGÍA! también te puede aportar más energía y vitalidad.

Este es un proyecto de cooperación para poner en orden tu «sistema». A lo largo de 30 días vamos a reprogramar con mucho cuidado tu alimentación y contrarrestar los elementos y hábitos que te roban las energías, siempre con mentalidad optimista, con curiosidad, ganas de disfrutar y voluntad de cambiar. También profundizaremos en el trabajo detectivesco, para buscar las causas. Aunque te limites exclusivamente a seguir las recomendaciones del ritmo ¡ENERGÍA! y a introducir una pizca más de relajación en tu rutina diaria, probablemente acabes percatándote de que recuperas buena parte de tu vitalidad en apenas una semana. Seguro que esa perspectiva te motiva todavía más. Así que anímate a regalarte un salto a una vida distinta, más llena de energía y salud. Ahora tienes en tus manos una herramienta eficaz, que te permitirá actuar para conseguirlo. Lo primero es elegir un momento idóneo para empezar ese camino. Tú sabrás reconocer cuándo es el instante más propicio para comenzar a dejar atrás la fatiga.

Autotest

¿En qué situación te encuentras?

Si te gustaría valorar con la máxima precisión posible cuál es tu estado general de salud, te recomiendo que realices un examen para detectar síntomas según mi método terapéutico. El cuestionario que yo misma he diseñado para trabajar con mis pacientes te permitirá reconocer los síntomas y valorar su grado antes y después de iniciar el cambio de estilo de vida que propone el plan ¡ENERGÍA! Se trata de un cuestionario exhaustivo, muy completo, titulado «Symptomerfassung nach der Doc-Fleck-Methode» (Detección y valoración de síntomas según el Método de la Doctora Fleck), disponible en idioma alemánxx en la página web **www.docfleck.com** para descargarlo.

¡ENERGÍA!
SEMANA 1

Durante los primeros siete días, la meta es ir calentando poco a poco, sin prisas. Aprovecha esta etapa para prepararte, sin precipitarte ni ponerte objetivos que te estresen. Si por cualquier motivo prefieres alargar este período inicial, adelante, ¡no te cortes! Nadie te conoce mejor que tú. Por experiencia he observado que siete días son suficientes para la fase de introducción, aunque tengas una rutina cotidiana muy ajetreada. Incorporar cambios requiere tiempo, paciencia y un plan a largo plazo. De ahí que lo primordial sea armonizar en primer lugar solamente tu *ritmo* de alimentación, actividad física y sueño, así como establecer un puñado de nuevas costumbres, como la relajación y el ejercicio de la gratitud consciente. Son pequeños pasos, básicos para empezar a caminar, porque si te los saltas, te perderás después en los detalles. Precisamente por eso, esas pequeñas modificaciones que vamos aplicando durante los siete días iniciales son muy potentes y eficaces. Te servirán de introducción para irte encauzando, tanto en el plano físico como en el psicológico, lo que conseguirás al modelar y reconfigurar el cerebro a través de la repetición diaria de esos nuevos hábitos. Iremos incorporando cambios muy modestos y sencillos, pasito a pasito (por ejemplo, retrasar la hora del desayuno o hidratarte entre comidas), como quien instala un paquete de *software* nuevo para recobrar la energía. La clave del éxito es la continuidad. Llegar a la cumbre de la montaña exige pasos cortos, pero firmes y constantes, sin desvíos ni distracciones.

Para comenzar, deberías buscar un propósito auténtico, una *motivación* honesta y sincera. Que no solo te sirva para aguantar los primeros 30 días, sino que tenga la fuerza suficiente para hacerte avanzar durante un largo período de tu vida. Aquí va un ejemplo de motivación: «Quiero gozar de buena salud y disfrutar de más energía, para seguir muchos años junto a mi pareja y mis hijos». Otra posibilidad:

«Quiero hacer realidad sueños que atesoro desde hace años, y para ello necesito más energía y salud». Tómate en serio este asunto, dedícale tiempo. Si no lo has hecho antes, es hora de que tomes papel y lápiz para anotar cuál es tu motivación. ¡Ponla bien clara, por escrito! ¿Me das tu palabra? Cuando escribimos algo a mano, no solo lo entendemos mejor, sino que se nos queda grabado durante más tiempo en la memoria, mucho más que si tan solo lo pensamos o lo tecleamos.[315]

5 reglas ¡ENERGÍA! que te ayudarán a progresar

Regla ¡ENERGÍA! 1: Tranquilidad, nada de nervios, relájate

Espero que ya tengas claro que esto es una prioridad; debes interiorizarla.

Regla ¡ENERGÍA! 2: Piensa a diario en tu motivación

Imagina qué beneficios aportarán esos nuevos hábitos, tanto para ti como para quienes te rodean. Reflexiona y sueña en cómo será gozar de una vitalidad plena. *Visualiza tu motivación.* Guárdate unos minutos para hacerlo a diario. Ejercita tu optimismo como si se tratase de un músculo. Así lograrás sortear períodos difíciles y doblegar resistencias internas que podrían afectarte y entorpecerte.

Regla ¡ENERGÍA! 3: Busca tu propia fórmula personal ¡ENERGÍA!

Una vez que conozcas bien cuál es tu motivación, la autosugestión será una herramienta muy útil. En mi anterior libro *Schlank! und gesund mit der Doc Fleck Methode* expuse qué potencial tiene la autosugestión, una técnica desarrollada por el farmacólogo y psicólogo francés Émile Coué (1857–1926). Se basa en este supuesto: «Eres lo que piensas». Por lo tanto, se recomienda repetir varias ocasiones cada día una fórmula de afirmación positiva, con 20 repeticiones en cada caso. Por ejemplo: «cada día que pasa, me encuentro mejor». O bien: «mi salud mejora día tras día». Otra propuesta: «voy a conseguir mi objetivo». En realidad, da igual si crees a pies juntillas en la afirmación o si estás pensando en cualquier otra cosa mientras te repites la fórmula. Lo verdaderamente importante no es concentrarte en la frasecilla elegida, sino en pronunciarla en voz audible (aunque sea murmurada). Algunos momentos muy propicios para declamar tu fórmula serían por la mañana, en el cuarto de baño ante el espejo, o de camino a la oficina, o de regreso a casa, cuando salgas de paseo o justo antes de irte a dormir.

Regla ¡ENERGÍA! 4: Practica el ayuno en tus reflexiones

Compararnos con los demás nos origina infelicidad, ya lo hemos visto antes: pasarte la vida estableciendo comparativas críticas solo te servirá para perder energías, alegrías y quizás hasta salud. Los pensamientos e ideas negativos debilitan tus defensas y hacen aflorar las hormonas del estrés. Es más que aconsejable deshabituarse de la costumbre de agotarnos dándole vueltas a ese círculo vicioso hasta la extenuación como si fuésemos un hámster, de atacarnos sin piedad por nuestra autoestima o de alimentar valoraciones destructivas de nosotros mismos y mismas. Así que deja ya de plantearte razonamientos como estos: «Si yo tuviera esto o aquello, o si yo fuese como tal o cual persona...». En realidad las circunstancias externas a la propia persona pocas veces nos deparan más felicidad y salud.[316] Escucha mi consejo: en cuanto te sorprendas rumiando ideas negativas o trazando comparaciones, ponle punto final y habla contigo bien claro: «Basta, ya es suficiente. No son más que ideas». Te prescribo un ayuno total y absoluto de reflexiones mezquinas y lastimosas durante los primeros días del programa. Las comparaciones, al cubo de la basura. Libérate de los «y si...» que te amargan la existencia y te arrebatan unas energías preciosas. Concéntrate en los aspectos y momentos positivos de la vida, ya verás que este ejercicio, aparentemente insignificante, hace maravillas para que recobres la vitalidad.

Regla ¡ENERGÍA! 5: Da las gracias, expresa tu gratitud sin descanso

La gratitud consciente es un ingrediente fundamental para el bienestar. Sentir un agradecimiento sincero y genuino nos hace más felices y nos reporta más salud. Confiesa, con la mano en el corazón: ¿sientes gratitud por tu vida, por todo lo que has conseguido y tienes hasta hoy? ¿Y lo reconoces de forma expresa y deliberada con frecuencia? ¿O no lo haces casi nunca? Pues anímate a transformar la gratitud en un ritual a partir de ya mismo. Antes de irte a dormir, anota en tu libretita o en un diario de gratitud tres cosas por las que deberías dar gracias. También conviene que explicites *por qué* sientes ese agradecimiento. Déjate envolver por el sentimiento de gratitud a diario, tras superar *todos* los sinsabores y tropiezos de la vida, incluso en los días más sombríos.

Tu ritmo es decisivo

A lo largo de los primeros siete días, tu misión es concentrarte en el ritmo de viuda (véase el capítulo «El ritmo correcto» de la segunda parte). Ahí se esconde tu clave personal para disfrutar de más energía.

Alimentación

Procura no realizar más de dos o tres comidas principales al día. No debes comer salvo si sientes hambre de verdad. Mastica bien los alimentos y evita picar entre horas. La única excepción: si sospechas que puedes padecer insuficiencia suprarrenal (véase el capítulo «Glándulas suprarrenales agotadas: un motivo de fatiga insidiosa» de la primera parte del libro), o bien si sufres de migrañas o tienes piedras en la vesícula biliar. En estos casos, no deberías hacer pausas de ayuno que se prolonguen más de seis horas durante el día. En lugar de ello, puedes dictaminar una pausa o fase de ayuno suficientemente larga por la noche (de entre 12 y 13 horas, pero no nunca más de 16), durante la cual solo deberías beber agua o infusiones sin endulzantes. Si al principio te cuesta demasiado trabajo respetar una pausa tan dilatada, tampoco es asunto grave; más vale que tengas paciencia contigo. En cuestión de pocas semanas, verás que tu organismo se acostumbra y se reprograma sin grandes problemas.

UN CONSEJO: . . . .

Retrasa el desayuno, déjalo para un poquito más tarde. Fíjate bien para elegir la hora en la que mejor te siente. Para muchas personas, el momento ideal está incluso más allá de las 10 de la mañana.

Además, te propongo los dos siguientes experimentos, que considero valiosísimos:

1. Prueba a no tomar *nada* de grasa hasta las 10 de la mañana. Si resulta que al pasar la primera fase de la mañana «libre de grasas» te sientes mejor que cuando la pasas «con grasas», es señal de que tienes alguna debilidad en la digestión y que a tu organismo le cuesta mucho esfuerzo digerir los lípidos a primera hora. Esta sería la solución: si no tienes hambre en absoluto por la mañana, pospón el desayuno hasta las 10 o limítate a tomar algún batido a base de hortalizas y frutas. Las frutas crudas también son una buena opción. Entonces, de las 10 en adelante (o incluso más tarde), toma un desayuno del tipo más habitual.
2. Presta atención y observa qué tal te encuentras cuando combinas hidratos de carbono (como pasta o pan) con proteínas de origen animal como las de carnes o pescados. A veces las proteínas animales resultan

más difíciles de digerir que las vegetales, sobre todo si no se mastican debidamente los alimentos. Por ese motivo, suele acontecer que la combinación de proteínas animales e hidratos de carbono (que estimulan y suben el nivel de azúcar en sangre) nos consume muchas energías y puede originar cansancio. Registra todo lo que observes en tu libreta de notas y ten en cuenta lo que hayas descubierto para aplicarlo de cara a futuras comidas.

Hidratación

Desde hoy mismo, empieza cada día bebiendo al menos un buen vaso de agua (si quieres, puedes darle un toque de sabor con zumo de limón) en ayunas. Mejor todavía serían dos vasos, tomados a sorbitos. La meta es convertir el agua pura en tu ritual mañanero favorito. Así estimularás el sistema digestivo, facilitarás la evacuación de las toxinas separadas y almacenadas por tu hígado y equilibrarás el déficit de líquidos que se habrá producido durante la noche. Debes beber unos 15 minutos *antes* de las comidas y también *entre* comidas, pero no precisamente *durante* las propias comidas. Así no diluirás los ácidos gástricos ni las enzimas digestivas, con lo que potenciarás su efecto digestivo.[317]

Actividad física

Si hasta ahora no sentías ni pizca de afición por moverte y hacer cualquier ejercicio, no pasa nada. Empieza poco a poco, integrando más movimiento en tu rutina. Pero sin pasarte. Tengo buenas noticias: cuando un hábito positivo se afianza, sirve como abono y catalizador ideal para el siguiente hábito que te propongas. Invierte sabiamente en tu cuenta corriente de actividad física; el mundo entero puede servir como gimnasio. Algunos ejemplos: evita las cintas transportadoras y las escaleras automáticas o aparca un poco lejos de tu destino final. Si vives en una gran ciudad, puedes aprovechar los pasos elevados o las estaciones de metro para seguir caminando en lugar de esperar ante los semáforos en rojo. Camina cuanto puedas, monta en bicicleta o aprende a apreciar las flexiones y las sentadillas (cuando hables con niños y niñas, ponte en cuclillas para comunicarte cara a cara), practica estiramientos, movimientos gimnásticos o levanta pesos pequeños. Asimismo, hay multitud de cursillos de actividad física gratuitos o financiados por mutuas y servicios de salud, así como cursos muy económicos en distintas asociaciones e instituciones. Así podrás hacer ejercicio de forma periódica y en compañía. Ten en cuenta que no deberías esforzarte al límite justo antes de irte a dormir, porque te costaría más conciliar el sueño (si sales a trotar, no lo hagas durante las dos o tres horas anteriores a irte a la cama). Escoge un ritual de actividad física fijo y anótalo en tu libreta o diario.

Sueño

Aprovecha los primeros siete días del programa para revisar a fondo el dormitorio y examinar con espíritu crítico tus hábitos de descanso. Fija un horario determinado para levantarte y para acostarte. Lo mejor será que lo anotes. Idea un ritual nocturno adaptado a tus gustos, que te agrade y te relaje. Por la mañana, dale prioridad a la luz y por la noche, procura que la iluminación sea tenue. Integra fases de «desintoxicación» o abstinencia digital, sobre todo a última hora del día. Si nunca antes te habías puesto a reflexionar sobre el sueño (que es cuando el organismo recarga las baterías), ahora es el momento ideal. Repasa el capítulo «Dormir bien: el secreto de la regeneración» en este mismo libro.

Ve librándote poco a poco de los factores ladrones de energía

Los primeros siete días de tu viaje para recuperar la energía son los más propicios para liberar a tu organismo de tres factores desenergizantes importantísimos: la cafeína, el azúcar y los edulcorantes artificiales. El azúcar y los edulcorantes son agentes potenciales estimuladores de procesos inflamatorios y debilitan a la microbiota o flora intestinal saludable, la cual fortalece a tus defensas (véase el capítulo «Cuando la digestión sufre en silencio»). Además, cada aumento drástico de la concentración de azúcar en sangre desencadena una respuesta brutal de la insulina para rebajar su nivel. Y esa reacción te resta energía, como si te desenchufase. Si te asalta un ataque de apetito repentino, primero hidrátate, porque no es nada raro que tu cuerpo confunda la sed con el hambre. Las sustancias amargas también frenan el ansia de dulces. Puedes encontrar soluciones en *spray* sin alcohol, que se aplican pulverizándolas directamente sobre la lengua.

Tienes que prescindir también del café. Para empezar, abstinencia total. ¿Te supone un gran sacrificio? Lo siento. A mí me encanta el café y para mucha gente tiene un efecto estimulante beneficioso, en buena medida porque tienen anclado entre sus hábitos rituales tomarse un café por la mañana. El caso es que no todo el mundo tolera (y elimina posteriormente) la cafeína de la misma forma. Echa un vistazo a los capítulos «Cómo detoxificarnos correctamente» y «El café, un arma de doble filo». Por todo ello, te animo de veras a que hagas la prueba, aunque te resulte difícil: elimina de tu vida la cafeína, el azúcar y los edulcorantes para deshabituarte. Inténtalo al menos una vez y así podrás observar si es que cambia algo en tu organismo. Y en tal caso, qué es lo que cambia. Si perseveras, tras un puñado de días algo complicados (con momentos incluso desagradables), es posible que el cuerpo te recompense con una tremenda remesa de nuevas energías. Espero que esta perspectiva te motive. Personalmente, yo experimenté un aumento de energía vital enorme al dejar a un lado la cafeína. Cuidado, tampoco estoy diciendo que debas olvidarte del café para siempre, ni mucho menos. De lo que se trata es de eliminar factores negativos para reconfigurar y reprogramar tu organismo durante las próximas semanas.

Consejos para desintoxicarte de la cafeína

Si regularmente bebes entre dos y tres tazas de café o más al día, o bien si consumes otras bebidas que contienen cafeína, como el té negro, bebidas energéticas, etc. tu cuerpo ya se habrá habituado y habrá desarrollado cierta resistencia a esta sustancia estimulante. En caso de que te preocupen los posibles síntomas del síndrome de abstinencia, te recomiendo que vayas reduciendo paulatinamente la dosis de cafeína a lo largo de un fin de semana donde no afrontes grandes obligaciones. Sustituye el café por infusiones, té de jengibre, etc. Dispones de dos opciones para romper con el hábito. Por un lado, puedes apostar por «desintoxicarte» de forma radical, en frío. O sea, suprimir todo consumo desde el primer día: cero cafeína. En este caso, es posible que sufras algún síntoma como dolores de cabeza, cansancio, hambre o malhumor, porque el cuerpo se pone en modo de desintoxicación drástica. Por regla general, las molestias desaparecen al transcurrir entre dos y tres días. Puedes aliviarlas si optas por ir reduciendo paulatinamente la dosis de cafeína diaria que consumes, hasta librarte de ella por completo al llegar al séptimo día.

Te propongo un ejemplo para deshabituarte de la cafeína si eres una persona con un consumo muy elevado:

- **Día 1**: 4 tazas de café
- **Día 2**: 3 tazas
- **Día 3**: 2 tazas
- **Día 4**: 1 taza
- **Día 5**: ½ taza
- **Día 6**: ¼ de taza
- **Día 7**: cero cafeína

Durante la semana siguiente, si añoras tu antigua manera de empezar el día, puedes sustituir el ritual del café por un té verde, que además es beneficioso para el intestino y no obliga a las glándulas suprarrenales a realizar trabajos extra. ¿Y qué harás con el café y la cafeína a largo plazo? Eso debes decidirlo tú. Eres la persona responsable de tu salud y tu nivel de vitalidad. Y encima, nadie te conoce mejor que tú. Dado que el café (aunque sea sin cafeína) obstaculiza la absorción de nutrientes esenciales y empeora la presión de sueño, yo como mínimo recomiendo evitarlo mientras dure el programa ¡ENERGÍA! de 30 días. Así disfrutarás también de la posibilidad de experimentar las ventajas de vivir sin cafeína y comprobarás en tus propias carnes los resultados de eliminarla. Pero si de cara al futuro te gustaría conservar el ritual matutino del café, escucha a tu cuerpo y evalúa qué tal le sienta. En este caso, es preferible limitarse a tomar una o dos tazas de café de buena calidad, en lugar de sorber brebajes sospechosos durante todo el día o en el trabajo. Ahora pensemos en el café con leche, cappuccinos y demás familia ¿Qué pasa con la leche? ¿Y si luego resulta que a ti personalmente te roba energía? Eso lo investigaremos en la segunda semana. En cuanto a «desengancharte» del azúcar y los edulcorantes, puedes proceder de una manera similar.

Relájate a diario

El estrés percibido como algo negativo es un agente fatigante de primera magnitud. Por eso es absolutamente fundamental convertir la relajación en un ritual cotidiano. Repasa un poco lo que has aprendido y no olvides hojear el capítulo sobre cómo reducir el nivel de estrés (en la segunda parte del libro, «Reducir el estrés, fortalecer el sistema inmunitario y recuperar energías»). Durante los primeros siete días, no te limites a masticar los alimentos a fondo; tienes que analizar y desmenuzar a conciencia también esta cuestión: ¿durante tu rutina diaria piensas en la necesidad de relajarte? Sincérate contigo. Cuando tomes consciencia de la situación, entenderás que es preciso escapar del círculo vicioso rutinario que te sustrae vitalidad y frena tus defensas. En la actualidad, no son pocas las personas que deben compaginar varios empleos para mantenerse económicamente a flote.

UN CONSEJO: ....

Aunque tus jornadas sean muy exigentes, incluye en ellas islotes de relajación y calma.

Reflexiona hoy mismo e idea un breve ritual de relajación, que deberás poner en práctica durante los primeros siete días del plan. Te recomiendo un método fantástico para llenarte de energía: respirar correctamente (léete los capítulos «Reducir el estrés», «Fortalecer el sistema inmunitario y recuperar energías», «Recetas perfectas para conseguir un subidón de energía instantáneo» y «Cómo respirar correctamente». También puedes apostar por la actividad física moderada, por iniciarte en un nuevo hobby o retomar uno que tengas olvidado, realizar tareas de bricolaje, jugar a los naipes, cocinar, hacer crucigramas, pintar, tocar algún instrumento, darte masajes periódicamente, montar a caballo, ir a la sauna, navegar, bailar, ejercitar la relajación muscular, aliviar tensiones en la bañera, practicar yoga, etc. Decide tú, pero procurar relajarte *con regularidad*. Anota qué clase de actividad relajante empiezas y prueba otras posibilidades durante las próximas semanas. Es muy útil reservar unos horarios determinados en tu agenda para estas cosas, porque ayuda a no perder de vista el objetivo.

Apuesta con decisión por los rituales

Los rituales, convertidos en costumbre, nos sirven de asidero para no perdernos. Fomentan nuestros aspectos positivos, refuerzan la confianza en ti mismo/a y en tu entorno. Cuando están firmemente arraigados, esos mismos rituales alivian de tensiones a tus neuronas y te hacen la vida más fácil. De hecho, un ritual puede permitirte prescindir de tomar ciertas decisiones en tu día a día. Te ahorra la fuerza de voluntad (y la energía) que deberías invertir para ello y la pone a disposición de otras necesidades. Te aconsejo que durante los primeros días incorpores diversos rituales a tu rutina: por ejemplo, beber agua en ayunas, moverte un poco ante la ventana a primera hora, realizar ejercicios de respiración y también autoafirmaciones a lo largo de la jornada, pero también incluir un ritual de gratitud, algún entrenamiento de fuerza con peso o tomarte una infusión para cerrar el día. Registra por escrito los rituales que quieras ejecutar en adelante. No te pases con la cifra total: a veces, menos es más. Pero cúmplelos con dedicación... todos los días.

Diversos estudios han demostrado que una costumbre nueva tarda unos 66 días en convertirse en parte integral de la vida cotidiana.[318] Gracias al ejercicio repetido, se condiciona y entrena la corteza prefrontal del cerebro, el área donde residen la fuerza de voluntad y el autocontrol. Como si fuese un músculo esforzándose con unas mancuernas. A medida que pasa el tiempo y gracias a la neuroplasticidad, ese área del encéfalo va creciendo paulatinamente de tamaño, de forma mensurable. Al incorporar rituales saludables, ejercitas tu fuerza de voluntad como si fuera un músculo y adquieres una mayor capacidad.

Complementos nutritivos: los mínimos imprescindibles

No es nada aconsejable recurrir a suplementos dietéticos y nutritivos de forma descontrolada, a lo loco y con productos de calidad dudosa. En cualquier caso, sí es positivo ofrecerle al cuerpo la posibilidad de apoyar sus funciones básicas en el plano de los micronutrientes, tomando complementos bien diseñados, de acuerdo con los planteamientos más avanzados de la medicina ortomolecular y la nutrición.[319] Así aumentará la producción de energía en las mitocondrias y se favorecerá el proceso de regeneración para superar y prevenir enfermedades a nivel «micro» bioquímico. Estudios recientes han confirmado asimismo que un suministro insuficiente de nutrientes tiene consecuencias fatales para el desarrollo de enfermedades infecciosas como la COVID-19.[320] Un aporte adicional de nutrientes bien planteado, que incluya por ejemplo vitaminas C y D, puede contribuir a respaldar al sistema inmunitario para combatir esta clase de infecciones.[321] Por todo ello, mi recomendación es la siguiente: piénsatelo bien y decide con calma si vas a tomar complementos nutricionales. Desde la perspectiva de la medicina preventiva, tiene lógica. Si eliges seguir esta opción, te aconsejo tomar como mínimo los siguientes suplementos: ácidos grasos omega 3 (en forma de aceite de algas), vitamina D, vitamina C, un complejo vitamínico B y magnesio. Si tienes más de 40 años, también te sugiero tomar coenzima Q_{10} y espermidina. Fíjate bien en la calidad de los productos y comprueba si se han elaborado sin aditivos innecesarios, y si los aceites de algas proceden de producción respetuosa con los ácidos omega (fíjate en los capítulos «La fuerza de la alimentación» y «Prácticas saludables para cambiar el aceite en la cocina». También tienes a tu alcance soluciones más pragmáticas, como preparados multivitamínicos «generales» o «completos» de buena calidad, que puedes complementar con aceite de algas, vitamina C, vitamina D, magnesio y coenzima Q_{10}. Para facilitarle el trabajo a tu aparato digestivo, puedes tomar enzimas digestivas y sustancias amargas en formato de spray (mira el capítulo «Complementos alimenticios: consejos y trucos probados en la práctica» de la segunda parte del libro).

Involucra a tu entorno personal

Comenta la situación, explica tus planes y busca aliados potenciales en tu círculo más cercano, para que te apoyen con el programa ¡ENERGÍA! La familia, tu pareja y tus amistades más estrechas deberían implicarse y asistirte desde el primer minuto. Invita a quienes te rodean a leer este libro o al menos los casos de pacientes reales que en él se relatan. Hasta pueden acompañarte en el programa poniéndolo en práctica personalmente. Despierta la curiosidad de tus seres queridos. Afronta sus preocupaciones y exponles que seguir «una dieta algo distinta» durante 14 días no tiene por qué ser monótono ni aburrido, sino todo lo contrario. También deberías explicarles que prescindir temporalmente de alimentos como los cereales con gluten o los lácteos no tiene otro objetivo que desenmascarar posibles factores fatigantes individuales y librarse de ellos. Desde luego, debes embarcar a tu doctora o médico de cabecera en el proyecto. Confía en los profesionales de la medicina y escucha su opinión. Normalmente, lo que suele suceder es que al transcurrir tan solo una semana notes una mejoría sorprendente, que también asombrará a tu entorno más próximo.

Qué otros detalles no conviene olvidar

En los primeros días, acuérdate de examinar con mirada crítica la nevera y la despensa. Haz limpieza y destierra de allí todo aquello que amenace con sabotear tu iniciativa. Dile adiós al azúcar, a los alimentos con edulcorantes, a todo aquello que contenga gluten o leche y sus derivados. O por lo menos, arrincónalos. En cuanto renuncies al gluten, los lácteos y al azúcar, fomentarás los procedimientos de detoxificación propios del organismo. Es decir, que estimularás la eliminación de residuos también a través de los riñones y la piel. Asegúrate de prestarle apoyo a este proceso saludable; hidrátate bien desde el principio. Cubre tus necesidades con ingredientes idóneos para preparar bebidas saludables. Por ejemplo: limones para exprimir su zumo, jengibre y hierbas para infusiones, té de diente de león y de ortigas, té verde y una tisana que favorezca el sueño. No olvides reservar el tiempo necesario para hacer la compra.

UN CONSEJO: . . . .

No vayas nunca a la compra con el estómago vacío. Así evitarás momentos de debilidad y compras impulsivas porque te azuza el hambre. Con eso no solo ahorras dinero, sino que inviertes en vitalidad. Las próximas dos semanas del Plan ¡ENERGÍA! te esperan recetas fabulosas, que te brindarán sensaciones totalmente nuevas.

SEMANAS 2 Y 3
DEL PLAN ¡ENERGÍA!

A lo largo de los próximos 14 días tu misión será seguir puliendo y afinando tu ritmo ¡ENERGÍA! ideal. Si continúas dando pasos adelante con valentía y te vas aproximando al ritmo óptimo, habrás conquistado ya una gran porción de vitalidad. Conseguir armonizar en sintonía la vida familiar, el trabajo, una alimentación saludable, actividad física, etc. supone todo un reto. No es fácil, pero jamás deberías rendirte, sigue peleando. Cada día te ofrece nuevas oportunidades.

UN CONSEJO: ....

Intenta evitar los elementos estresantes innecesarios, especialmente por las mañanas. Afronta y empieza cada día de forma relajada, aunque te espere un torbellino de quehaceres. No dejes que broten ideas ni sentimientos negativos porque sí, sin control ni motivos bien fundados. Ya lo sabes: son insidiosos y disparan los niveles de hormonas del estrés, afectan a la microbiota intestinal y consumen energías valiosísimas. Pero tranquilidad, no caigas presa del nerviosismo. Porque la perfección no existe.

Un día ¡ENERGÍA! perfecto

- **Al levantarte:** Concédete unos instantes de atención y consciencia plena. Puedes ayudarte con ejercicios de respiración. Visualiza tu motivación.
- **Hidratación:** Como habrás dejado en la mesita de noche una botella de agua, tómate un par de vasos bien llenos (entre 400 y 500 ml en total) todavía en ayunas. Ventila la habitación, despéjate, respira hondo y haz siete, ocho o quizás nueve sentadillas al volver del lavabo, o tal vez mientras haces unas gárgaras con aceite. ¿Te habías olvidado de esto? Sirve para limpiar la cavidad bucal a fondo antes de desayunar (véanse los capítulos «Una digestión sana: manual básico para terapia» y «Consejos para la limpieza bucal»). Cada vez que pases junto al marco de una puerta, aprovecha para estirar los brazos. Empieza por pequeños detalles, pero

piensa siempre a lo grande, a largo plazo. Se te irán ocurriendo nuevos rituales que podrás combinar, siguiendo este principio: «Si ahora hago esto, luego puedo hacer esto otro».

- **Desayuno tardío:** Disfruta de un desayuno algo más tarde de lo habitual. Es imprescindible sentir hambre de verdad. Puedes guiarte por el desayuno recomendado por la doctora Fleck.

- **Tentempiés:** ¡Evita picotear entre horas! Claro está, salvo si padeces insuficiencia suprarrenal, tienes piedras biliares, sufres migrañas o te asalta hambre genuina. Cuando sea necesario, elige tentempiés saludables: manzanas con nueces, huevos duros, aceitunas, aguacate, pescado ahumado, bastones de hortaliza con humus o sésamo, etc.

- **Hidratación:** Procura beber *antes de* o *entre* las comidas. Puedes irte acostumbrando a tomar una o dos tazas de té o infusión por la mañana. Puede ser té verde, o quizás infusiones de diente de león u ortigas, por ejemplo.

- **Comida (al mediodía) y cena:** No comas hasta que sientas hambre auténtica. Y por la tarde-noche, evita los alimentos crudos.

- **Durante la jornada laboral y después:** Siempre que puedas, camina o permanece de pie. Por ejemplo, mientras hablas por teléfono. No te pongas a juzgar cada minucia que suceda. Si suena el teléfono, no cedas al nerviosismo; considéralo una oportunidad para cuidarte un poco, para hidratarte, respirar hondo, etc. Planifica un tiempo para la actividad física a lo largo del día.

- **A media tarde:** Ten en cuenta que debes regular y limitar la luz azul que emitan el ordenador o el teléfono móvil. Procura que la iluminación sea suave y de tonos cálidos o ponte si es preciso unas gafas con cristales tintados en naranja. Quizás te dé un aspecto algo cuestionable, pero son muy eficaces.

- **Ritual para terminar el día:** Después de la cena (que deberías terminar en último lugar de todos los comensales, porque masticas despacio y a conciencia), dedica entre 10 y 30 minutos a una actividad que te divierta, te agrade y te permita desconectar. ¡Tú sabrás qué es lo más adecuado!

- **Antes de irte a dormir:** Dispón tu dormitorio como una cápsula específica para el sueño; apaga o aleja todos los dispositivos electrónicos. Cuida de tener los pies calientes y la cabeza fría. Ejecuta el último ritual de relajación del día. Y ya está, hemos llegado al momento más conveniente para el ritual de gratitud.

MUY IMPORTANTE: ....

Si padeces diabetes mellitus, consulta a tu médico sobre la periodicidad y los horarios de las comidas.

Un reset ¡ENERGÍA! para tu organismo

Durante esta semana vamos a accionar un interruptor clave para reconfigurar tu organismo: vas a empezar a seguir las pautas de alimentación ¡ENERGÍA! y librarte de potenciales factores fatigantes apostando exclusivamente por alimentos sanos y repletos de nutrientes. ¿Qué significa eso para los lácteos y los productos con gluten de cara a los próximos 14 días? Pues que los desconectamos por completo, fuera, nada de nada. Serán tan solo dos semanas, apenas un suspiro en toda una vida, pero aunque cuesten un poquito de esfuerzo, servirán para aclarar tu perspectiva y ver con claridad la situación. Actuarás como un detective infatigable hasta identificar si ciertos alimentos te aportan energía o, por el contrario, te la quitan. Reconozco que, en primera instancia, abandonar el queso o el pan suena duro. Pero te aseguro que la recompensa merece la pena y que, probablemente, el resultado del experimento te sorprenda. No te desanimes, seguro que te hace ilusión (y despierta tu interés) desvelar cuál es la situación real. Es imprescindible que te atengas a las normas, que las respetes sin deslices y sin diluir su efecto (y tu éxito) con pecadillos como caer en la tentación de la comida rápida o de zamparte un bollo.

¿Quieres saber cuál es mi pronóstico? Creo que te sentirás más vital, con más energía. Y sucederá pronto, apenas transcurrida una semana. Y sucederá, aunque al final no seas víctima de algún problema que hasta ahora desconocías y esté relacionado con el gluten o la leche. Ojo: aquí no se trata de cambiar radicalmente tu alimentación de por vida, tan solo de probar durante 14 días. Marca bien claro ese período en el calendario donde anotes las citas o acontecimientos importantes. Ayudará a que seas fiel a tus 14 días de (pequeño) sacrificio. Dos semanas pasan volando, mucho más rápido de lo que te imaginas. Las recetas que hemos concebido para esta fase prestan atención a todos los aspectos saludables para el intestino y los efectos antiinflamatorios, que reforzarán tu nivel de energía, potenciarán tus defensas e incentivarán los procesos de detoxificación del organismo.

Para facilitarte la tarea de dar este paso, te propongo un repertorio de recetas para siete días, listas para cocinar, que puedes seguir como un calendario de alimentación en estas dos semanas. Así será más sencillo familiarizarte con esta nueva dieta y ahorrarás tiempo, tanto al hacer la compra como ante los fogones. Además, los ingredientes se complementan tan bien que no te encontrarás con grandes cantidades de sobras sin saber qué hacer con ellas. Este último aspecto me parece muy importante. Deberías recapitular y repasar la lista de alimentos ¡ENERGÍA! para considerar cómo puedes sustituir el gluten y los lácteos. Naturalmente, si eres de esas personas que prefieren lanzarse a guisar sin receta o te encanta inventar platos, tienes libertad total para diseñar tus propios menús. Lo único verdaderamente importante es que te limites a los alimentos de la familia ¡ENERGÍA! (mira los capítulos «La fuerza de la alimentación» y «Alimentos ¡ENERGÍA!»). Ten en cuenta tus preferencias y gustos personales, así como posibles dificultades para la digestión (por ejemplo, la intolerancia a la histamina).

Si ya comenzaste a tomar un complemento nutricional básico durante la primera semana del plan, no lo dejes, sigue con él. Y no pierdas la curiosidad, ¡a ver qué pasa!

¿Qué cabe esperar?

- Tu ritmo vital y los nuevos hábitos adquiridos irán asentándose y te resultarán cada vez más fáciles.
- El tracto intestinal se irá regenerando, mejorará la absorción de nutrientes y como efecto secundario, perderás kilillos de más y células adiposas con acción inflamatoria.
- Al dormir, el sueño será más reparador gracias a que has reducido la ingesta de cafeína y alcohol.
- Se incrementará la capacidad de regeneración y regulación del organismo, al tiempo que irá retrocediendo la sensación de fatiga durante el día.
- El aporte de verduras, hortalizas, frutas, proteínas de alta calidad y grasas saludables favorecerá el abastecimiento de nutrientes, optimizará la salud de las células y avivará la producción de energía en las mitocondrias, que depende de la disponibilidad de micronutrientes.[322]
- Beber agua pura e infusiones bio fomentará la detoxificación autónoma del cuerpo y caerá la proporción de sustancias nocivas presentes en el organismo.
- Las papilas gustativas irán acomodando sus preferencias. Verás cómo desarrollas un gusto renovado por los platos sinceros y sencillos, sin aditivos ni excesos dulzones. Te despedirás por fin de los ataques de apetito voraz.
- Notarás que te vas reconfigurando, tanto de cuerpo como psicológicamente. Te sentirás mejor en el plano físico, con un equilibrio emocional más estable y más capacidad de concentración. Aumentará el nivel de bienestar general y la vitalidad, verás cómo empiezas a irradiar más energía.

Recetas ¡ENERGÍA!

Esta es una colección de recetas inteligentes e ingeniosas. Todas libres de azúcar, gluten, lácteos y soja, sin excepción. Aquí, «sin azúcar» significa completamente libre de toda clase de azúcar añadido o de otros edulcorantes sustitutivos como la estevia o el eritritol (véanse los capítulos «La fuerza de la alimentación» y «Alimentos ¡ENERGÍA!». Debido al alto contenido en verduras y hortalizas, tus comidas no solo serán saludables, sino también copiosas (en cuanto a cantidad) y con un gran efecto saciante. Se utilizan hierbas aromáticas en abundancia, porque cuentan con propiedades muy saludables. Pero no te preocupes por respetar las cantidades al milímetro. Y si no sabes qué hacer con los tallos del perejil o la menta, los podemos incluir en los batidos de hortalizas.

Aporte extra de fibra alimentaria

Una sola rodaja (30 g) del pan ¡ENERGÍA! es suficiente para paliar la carencia de fibra. Quien lo prefiera, puede comprar fibras de acacia en un herbolario o parafarmacia, o pedirlas por Internet (también existe la posibilidad de recurrir al glucomanano o harina de konjac, o bien a la dextrina resistente). Todos estos complementos alimentarios aportan en torno a 90 g de fibra por cada 100 g totales. Bastaría una cantidad de entre tres y cinco gramos para compensar un déficit de fibra. Y además, se pueden incorporar a un batido sin problemas. Cabe mencionar que las fibras de acacia son especialmente fáciles de digerir.

El pan ¡ENERGÍA! de la Doctora Fleck

Si tu organismo consume mucha energía debido a la actividad, puedes completar las comidas con una o dos rodajas del pan ¡Energía! de la doctora Fleck (tienes la receta en la página 342). Lo más recomendable es hornearlo por anticipado, para que así puedas disfrutar de él en tus desayunos. Sobre todo si tienes prisa. Es un pan especial, no lo compares con los tipos de pan más habituales, porque no contiene ninguna clase de harina clásica. Destaca por ser muy rico en proteínas y fibra.

Equipamiento para la cocina

Sería genial contar con una batidora de vaso bien potente, porque así los batidos y *smoothies* quedarán más cremosos, pero tampoco es imprescindible. Aunque sea algo menos potente, con una batidora más modesta también lograrás buenos resultados. Un buen picador de verduras es fantástico para trocear en un santiamén hierbas aromáticas, frutos secos y hortalizas de carne firme, pero también para preparar el extracto en pasta de verduras y hortalizas que se emplea para caldos y fondos (encontrarás la receta en la página 348).

Planificar la compra

Antes de empezar: Revisa la despensa y las alacenas; fíjate bien en los productos menos perecederos, y compara lo que encuentres en ese inventario con tu lista de la compra. He calculado los ingredientes minuciosamente, para que al final no queden apenas sobras. Por ejemplo, las manzanas y peras se pueden cortar por la mitad. Una mitad se emplea de inmediato y la otra se envuelve en film de plástico o un paño de cera de abeja para conservarla en la nevera. Carnes y pescados deberían ser tan frescos como sea posible.

Hasta donde sea viable, procura utilizar ingredientes de cultivo y calidad bio, especialmente en el caso de huevos, carnes y pescados, pero también de limones, cuya piel aporta un sabor inigualable.

Si consigues encontrar un extracto en pasta (o pastilla) o polvo para elaborar un buen caldo de verduras bio sin gluten, también puedes usarlo, claro. Pero si no tienes seguridad total, es mejor que prepares tu propio extracto para aderezos, adobos y caldos de verduras. He incluido una receta ideal entre la colección ¡ENERGÍA! (en la página 348).

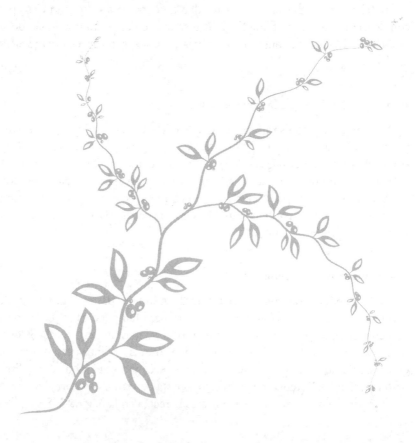

Lista de la compra

RESERVAS PARA LA DESPENSA

- Fibras de acacia
- Vinagre de manzana
- Levadura en polvo
- Semillas de chía
- Chía inflada
- Mostaza de Dijon
- Caldo de verduras bio o receta pág. 348
- Copos de avena sin gluten
- Semillas de cáñamo peladas
- Copos de levadura (vegana)
- 1 lata de leche de coco 70–90 %
- Aceite de coco bio
- Copos de coco sin azúcares añadidos
- Agua de coco al natural, bio
- Pipas de calabaza
- Harina de almendras LC *(low carb)*
- Harina de coco LC *(low carb)*
- Aceite de linaza DHA/EPA
- Semillas de linaza tostadas
- Pasta de almendras peladas
- Almendras enteras
- Aceite de oliva
- Nueces de pecán
- Piñones
- Pistachos al natural
- Quinoa negra
- Tahini de sésamo blanco
- Espinacas ultracongeladas al natural
- Arroz integral negro o rojo
- Fideos de arroz integral
- Aceite de nuez
- Nueces peladas
- Vinagre balsámico de vino blanco

VERDURAS, HORTALIZAS Y HIERBAS AROMÁTICAS

- 125 g de setas de ostra
- 1 coliflor mediana
- 500 g de brécol
- 150 g de champiñones
- 2 endivias pequeñas
- 1 chile rojo fresco
- 1 manojo de cebolletas
- 150 g de col rizada o col verde, fresca (o 100 g ultracongelada)
- 2–3 pepinos mini
- 800 g de zanahorias
- 1 cabeza de ajo
- 300 g de apionabo
- 2–3 manojos de cilantro fresco
- 1–2 manojos de menta fresca
- 500 g de chirivías
- 3 manojos gruesos de perejil
- 1– 2 achicorias rojas pequeñas
- 5–6 cogollos de lechuga romana
- 1 col lombarda de aprox. 150 g
- 100 g de rúcula
- 100 de setas shiitake
- 1 manojo de apio
- 150 g de calabacines
- 3 cebollas rojas + 3 chalotas

FRUTA

- 1 manzana grande
- 2 aguacates
- 1 pera grande
- 1 barqueta de arándanos
- 1 pomelo pequeño
- 1 barqueta de frambuesas
- 100 g de jengibre fresco
- 1 malla de limas, bio
- 2 papayas pequeñas*
- 1 malla de limones, bio

o la mitad de una grande

NEVERA

- 6 huevos (talla M), bio
- 1 paquete de queso Feta vegano
- 1 paquete de queso fresco vegano

PRODUCTOS FRESCOS

- 150 g de lomos de salmón
- 125 g de filetes de pechuga de pollo, bio
- 150 g de langostinos salvajes, bio
- 150 g de lomos de salmón salvaje, bio
- 125 g de chuletas de cordero

ESPECIAS

- Pimienta de cayena
- Canela de Ceilán
- Copos de chile o ají
- Comino molido
- Curry en polvo
- Pimentón
- Sal en escamas
- Cardamomo
- Nuez moscada
- Pimienta negra en grano (y un molinillo)
- Pimienta verde en grano (y un molinillo)
- Pimentón ahumado
- Sal
- Vainilla en polvo

¡ENERGÍA! - DÍA 1

Desayuno tardío *sin azúcar, sin gluten, sin lácteos, sin soja, vegano* 🌿

Ensalada de zanahorias y papaya con menta y pipas de calabaza

🍴 1 ración   ⏱ 12 minutos

Nutrientes de 1 ración: 399 kcal (25 g G, 9 g P, 21 g C, 11 g F)

- 2 zanahorias (peladas, 150 g), si es posible elige zanahorias negras o moradas
- 3 cucharaditas de aceite de linaza DHA/EPA
- ½ papaya (pelada y sin semillas, 175 g)
- 4 cucharaditas de zumo de lima
- Pimienta verde recién molida
- Copos de chile o ají
- 5 g de hojitas de menta
- 20 g de pipas de calabaza
- Sal

1. Pela o raspa las zanahorias, lávalas y sécalas. Trocéalas en la picadora hasta que queden en pedacitos de tamaño similar a granos de arroz. Pon las zanahorias en un bol, sálalas y aderézalas con el aceite.
2. Pela la papaya, retírale las semillas y córtala en dados de 1 cm más o menos. Alíñala con zumo de lima y ralladura de la cáscara de lima. A continuación, mézclala con las zanahorias. Alíñalo todo con pimienta y copos de chile o ají molido.
3. Lava la menta, sécala, pícala bien y añádela. Tuesta las pipas de calabaza en una sartén, sin añadir aceite ni nada más, hasta que empiecen a chisporrotear. Espolvoréalas sobre la ensalada.

---

g gramos • **cu** cucharadita (de postre) • **p** pellizco o punta de cuchillo • **UC** ultracongelado • **kcal** kilocalorías • **G** grasas • **P** proteínas • **C** carbohidratos • **F** fibra

Comida (mediodía) *sin azúcar, sin gluten, sin lácteos, sin soja, vegana* 🌿

Ensalada de guacamole con pepino y menta

🍴 1 ración   🕐 15 minutos
Nutrientes de 1 ración: 397 kcal (35 g G, 7 g P, 14 g C, 11 g F)

- 1 cogollo de lechuga romana (75 g)
- 1 cu de aceite de oliva virgen extra
- Pimienta verde recién molida
- 1 cebolleta
- 10 g de menta
- 1–2 pepinos mini (100 g)
- 1 aguacate pequeño (100 g de pulpa)
- Copos de chile o ají
- 15 g de quinoa inflada
- 5 g de cilantro fresco
- 10 g de pistachos al natural
- Sal (en escamas)

1. Lava bien la lechuga, escúrrela y córtala en tiras. Ponla luego en una ensaladera.
2. Alíñala con aceite, sal y pimienta. Limpia la cebolleta y córtala en aros. Enjuaga la menta y pica las hoja groseramente. Mézclalo todo con la lechuga. Lava el pepino, sécalo y córtalo en rodajas finas sin quitarle la piel. Repártelo por la ensalada y aliña con sal y pimienta.
3. Parte el aguacate por la mitad, quítale el hueso y extrae la pulpa. Luego desmenúzala con un tenedor y alíñala con zumo de lima, ralladura de lima, copos de chile o ají molido, sal y pimienta. Pon el aguacate en el centro de la ensalada, en un montoncito. Espolvorea por encima la quinoa. Lava el cilantro, sécalo y pica las hojas para finalmente espolvorearlo por encima de la ensalada junto con los pistachos.

Cena *sin azúcar, sin gluten, sin lácteos, sin soja* 🌿

Calabacines con salmón al horno

🍴 1 ración   🕐 25 minutos
Nutrientes de 1 ración: 488 kcal (35 g G, 32 g P, 12 g C, 5 g F)

- 150 g de lomo de salmón salvaje (limpio y listo para cocinar, sin piel ni espinas)
- 5 cu de aceite de oliva virgen extra
- Sal (en escamas)
- Pimienta negra recién molida
- 250 g de calabacines bien firmes
- 1 cebolla morada (pelada, 70 g)
- 1 diente de ajo
- 1 cu de comino molido (opcional)
- 5 g de copos de levadura (opcional)
- 10 g de perejil (solo las hojitas)
- Copos de chile o ají

1. Precalienta el horno a 80 °C con calor por arriba y abajo. Engrasa un molde o bandeja de tamaño pequeño para horno con una cucharadita de aceite. Enjuaga el salmón con agua fría y sécalo bien, sin deshacerlo. Ponlo en la bandeja del horno y píntalo con aceite, para que quede bien cubierto. Salpiméntalo a continuación. Métalo en el horno caliente, que se haga entre 18 y 22 minutos (dependerá del grosor de las piezas).
2. Mientras tanto, pela y pica la cebolla y el diente de ajo. Lava el calabacín y retírale los extremos. No lo peles, pero córtalo en cuatro bastones a lo largo. A continuación, trocea esos bastones en pedacitos.
3. Sofríe la cebolla y el ajo en el aceite restante hasta que empiecen a dorarse. Añade el calabacín y continúa rehogando todo junto durante 3-4 minutos. Aderézalo con sal, pimienta, comino, copos de levadura (si quieres) y fibras de acacia, mezclando bien. Añade 50 ml de agua y tapa la sartén. Deja que se haga 3-4 minutos más, hasta que el calabacín esté al dente. Lava el perejil, sécalo, pícalo y agrégaselo. Emplata el salmón junto con las verduras. Espolvorea por encima un poco de chile al gusto.

¡ENERGÍA! - DÍA 2

Desayuno tardío *sin azúcar, sin gluten, sin lácteos, sin soja, vegano*

Bol de smoothie de almendras con frambuesas

🍴 1 ración   🕐 15 minutos

Nutrientes de 1 ración: 426 kcal (36 g G, 16 g P, 9 g C, 13 g F)

- 10 g de coco rallado (sin edulcorar)
- 1–2 minicogollos de lechuga romana (lavada, 125 g)
- 2–3 tallos de apio (limpios, 100 g)
- 1 trocito de jengibre (pelado, 5–10 g)
- 50 g de pasta o mantequilla de almendras peladas
- 2 cu de zumo de lima
- 1 p de vainilla en polvo
- 50 g de frambuesas
- 1 pizca de sal

1. Tuesta el coco rallado o en copos en una sartén pequeña, sin añadir nada de grasa. Déjalo enfriar después en un plato.
2. Lava la lechuga y el apio y luego pícalos. Introduce la lechuga y luego el apio en la batidora. Pela el jengibre, pícalo bien picadito y añádelo. Vierte en el vaso de la batidora la pasta de almendras, la sal, el zumo de lima y la vainilla.
3. Agrega 100 ml de agua fría y enciende la batidora.
   Procésalo todo a máxima potencia hasta conseguir una textura cremosa. Ajusta la consistencia a tu gusta añadiendo más agua si es necesario. Saldrá un puré relativamente espeso. Pruébalo y rectifica el sabor si hace falto. Luego viértelo en un bol. Enjuaga con cuidado las frambuesas, sécalas y espárcelas sobre el smoothie. Espolvorea por encima el coco.

Comida (mediodía) *sin azúcar, sin gluten, sin lácteos, sin soja, vegana* 🌿

Bol de coliflor y quinoa con aderezo de almendras al curry

⟶ 🍴 1 ración 🕒 35 minutos

Nutrientes de 1 ración: 497 kcal (29 g G, 19 g P, 39 g C, 13 g F)

- 50 g de quinoa negra*
- 1 coliflor (200 g)
- 1 cebolleta (lavada, 15 g)
- 15 g de perejil de hoja lisa (tanto la hojitas como los tallos)
- 2 cu de aceite de oliva virgen extra
- 20 g de tahini blanco (pasta de sésamo)
- ¼–½ cucharadita de curry en polvo
- Pimienta negra recién molida
- Copos de chile o ají
- 10 g de almendras sin pelar
- Sal

UN CONSEJO: ....

Para ahorrar tiempo y energía en la próxima ocasión, puedes preparar de un golpe 200 g de quinoa y dividirla en cuatro raciones. Utiliza una porción inmediatamente y congela las demás.

1. Hierve la quinoa en agua salada según las instrucciones del envase (aprox. 15 minutos de hervor lento y 10 minutos de reposo).
2. Mientras tanto, lava la coliflor y sécala bien. Trocea las flores en pedazos o florecillas de 1 cm. Pica el tallo en dados de unos 5 mm más o menos. Lava la cebolleta y córtala en aros, con las partes verde y blanca separadas. Enjuaga el perejil, sécalo y pícalo, pero no demasiado.
3. Rehoga el tallo picado de la coliflor a fuego medio en aceite durante 2 minutos, removiendo de vez en cuando. Echa también la cebolleta blanca, rehógala unos instantes y luego añade las flores de la coliflor. Continúa 2 minutos más. Seguidamente, vierte unos 20 ml de agua y deja que las verduras se hagan tapadas a fuego lento durante 5 minutos, hasta que queden al dente. Al mismo tiempo, diluye el tahini con 4–5 cucharaditas de agua y aderézalo con sal, curry y pimienta.
4. Mezcla el perejil y la cebolleta verde con la coliflor y salpimenta todo junto. Pon las hortalizas rehogadas en un cuenco o similar y combínalas con la quinoa. Reparte por encima la guarnición. Pica las almendras groseramente y espolvoréalas por encima, acompañadas de copos de chile o ají.

Cena *sin azúcar, sin gluten, sin lácteos, sin soja, vegana* 🌿

Espinacas con queso «feta» vegano y piñones

🍴 1 ración   ⏱ 15 minutos

Nutrientes de 1 ración: 410 kcal (31 g G, 13 g P, 17 g C, 9 g F)
Alternativa, nutrientes de 1 ración: 396 kcal (31 g G, 17 g P, 11 g C, 11 g F)

- 1 cebolla morada (pelada, 70 g)
- 2 cu de aceite de oliva virgen extra
- 1 diente de ajo
- ½ paquete de espinacas UC (225 g, crudas, en porciones)
- 15 g de piñones
- 50 g de queso «Feta» elaborado a base de coco
- 5 g de copos de levadura (opcional)
- Sal y pimienta negra recién molida
- Copos de chile o ají

1. Pela y pica en brunoise (o sea, en daditos) la cebolleta, para rehogarla en aceite hasta que se vuelva transparente. Pela el ajo, pícalo muy finito y deja que se rehogue unos instantes también. Añade 50 ml de agua a las espinacas congeladas, ponlas a hervir y deja que se cuezan tranquilamente tapadas durante unos 7 minutos.
2. Mientras tanto, tuesta los piñones en una sartén pequeña, sin nada de grasa.
   Luego ponlos a enfriar en un plato. Escurre el queso y trocéalo en cubos.
3. Aliña las espinacas con sal, pimienta y copos de levadura si te apetecen. Reparte el queso para mezclarlo con las espinacas y calienta todo junto y tapado durante 2 minutos. Tras servir en el plato, espolvorea por encima los piñones y ponle un toque de chile en copos.

ALTERNATIVA ....

En lugar del queso «Feta» vegano, puedes utilizar 150 g de champiñones (limpios y lavados serán 125 g) cortados en láminas. Saltéalos en una sartén sin aceite hasta que se vayan dorando. Ponles sal y sigue salteándolos hasta que suelten todo el agua. A continuación, añádeles 2 cucharaditas de aceite de oliva virgen extra. Aderézalos con pimienta y levadura si te apetece y después, combínalos con las espinacas. Reparte los piñones por encima.

¡ENERGÍA! - DÍA 3

Desayuno tardío *sin azúcar, sin gluten, sin lácteos, sin soja, vegano*

Batido *smoothie* de fruta con almendras

🍴 1 ración   🕐 12 minutos

Nutrientes de 1 ración: 369 kcal (25 g G, 9 g P, 28 g C, 10 g F)

- 1 zanahoria mediana (pelada, 75 g)
- ½ manzana con su piel (sin semillas, 75 g)
- 1 trozo de papaya
- (pelada y sin semillas, 200 g)
- 25 g de pasta o mantequilla de almendras peladas(5 cu)
- 4 cu de zumo de lima
- 2 cu de aceite de linaza bio DHA/EPA
- Sal
- **Opcional:** vainilla en polvo, cardamomo recién molido y/o 1 p de pimienta de cayena

1. Pela o raspa la zanahoria, enjuágala y trocéala en pedazos irregulares. Lava la manzana, retírale el corazón y trocéala. Pela la papaya, quítale las semillas y trocéala también. Pon todo esto en la batidora junto a 200 ml de agua fría, la pasta de almendras, el zumo de lima y el aceite de linaza. Bátelo a máxima velocidad, hasta que quede bien cremoso.
2. Si te gusta que sea menos espeso, añade 50–100 ml más de agua. Pruébalo, aderézalo a tu gusto con una pizca de sal, vainilla, cardamomo o un poco de pimienta de cayena y vuelve a batir unos instantes.

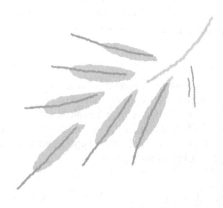

Comida (mediodía) *sin azúcar, sin gluten, sin lácteos, sin soja, vegana* 🌿

Bol de arroz integral con frutas exóticas y hierbas aromáticas

🍴 1 ración 🕐 15 minutos o algo más
60 minutos para el arroz integral*
Nutrientes de 1 ración: 512 kcal (26 g G, 11 g P, 49 g C, 8 g F)

- 1 cogollo de lechuga romana (75 g)
- 1 zanahoria (50 g solamente)
- 1 porción de arroz integral negro precocinado (de 50 g en crudo)
- 1 trozo de papaya (pelada y sin semillas, 100 g)
- 4 cu de zumo de lima
- 75 g de leche de coco (70–90 % contenido de coco)
- 5 g de cilantro fresco
- 5 g de menta
- 15 g de pistachos al natural

1. Limpia y lava el cogollo de lechuga, córtalo a lo largo en cuartos y luego estos en pedazos. Ponla finalmente en un bol o cuenco. Pela o raspa y lava la zanahoria. A continuación, con un pelapatatas o similar, córtala en tiras finitas como si fuesen tallarines. Mézclala con el arroz y la lechuga. Pela la papaya, quítale las semillas y córtala en daditos o rodajas. Ponlo todo en un bol y alíñalo con 1 cucharadita de zumo de lima, sal y pimienta.

2. Mezcla la leche de coco con el resto del zumo de lima, sal, pimienta y copos de chile y viértelo en la ensalada. Lava las hierbas, sécalas, pícalas groseramente y échaselas por encima. Espolvorea finalmente los pistachos.

....

* Cuece 200 g de arroz negro según las instrucciones del envase durante unos 50 minutos, déjalo enfriar y repártelo en 4 porciones. Utiliza una porción inmediatamente y congela las demás.

Cena *sin azúcar, sin gluten, sin lácteos, sin soja* 🌿

Puré de apio con chuletas de cordero y gremolata

🍴 1 ración 🕐 30 minutos

Nutrientes de 1 ración: 493 kcal (36 g G, 34 g P, 7 g C, 10 g F)

- 2 chuletas o filetes de cordero (limpias, 125 g)
- 1 manojo de apio (limpio, 200 g)
- 2 dientes de ajo
- 4 cu de aceite de oliva virgen extra
- 30 ml de agua o caldo de verduras
- 7 g de perejil (solo las hojas)
- 1 cu de ralladura de piel de limón
- Sal, nuez moscada, pimienta negra
- 20 g de pasta o mantequilla de almendras peladas(4 cu)
- 1 chorrito de zumo de limón

1. Deja que la carne se atempere a temperatura ambiente. Limpia los tallos de apio, lávalos y córtalos en dados de unos 2 cm. Pela los dientes de ajo; reserva uno entero y pica el otro bien finito.
2. Calienta 3 cucharaditas de aceite en una sartén y saltea ahí el apio. Luego añádele el diente de ajo entero. Saltéalo todo 2–3 minutos, hasta que el apio se ponga transparente. Añade el caldo. Deja que se haga 15 minutos, tapado y a fuego muy bajo. A continuación, espera 2 minutos más con el fuego encendido hasta que se evapore todo el líquido y el apio quede tierno. Mientras tanto, lava el perejil para preparar la gremolata, sécalo y pícalo. Mézclalo con el ajo picado, la cáscara de limón rallada y una pizca de sal.
3. Limpia y prepara las chuletas o los filetes de cordero, secándolos con un papel de cocina. En cuanto el apio esté listo, calienta el resto del aceite y sella a fuego vivo la carne hasta que empiece a dorarse, durante 2–3 minutos. Salpiméntala y envuélvela en papel de aluminio sin apretar mucho. Déjala reposar unos instantes. Disuelve y desglasa los restos caramelizados que habrán quedado pegados en la sartén con 2–3 cucharaditas de agua.
4. Convierte en puré el apio mezclado con la pasta de almendras y aderézalo con sal, pimienta, nuez moscada y zumo de limón. Emplata el cordero, dispón al lado el puré y después vierte por encima la salsa que has obtenido de la sartén y espolvorea por encima la gremolata.

¡ENERGÍA! - DÍA 4

Desayuno tardío *sin azúcar, sin gluten, sin lácteos, sin soja, vegano* 🌿

Gachas de chirivía con manzana y coco

🍴 1 ración ● 15 minutos
Nutrientes de 1 ración: 405 kcal (34 g G, 6 g P, 19 g C, 8 g F)

- 200 g de chirivías (peladas, 150 g)
- 100 g de leche de coco (70–90 % contenido de coco)
- 1–2 p de canela de Ceilán
- 10 g de coco en copos (sin edulcorar)
- ½ manzana (con su piel, sin semillas, 75 g)
- 2 cu de zumo de lima
- 10 g de pistachos
- Sal

1. Pela las chirivías, lávalas y sécalas. Trocéalas groseramente, en pedazos irregulares. Luego pícalas con una picadora para verduras, hasta que los trocitos tengan el tamaño aproximado de granos de arroz. Lleva a hervor la leche de coco, añádele entonces las chirivías y deja que burbujee a fuego muy suave durante 5–8 minutos sin dejar de remover. Si es necesario, agrega un chorrito de agua. Sazona las gachas con sal y una pizca de canela.
2. Dora los copos de coco tostándolos en una sartén sin añadir nada de grasa. Luego déjalos enfriar. Lava la manzana, retírale el corazón, rállala (que quede relativamente gruesa) y aderézala con zumo de lima, para a continuación mezclarla con las gachas de chirivía. Finalmente, espolvorea por encima los copos de coco, los pistachos y una pizca de canela.

Comida (mediodía) *sin azúcar, sin gluten, sin lácteos, sin soja, vegana* 🍃

Ensalada de pasta de arroz integral con semillas de cáñamo

🍴 1 ración   🕐 25 minutos

Nutrientes de 1 ración: 483 kcal (22 g G, 15 g P, 55 g C, 8 g F)

- 50 g de pasta de arroz integral, pueden ser macarrones pequeños, por ejemplo (como alternativa, puedes usar macarrones sin gluten)
- 25 g de rúcula
- 1 cogollo de lechuga romana (75 g)
- ½ achicoria pequeña (50 g)
- 1 zanahoria pequeña (pelada, 40 g)
- 3 cu de vinagre balsámico de vino blanco
- 1 cu de mostaza de Dijon
- 3 cu de aceite de oliva virgen extra
- 5 g de perejil (solo las hojitas)
- 10 g de semillas de cáñamo peladas
- 10 g de copos de levadura (opcional)
- Sal

1. Cuece la pasta en agua con sal, según las instrucciones del paquete (entre 1 y 2 minutos menos de lo indicado, ya que se ablandan muy rápido). Cuando esté lista, escúrrela, espera a que deje de humear y déjala enfriar un poco.
2. Mientras tanto, revisa la rúcula, elimina los tallos muy largos, enjuágala y sécala con un escurridor para ensaladas. Lava la lechuga, sécala y córtala en tiras a lo ancho. Pela la zanahoria y córtala en tiras delgadas. Mezcla todos los ingredientes de la ensalada combinándolos bien. Mezcla el vinagre con la mostaza, sal y pimienta. Luego añade el aceite y cuando la mezcla sea uniforme, aliña con ella la ensalada.
3. Para rematar, prepara el aderezo; lava el perejil, sécalo y pícalo. Luego júntalo con las semillas de cáñamo, los copos de levadura y la ralladura de limón.
4. Combina la pasta cocida con la ensalada y espolvorea finalmente por encima el aderezo.

Cena *sin azúcar, sin gluten, sin lácteos, sin soja* 🌿

Tortilla de berzas o acelgas con champiñones

🍴 1 ración   🕐 25 minutos

Nutrientes de 1 ración: 464 kcal (35 g G, 31 g P, 7 g C, 7 g F)

- 50 g de berza o kale fresca (pésalo tras limpiarla) o congelada
- 50 g de cebolla morada
- 150 g de champiñones (125 g limpios)
- 2–3 tallos de perejil de hoja lisa (5 g de hojitas)
- 3 huevos (talla M)
- 3 cu de aceite de oliva virgen extra
- 5 g de copos de levadura (opcional)
- 1 cu de ralladura de piel de limón
- Copos de chile o ají
- Sal y pimienta negra recién molida

1. Separa las hojas de los tallos de la verdura, trocéalas a mano, lávalas y sécalas bien con un escurridor para ensaladas. Trocéalas a conciencia con una cortadora de verduras (como si fuese perejil). Pela y pica en brunoise la cebolla. Limpia en seco los champiñones y córtalos en láminas. Enjuaga el perejil, sécalo y pícalo. Bate los huevos añadiéndoles 30 ml de agua mineral y salpimentando.

2. Rehoga la cebolla en 2 cucharaditas de aceite hasta que vaya perdiendo el color. Añade a continuación la verdura y rehógalo todo junto removiendo con frecuencia durante 4–5 minutos, hasta que pierda la fuerza. Añade los copos de levadura, remueve y salpimenta. Baja el fuego y cuando se haya templado un poco, vierte en la sartén el huevo batido. Deja que se vaya cuajando lentamente.

3. Al mismo tiempo, dora los champiñones durante 2 minutos en una sartén sin nada de grasa. Sálalos y espera a que se hagan, hasta que hayan soltado todo el líquido. A continuación, viérteles por encima el resto del aceite. Aderézalos con pimienta, ralladura de limón y copos de chile. Añádeles el perejil. Acompaña la tortilla con los hongos.

¡ENERGÍA! - DÍA 5

Desayuno tardío *sin azúcar, sin gluten, sin lácteos, sin soja, vegano* 🌿

Bol de ensalada y frutas con menta y pistachos

🍴 1 ración   🕐 15 minutos
Nutrientes de 1 ración: 428 kcal (29 g G, 7 g P, 25 g C, 9 g F)

- 1 endivia pequeña (limpia, 100 g)
- 1 cogollo de lechuga romana (75 g)
- 1 pedazo de papaya (125 g)
- 1 pomelo amarillo pequeño (150 g de pulpa)
- 4 cu de aceite de oliva virgen extra
- 5 g de menta
- 15 g de pistachos al natural
- Sal y pimienta recién molida (puede ser verde)

1. Limpia, lava y seca la lechuga romana y las hojas de endivia. Córtalas en cuartos a lo largo, para después trocearlas a lo ancho. Finalmente, ponlo todo en un cuenco. Pela la papaya, retírale las semillas y córtala en trocitos de unos 2 cm. Repártela por encima de la ensalada.
2. Quítale la piel por completo al pomelo, que no quede ni rastro de color blanco, solo la pulpa. Separa los gajos y añádelos a la ensalada. Exprime la piel y reserva el jugo que extraigas. Combínalo con sal y pimienta, luego añade aceite y vierte este aliño por encima en el cuenco. Mézclalo todo con cuidado.
3. Lava la menta, sécala y parte a mano las hojitas, para después repartirlas junto a los pistachos y terminar el plato.

Comida (mediodía) *sin azúcar, sin gluten, sin lácteos, sin soja, vegana* 🌿

Puré de chirivías con setas a la plancha y gremolata de semillas de cáñamo

🍴 1 ración 🕐 30 minutos

Nutrientes de 1 ración: 431 kcal (33 g G, 16 g P, 20 g C, 13 g F)

- 300 g de chirivías (peladas, 230 g)
- 1 diente de ajo
- 4 cu de aceite de oliva virgen extra
- 125 ml de caldo de verduras
- 10 g de perejil
- 20 g de semillas de cáñamo peladas
- 1 ½ cu de cáscara de limón bio rallada
- 90 g de setas shiitake (75 g limpios)
- 125 g de setas de ostra (100 g limpios)
- 5 g de copos de levadura (opcional)
- Sal (en escamas), copos de chile, pimienta negra recién molida y pimienta de cayena

1. Pela las chirivías, lávalas y trocéalas en pedazos de tamaño regular. Pela el diente de ajo y resérvalo. Rehoga las chirivías y el ajo en 2 cucharaditas de aceite durante 2 minutos, sin olvidarte de remover. Vierte el caldo, llévalo a hervor y deja que se cueza tapado durante 18–20 minutos.
2. Mientras tanto, lava el perejil, sécalo y trocéalo para la gremolata. Mézclalo con las semillas de cáñamo y la ralladura de limón. Aderézalo con sal en escamas y copos de chile.
3. Limpia en seco las setas. A las shiitake tan solo tienes que retirarles los pies. Luego córtalas por la mitad o en cuartos. A las setas de ostra debes quitarles el tronco por completo, porque es bastante correoso. Luego retira el capuchón del borde. Unos 5 minutos antes de que estén listas las chirivías, dora las setas en el aceite restante durante 4–5 minutos. Dales la vuelta con frecuencia y salpiméntalas al final.
4. Reduce las chirivías a un puré de textura fina (con la batidora) y añádele los copos de levadura.
   Después, sazónalo con sal, pimienta negra y pimienta de cayena. Emplata el puré en un plato hondo o similar, reparte por encima las setas y espolvoréalo todo con la gremolata.

Cena *sin azúcar, sin gluten, sin lácteos, sin soja* 🍃

Curry de pescado con verduras

🍴 1 ración   🕐 40 minutos

Nutrientes de 1 ración: 466 kcal (33 g G, 29 g P, 12 g C, 6 g F)

- 150 g de lomos de salmón
- 1 tallo de apio (limpio, 70 g)
- 2 cebolletas pequeñas (lavadas, 30 g)
- 1 zanahoria (pelada, 70 g)
- 1 lima
- 1 pedacito de jengibre (pelado, 10 g)
- 1 chile rojo fresco
- 100 ml de caldo de verduras
- 15 g de aceite de coco, bio
- 1 cu de curry en polvo, quizás un pelín más
- 75 ml de leche de coco (70–90 % contenido de coco)
- Sal

1. Limpia y lava el pescado, sécalo y córtalo en dados de unos 4 cm de grosor. Limpia el apio, retírale las hebras, lávalo y córtalo en rodajitas. Pela o raspa la zanahoria, lávala y córtala con un pelador o rallador en bastones de unos 3 mm de grosor. Limpia y lava la cebolleta, pica la parte blanda y corta en aritos el tallo verde.
2. Corta la lima por la mitad. Pela una de las dos mitades y córtala en láminas finas. Exprime la otra mitad y reserva el jugo. Pela el jengibre y pícalo muy bien picadito o rállalo. Corta a lo largo el chile, quítale las semillas, lávalo y pícalo en daditos muy pequeños. Calienta el caldo.
3. Calienta por otra parte el aceite de coco y sofríe en él durante 1–2 minutos el jengibre, el chile y la cebolleta (solo la parte blanca). Añade después la zanahoria y el apio y continúa sofriéndolo todo 2 minutos más. Espolvorea por encima el curry y deja que se tueste 1 minuto, removiendo sin cesar. Agrega el caldo caliente y deja que burbujee unos instantes. A continuación, incorpora la leche de coco, lleva todo a ebullición y aguarda unos minutos a que se homogenice y hierva. Sala el pescado, añádelo con cuidado al guiso y deja que se cocine por espacio de 4–5 minutos. Prueba y corrige de sabor con jugo de lima, sal y una pizca más de curry si el guiso lo pide. Antes de servirlo, decóralo con los aros de cebolleta verde y las rodajas de lima.

¡ENERGÍA! - DÍA 6

Desayuno tardío *sin azúcar, sin gluten, sin lácteos, sin soja, vegano* 🌿

Smoothie de verduras con toque amargo

🍴 1 ración   🕐 15 minutos

Nutrientes de 1 ración: 334 kcal (29 g G, 5 g P, 14 g C, 10 g F)

- 20 g de rúcula (pésala una vez limpia)
- 40 g de achicoria (pésala una vez limpia)
- 5 g de hojitas de menta (pésalas una vez limpias)
- 1 trocito de jengibre (pelado, 5–10 g)
- 50 g de col verde o berzas, UC o frescas (pésalas limpias)
- ½ aguacate grande (75 g de pulpa)
- 3 cu de zumo de lima
- 2 cucharaditas de aceite de linaza DHA/EPA
- ¼ cu de cardamomo recién molido (opcional)
- 1 pizca de sal

1. Limpia, lava y seca con un escurridor para ensaladas la rúcula, la achicoria y la menta. Luego ponlo todo en la batidora, añade la col o berza congelada y la carne del aguacate, libre de su piel y la pepita. Agrega 250 ml de agua fría después y enciende la batidora para procesar todo junto a máxima velocidad, hasta que quede cremoso.
2. Incorpora los demás ingredientes y ajusta la consistencia a tu gusto, añadiendo 50–100 ml de agua según sea preciso. Para terminar, vuelve a darle una batida a máxima potencia.

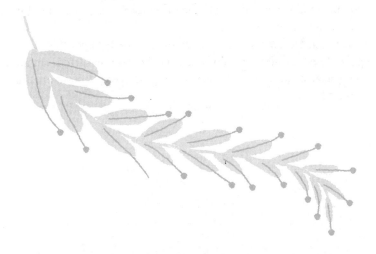

Comida (mediodía) *sin azúcar, sin gluten, sin lácteos, sin soja, vegana* 🌿

Ensalada de coliflor en crudo con quinoa, achicoria y hierbas aromáticas

🍴 1 ración 🕐 15 minutos o algo más
25 minutos para la quinoa
Nutrientes de 1 ración: 488 kcal (30 g G, 18 g P, 37 g C, 12 g F)

- 1 ración de quinoa negra (50 g en crudo)
- 1 pieza de coliflor, de aprox. 200 g
- 10 g de perejil (hojitas y tallos tiernos)
- 5 g de menta (solo las hojitas)
- 1 cu de ralladura de piel de limón
- 2 cu de zumo de limón
- Pimienta negra recién molida
- Copos de chile o ají
- 4 cu de aceite de oliva virgen extra
- 25 g de achicoria
- 15 g de pipas de calabaza
- Sal (en escamas)

1. Prepara la quinoa según dicten las instrucciones de su envase (o descongela una porción que tengas guardada de ocasiones anteriores).
2. Lava la coliflor, sécala y trocéala groseramente con un cortador de verduras, pero sin desmenuzarla en exceso. Enjuaga las hierbas aromáticas, sécalas, trocéalas y pícalas muy finas con el cortador de verduras. Mezcla la coliflor con la quinoa y la cáscara de limón rallada. Agrega el zumo de limón y combina todo bien. Aderézalo con sal en escamas, pimienta y chile. Alíñalo con aceite y remueve bien.
3. Lava la achicoria, sécala y pícala bien o trocéala con las manos y agrégala al resto. Tuesta las pipas de calabaza en una sartén, sin añadir nada de grasa, hasta que empiecen a chisporrotear. Espolvoréalas sobre la ensalada.

Cena *sin azúcar, sin gluten, sin lácteos, sin soja* 🌿

Brécol gratinado con pechuga de pollo

🍴 1 ración   🕐 25 minutos
Nutrientes de 1 ración: 509 kcal (34 g G, 41 g P, 9 g C, 10 g F)

- 125 g de filetes de pechuga de pollo sin piel
- ½ brécol (limpio, 220 g)
- 1 diente de ajo
- 20 g de nueces de pecán
- 25 g de queso fresco vegano
- 5 g de copos de levadura (opcional)
- 1 chorrito de zumo de limón
- 1 cu de ralladura de piel de limón
- 2 cu de aceite de oliva virgen extra
- Sal, pimienta verde y pimienta de cayena

1. Precalienta el horno a 200 °C con el ventilador encendido. Limpia el pollo de restos de grasa y similares y sécalo bien.
2. Limpia el brécol, desmenúzalo en flores, lávalo y cuécelo al vapor durante 4 minutos.
3. Mientras tanto, pela el diente de ajo, pícalo en trocitos irregulares y pícalo después muy fino junto a las nueces de pecán en el cortador de verduras. Mezcla la pasta obtenida con el queso fresco vegano y los copos de levadura. Añade agua cucharada a cucharada, removiendo bien, hasta que consigas una masa cremosa y espesa. Sazónala con sal, pimienta negra, pimienta de cayena, zumo de limón y ralladura de cáscara de limón.
4. Engrasa un molde o bandeja de tamaño pequeño para horno con una cucharadita de aceite. Pon en la bandeja el brécol, sálalo y píntalo con la crema de nueces y ajo. Enciende el grill del horno. Introduce la bandeja o molde en el horno (en la parte superior) y deja que se gratine durante 5–6 minutos.
5. Al mismo tiempo, sala la pechuga de pollo y dórala con el aceite restante, 3 minutos por cada lado. Luego vierte un chorrito de agua para cubrir el fondo de la sartén y tápala, para que la carne se termine de hacer 3 minutos a fuego medio. Retira la sartén del fuego, espera a que se enfríe la carne y córtala en láminas. A continuación, emplátala junto al brécol.

¡ENERGÍA! - DÍA 7

Desayuno tardío *sin azúcar, sin gluten, sin lácteos, sin soja, vegano* 🌿

Smoothie verde con pera y pasta de almendras

🍴 1 ración   ⏱ 10 minutos

Nutrientes de 1 ración: 407 kcal (28 g G, 10 g P, 28 g C, 10 g F)

- 30 g de rúcula
- ½ endivia pequeña (limpia, 50 g)
- 100 g de tallos de apio (pésalos una vez limpios)
- ½ pera (pelada y sin semillas, 100 g)
- 1 pedacito de jengibre (pelado, 10 g)
- 200 ml de agua de coco, bio (al natural, sin edulcorantes ni aditivos)
- 30 g de pasta o mantequilla de almendras peladas(6 cu)
- 2 cu de aceite de linaza DHA/EPA
- 3 cu de zumo de limón
- Sal y pimienta (verde) recién molida

1. Retira las hojas de rúcula mustias, lava las restantes, sécalas con un escurridor y ponlas en la batidora. Lava la endivia y el apio. Pícalos en trozos grandes y júntalos con la rúcula en el vaso de la batidora. Pela la pera y el jengibre, quítale las semillas a la pera y córtalo todo en pedazos grandes para incorporarlo a la batidora. Añade el agua de coco. A continuación, bátelo todo junto a máxima velocidad hasta conseguir una crema de textura sedosa.

2. Agrega la pasta de almendras, el aceite de linaza, el zumo de limón, sal y pimienta y vuelve a batir bien. Tómatelo recién hecho.

Comida (mediodía) *sin azúcar, sin gluten, sin lácteos, sin soja, vegana* 🌿

Bol de col con tortitas de zanahoria

🍴 1 ración 🕐 55 minutos

Nutrientes de 1 ración: 486 kcal (38 g G, 13 g P, 24 g C, 12 g F)

1 tortita de zanahoria individual - Nutrientes de 1 ración: 101 kcal (7 g G, 3 g P, 8 g C, 3 g F)

Para 4 tortitas de zanahorias (1 tortita para el bol, el resto las puedes congelar)

- 200 g de zanahorias (pésalas una vez limpias)
- 30 g de copos de avena finos (sin gluten)
- Pimienta negra recién molida
- 15 g de pasta o mantequilla de almendras peladas(3 cu)
- 1 chalota
- 2 cu de aceite de oliva virgen extra
- Sal

Para el bol de col

- 1 col lombarda, tan solo 100 g
- 30 g de berza o col fresca (pesada en limpio)
- 2 cu de aceite de oliva virgen extra
- 25 g de pasta o mantequilla de almendras peladas(5 cu)
- 2 cu de zumo de limón
- 1 cu de cáscara de limón rallada
- Pimienta negra recién molida
- Pimienta de cayena
- ½ pera (75 g, pelada y sin semillas)
- 10 g de nueces
- Sal

1. Pela o raspa las zanahorias, lávalas y córtalas en rodajas gruesas, de 2 cm. Cuécelas al vapor durante 30 minutos aproximadamente. Déjalas enfriar unos instantes y luego redúcelas a un puré grumoso con un tenedor o similar. Agrega la pasta de almendras, mezcla bien y salpimenta. Deja que tome consistencia durante 10 minutos de reposo.

2. Pela la chalota, pícala muy fina y sofríela en 1 cucharadita de aceite. Cuando esté ya transparente, agrégala a la mezcla anterior. Con esa masa debes dar forma a 4 tortitas, que a continuación vas a dorar con el resto de aceite en una sartén a fuego medio, durante 5–6 minutos, dándoles la vuelta según sea necesario.

3. Mientras tanto, prepara también el cuenco de col: limpia bien la lombarda, pícala en tiras muy finas, añádele una pizca de sal y amásala durante 1 minutos para que pierda un poco de su orgullo y quede más tierna. Limpia y lava la berza o col verde, sécala y trocéala a mano. Alíñala removiendo fuerte con el aceite.

4. Mezcla bien la pasta de almendras con zumo de limón, cáscara de limón y 3–4 cucharaditas de agua, sazonando con sal, pimienta y pimienta de cayena. Remueve hasta que quede homogéneo. Aderezala col (lombarda y verde) con el aliño. Pela la pera, quítale las semillas, córtala en láminas o bastones y a continuación en daditos. Agrégala a la ensalada. Parte las nueces por la mitad y repártelas por encima.

Cena *sin azúcar, sin gluten, sin lácteos, sin soja* 🌿

Curry de verduras con langostinos

🍴 1 ración   🕐 30 minutos

Nutrientes de 1 ración: 445 kcal (28 g G, 35 g P, 12 g C, 6 g F)

- 150 g de langostinos salvajes grandes, bio (crudos, pelados, listos para cocinar)
- 1 pieza de brécol (tan solo 100 g, en flores sueltas)
- 125 g de espárragos verdes
- 1 cebolleta
- 1 pedacito de jengibre (pelado, 10 g)
- 1 diente de ajo
- ½ chile verde fresco
- 15 g de aceite de coco, bio
- 1 cu de curry en polvo
- 75 ml de leche de coco (70–90 % contenido de coco)
- 50 ml de caldo de verduras
- 1– 2 cu de zumo de lima
- Pimienta de cayena

- 5 g de menta (solo las hojitas)
- 5 g de cilantro fresco (hojitas y tallos tiernos)
- Sal y pimienta verde recién molida

1. Si es necesario, deja que los langostinos se descongelen lentamente y enjuágalos con agua fría. Divide el brécol en florecitas de tamaño de un bocado y lávalo. Pela el extremo inferior de los espárragos, córtales la parte leñosa del tallo y corta el resto en trozos en diagonal. Separa las partes más gruesas de las más tiernas y las cabezas. Limpia las cebolletas. Pica muy finita la parte blanca y en aros delgados la parte verde. Pela y pica bien el jengibre y el ajo. Lava el chile verde y córtalo en aros en diagonal. Límpialo de semillas (si hace falta, ponte guantes, para que luego no te pique si te tocas los ojos).

2. Pon agua a hervir en una olla grande. Colócale un cestillo para cocinar al vapor, sin que llegue a tocar el agua. Primero cuece al vapor el brécol por espacio de 2 minutos. Luego añade las partes más tersas de los espárragos y espera 2 minutos más. A continuación, incorpora el resto de los espárragos y déjalo hervir 2 minutos más. Una vez cumplido el tiempo, blanquea la verdura sumergiéndola en agua helada, escúrrela y resérvala.

3. Sofríe 1 minutos la cebolleta blanca, el jengibre y el ajo con un poco de aceite.
   Luego espolvorea por encima el curry en polvo y las fibras de acacia. Mezcla bien y después combina con la leche de coco y el caldo. Llévalo a hervor y deja que burbujee durante 1 minuto. Prueba y rectifica el sabor con zumo de lima, pimienta y pimienta de cayena.

4. Agrega ahora los langostinos y deja que se cocinen durante 3–4 minutos a fuego muy suave. Ayúdate de una espumadera para retirarlos del fuego y resérvalos. Vuelve a llevar a ebullición la leche de coco e incorpórale las verduras para calentarlas. Cuando estén listas, vuelve a añadir los langostinos y el chile en aritos. Calienta una vez más todo junto. Aderézalo con la cebolleta verde. Lava las hierbas aromáticas, sécalas con cuidado, pícalas y espolvoréalas por encima del curri.

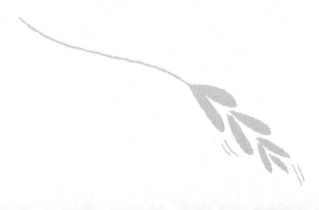

PAN: UN EXTRA DE ¡ENERGÍA!

La receta especial de pan ¡ENERGÍA! de la doctora Fleck es el complemento ideal para toda persona que necesite recargar las pilas. Fantástico para acompañar una ensalada o un batido saludable.

100 g de pan aportan 17 g de proteínas vegetales, 16 g de fibra y tan solo 2,5 g de hidratos de carbono.

Sin azúcar, sin gluten, sin lácteos, sin soja, vegano 🌿

Pan ¡Energía! de la doctora Fleck con chía y pipas de calabaza

🍴 1 pan, aprox. 970 g 🕐 30 minutos o algo más
90 minutos de horneado

Nutrientes de 100 g: 259 kcal (18 g G, 17 g P, 2,5 g C, 16 g F)

- 125 g de semillas de chía (blancas o grises)
- 100 g de semillas de lino dorado
- 125 g de harina de almendras crudas low carb (baja en carbohidratos)
- 50 g de harina de coco low carb
- 30 g de cáscaras de psilio molidas
- 1 sobre de levadura en polvo (15 g)
- 100 g de pipas de calabaza
- 40 g de aceite de coco, bio
- 4 cu de vinagre de manzana
- 10 g de sal

1. Sumerge las semillas de chía en 500 ml de agua caliente (aprox. a 60 °C), remueve un poco y déjalas en reposo a remojo.
2. Muele muy finas las semillas de lino con un cortador de verduras o un molinillo de café. Mézclalas en un recipiente con la harina de almendras, la harina de coco, las cáscaras de psilio y la sal. A continuación, agrega la levadura tamizándola. Añade a la mezcla las pipas de calabaza.
3. Precalienta el horno a 160 °C con el ventilador encendido. Engrasa un molde para pan (medidas aproximadas: 24 x 11 cm, de metal siempre que sea posible) con 10 g de aceite de coco. Diluye el resto del aceite de coco con 50 ml de agua caliente y añádele el vinagre.

4. Incorpora las semillas de chía infladas a remojo a la masa seca ayudándote de un gancho para amasar o mezclador de tu batidora o robot de cocina. Añade después la combinación de aceite de coco con vinagre y continúa amasando 3–4 minutos más. Para terminar, amasa todo junto a mano un poco más y lleva la masa al molde. Apriétala bien, iguala la superficie con una paleta y traza grietas paralelas separadas por 2 cm.

5. Hornéalo en el horno precalentado (a altura media) durante 90 minutos. Cuando transcurra la mitad de ese tiempo, dale la vuelta al molde para que se cueza de manera uniforme. Al final tendrás que probar si está bien hecho por dentro con un palillo o similar. Si hace falta, hornea el pan 10 minutos más. Cuando esté listo, sácalo del molde y deja que se enfríe completamente sobre una rejilla. Puedes conservarlo en el frigorífico o cortarlo en rebanadas y meterlo en una panera separándolas con papel de hornear. Se puede congelar y luego ir tomando rebanadas para descongelarlas.

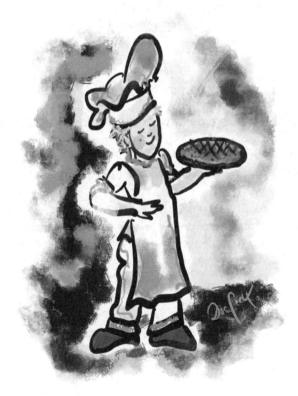

Las recetas de panes más innovadoras contribuyen a cuidar la salud intestinal y nos aportan más energía.

EJEMPLOS

Desayuno tardío, merienda, bebida proteínica y extracto concentrado de verduras

Sin azúcar, sin gluten, sin lácteos, sin soja, vegano

Pan ¡Energía! con queso fresco vegano y frambuesas

🍴 1 ración 🕐 5 minutos
Nutrientes de 1 ración: 442 kcal (33 g G, 21 g P, 8 g C, 21 g F)

✓ Unta 3 rebanadas (100 g) del pan ¡ENERGÍA! de la Doctora Fleck con 50 g de queso fresco vegano. Enjuaga con cuidado 100 g de frambuesas, sécalas con papel de cocina y repártelas por encima.

Sin azúcar, sin gluten, sin lácteos, sin soja, vegano

Pan ¡Energía! con pasta de almendras y queso vegano en lonchas

🍴 1 ración 🕐 5 minutos
Nutrientes de 1 ración: 552 kcal (43 g G, 24 g P, 12 g C, 18 g F)

✓ Unta 3 rebanadas (100 g) del pan ¡ENERGÍA! de la Doctora Fleck con 30 g de pasta de almendras crudas peladas. Ponle un toque de sabor con sal, pimienta y copos de chile o curry en polvo. Acompaña el pan por encima con 2 lonchas de queso vegano firme, de 19 g cada una (por ejemplo, queso cheddar o gouda).

Sin azúcar, sin gluten, sin lácteos, sin soja, vegano 🌿

Pan ¡Energía! con aguacate y arándanos

✓ Machaca 100 g de pulpa de aguacate con un tenedor y salpiméntala. Úntala sobre 3 rebanadas (100 g) del pan ¡ENERGÍA! de la Doctora Fleck. Lava 50 g de arándanos, sécalos y repártelos por encima.

ALTERNATIVA ·

Puedes sustituir los arándanos por 50 g de papaya (pelada y sin semillas).

Sin azúcar, sin gluten, sin lácteos, sin soja 🌿

Cena ligera: pan ¡Energía! con huevos fritos y pepino

 🍴 1 ración 🕐 5 minutos
Nutrientes de 1 ración: 498 kcal (41 g G, 20 g P, 6 g C, 25 g F)
Alternativa, nutrientes de 1 ración: 512 kcal (41 g G, 19 g P, 6 g C, 23 g F)

🍴 1 ración 🕐 10 minutos
Nutrientes de 1 ración: 528 kcal (40 g G, 32 g P, 5 g C, 17 g F)

✓ Tuesta 3 rebanadas (100 g) del pan ¡ENERGÍA! de la doctora Fleck en una sartén pequeña, sin añadir grasa. Al mismo tiempo, con otra sartén, calienta 2 cucharaditas de aceite de oliva virgen extra.
✓ Fríe 2 huevos (medianos) y salpiméntalos. Ponlos sobre el pan tostado. Lava y seca 100 g de pepino, córtalo en láminas finas, salpiméntalo y reparte las lonchas sobre las tostadas.

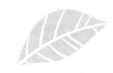

Sin azúcar, sin gluten, sin lácteos, sin soja 🌿

Desayuno sin lácteos ni gluten de la doctora Fleck: el «clásico»

🍴 1 ración 🕐 10 minutos + dejar reposar de un día para otro

Nutrientes de 1 ración: 453 kcal (35 g G, 9 g P, 18 g C, 15 g F)

Este desayuno puede servirte de alternativa para sustituir a cualquier otro desayuno (mejor si es tardío).

- 20 g de semillas de chía
- 150 ml de leche de almendras, arroz, coco o anacardos (a tu gusto)
- 1–2 chorritos de zumo de limón, opcional
- 4 cu de aceite, mezcla de aceite de linaza bio obtenido cuidando los ácidos omega 3 con DHA/EPA y aceite de germen de trigo, opcionalmente con vitamina D_3 añadida
- 1 pizca de sal
- Opcional: «Aderezo para desayuno», por ejemplo: 1 p vainilla en polvo, cardamomo y/o canela (calidad bio), cúrcuma, cilantro, galanga, etc.
- 100 g de arándanos
- 1 puñado de almendras u otros frutos secos o semillas, a tu gusto

✓ Mezcla las semillas de chía con la leche vegetal y déjalo reposar durante la noche en el frigorífico. A la mañana siguiente, añade el zumo de limón y la mezcla de aceites. Sazónalo a tu gusto con sal y vainilla o con una pizca del «aderezo para desayuno».

✓ Lava los arándanos, sécalos y repártelos por encima. Pica los frutos secos y espolvoréalos.

Sin azúcar, sin gluten, sin lácteos, sin soja, vegano

Batido de proteínas ¡Energía!

🍴 1 ración ⏱ 5 minutos

Nutrientes de 1 ración: 253 kcal (14 g G, 22 g P, 10 g C, 5 g F)
Alternativa, nutrientes de 1 ración: 263 kcal (14 g G, 22 g P, 10 g C, 9 g F)

Especial para personas deportistas, que necesitan un aporte extra de proteínas. Para adaptarla a tus necesidades de calorías, esta bebida sana se puede complementar agregándola a las tres comidas principales o tomarla como bebida deportiva. Incluso puede sustituir una de esas comidas.

El agua de coco es alcalina e isotónica, mientras que el zumo de lima proporciona una dosis adicional de vitamina C.

✓ Bate 250 ml de agua de coco bio con 20 g de proteína de arroz, 20 g de pasta de almendras crudas peladas y 4 cucharaditas de zumo de lima hasta conseguir una mezcla bien homogénea.

VARIANTE CON MÁS FIBRA: ....

Añádele además 5 g de fibras de acacia.

Sin azúcar, sin gluten, sin lácteos, sin soja 🌿

Extracto de verduras en pasta para elaborar caldos o aderezar platos como sustituto de la sal

🍴 375 g de extracto de verduras 🕐 20 minutos

Nutrientes de 100 g: 38 kcal (0 g G, 2 g P, 6 g C, 2,5 g F)

Nutrientes de 1 cu = 6 g: 2 kcal (0 g G, 0,1 g P, 0,4 g C, 0,1 g F)

- 50 g de cebolla
- 10 g de ajo
- 20 g de tallos de perejil
- 10 g de tallos de eneldo
- 500 g de puerros
- 15 g de jengibre fresco
- 50 g de raíces de perejil
- 50 g de zanahoria
- 50 g de apionabo
- 10 g de raíz de cúrcuma
- aprox. 60 g de sal gema fina

1. Pela y pica groseramente las cebollas y el ajo. Enjuaga los tallos de perejil, sécalos y pícalos. Limpia los puerros, córtalos a lo largo y lávalos muy bien. Después, sécalos y córtalos en trozos grandes. Pela el jengibre y trocéalo. Enjuaga y cepilla hasta dejar bien limpias el resto de las verduras. Luego pícalas bien finas. A continuación, pesa todas las verduras limpias juntas y calcula cuánta sal añadir: por cada 100 g de verdura, añade 20 g de sal (o sea, un 20 % de sal).

2. Divide todo en 2–3 porciones y pícalo bien fino con una cortadora de verduras, hasta que tenga la consistencia de la sémola o de una harina gruesa. A continuación, añade y mezcla la sal y vuelve a picar una vez más con la cortadora. La verdura absorberá la sal debido a su contenido en agua y así esta mezcla adoptará la consistencia de una pasta.

3. Enjuaga varios tarros de vidrio pequeños con agua hirviendo y luego escúrrelos. Llénalos de la pasta, ciérralos bien y guárdalos en la nevera. Gracias al contenido en sal, la pasta que has preparado se conservará perfectamente durante meses.

NOTA . . . .

Este es un extracto muy salado, ¡así que no añadas más sal a tus recetas! O si lo haces, procede con mucho cuidado. Para elaborar 100 ml de caldo de verduras, bastará con 1–1½ cucharaditas de pasta.

¡ENERGÍA!
SEMANA 4

Has llegado a la cuarta semana del plan ¡ENERGÍA! y has conseguido sumar 14 días sin tomar lácteos ni productos con gluten. ¡Fabuloso! Ante ti está ya el último paso: la investigación detectivesca para detectar e identificar aquellos alimentos que te perjudican y te causan fatiga. Quizás ya tengas pistas claras. Mientras sigues cuidando tu ritmo vital y practicando los rituales que has introducido, continúa alerta para desenmascarar esos factores negativos. ¿Cómo hacerlo? Pues volviendo a incorporar diversos alimentos a tu dieta.

Durante esta semana deberás reintegrar al menú todos los alimentos que habíamos evitado anteriormente. Eso sí, de uno en uno. *Jamás* deberías incorporarlos todos a la vez. Así conseguirás averiguar con claridad cuáles te originan cansancio. Recuerda, tu organismo es tu mejor amigo. Por eso te confesará con toda sinceridad si tal o cual alimento específico le sienta bien y le aporta energía o si, por el contrario, le arruina el día. Si tras volver a incluir cada alimento en tu dieta no notas ningún síntoma negativo en tu salud, entonces es muy poco probable que ese alimento que antes habíamos evitado te provoque efectos indeseables. Pero atención, porque las reacciones adversas pueden desarrollarse hasta 72 horas después de consumir el alimento.

Sigue la pista de los factores fatigantes

Presta atención y escucha bien a tu cuerpo a lo largo de esta semana, a medida que vas reintroduciendo alimentos que habías esquivado durante las semanas anteriores. Fíjate bien en si manifiestas algún síntoma. ¿Percibes una caída de tu nivel de energía o duermes algo peor de lo habitual? Si no aparecen síntomas, podría considerarse que no hay relación entre el consumo de esos alimentos y tu fatiga. Claro que un autotest de este tipo no es igual de eficaz y preciso que un estudio de laboratorio, que podría filtrar a los sospechosos y arrojar más claridad sobre la situación. Pero sea como sea, esta metodología te ayudará a dar un gran paso adelante. Por eso te propongo el siguiente autotest.

Autotest

Alimentos

Anota en las siguientes casillas los alimentos que vayas reintroduciendo en tu dieta. Debes esperar un total de tres días y después, registrar por escrito si has notado síntomas (y cuáles han sido). Tienes que apuntar la intensidad de la reacción. O sea, valora la gravedad de los síntomas, de 0 (= no aprecias ninguna reacción del organismo) a 10 (= reacción de máxima intensidad, muy fuerte).

Síntoma	Gluten p. ej. pan, galletas, pastas (de espelta, trigo, centeno o cebada, también si son bio)	Lácteos p. ej. yogur, queso fresco, queso curado de vaca, oveja o cabra
Fatiga, falta de energías, episodios que se repiten al tomar el alimento en cuestión		
Dificultades para la concentración o la memoria		
Molestias digestivas (p. ej. sensación de hinchazón abdominal, dolores en el vientre, vómitos, diarrea)		
Dolores articulares, hinchazón, dolores musculares		
Congestión nasal y sensación de taponamiento o presencia de mucosidad en bronquios o vías respiratorias, p. ej. tras consumir leches (e independiente de una infección viral o bacteriana auténtica)		
Dolores de cabeza, migraña		
Alteraciones de la piel, p. ej. picores, acné, ronchas o enrojecimiento de zonas concretas		
Tu(s) síntoma(s) • _____ • _____ • _____		

Esta misma tabla está disponible en mi página web para que te la descargues (en idioma alemánxx): **www.docfleck.com.**

Yo te recomiendo que primero reincorpores a tu dieta los productos con gluten y más adelante, la leche y los derivados lácteos. Respecto al azúcar, lo mejor sería que lo mantengas tan alejado de ti como sea posible. Muy importante: esta metodología se basa en provocar al organismo. Para que funcione, el «estímulo» de la nutrición tiene que ser suficientemente intenso. Así que tendrás que consumir el alimento elegido para su reincorporación por espacio de *dos días* consecutivos, tres veces por día.

Y eso es todo, ahora, ¡fuego a discreción! Al tercer día, deja de tomar el alimento que hayas vuelvo a incluir en la dieta y eso sí, debes observar atentamente cómo reacciona tu cuerpo desde el primer día. Si tras consumir el alimento elegido para la reinclusión en tu dieta aprecias algún síntoma, apúntalo todo en la tabla o en tu cuaderno de notas, para que no se te escape ningún síntoma, por minúsculo que sea. No incluyas el siguiente alimento hasta que finalice totalmente la fase en la que es posible que se manifiesten síntomas. Siempre con la misma metodología: consúmelo durante dos días y observa de nuevo si se presentan síntomas.

No son pocas las personas en las que, efectivamente, se aprecian esos síntomas. Si aparecen, no te preocupes, es algo relativamente normal, que afecta a mucha gente y hasta se puede considerar algo positivo. Esos síntomas avisan de que el organismo está trabajando para reconfigurarse. Detecta los alimentos no deseables más rápido que antes y te comunica con claridad que, si fuera posible, sería mejor vetarlos. No te enfades si percibes síntomas: contémplalos como un acierto diagnóstico, que te ayudará a alcanzar tu mejor nivel de salud.

Es especialmente importante que averigües si el gluten te sienta bien o no. Si no percibes absolutamente ningún síntoma tras consumir productos con gluten (idealmente de calidad bio) como panes y pastas, etc. y *no* padeces una enfermedad autoinmune como pueden ser por ejemplo la diabetes tipo I, el reuma o la tiroiditis de Hashimoto[323], puedes retomar el consumo de gluten en tu vida cotidiana (pero sin pasarse, en cantidades moderadas, evidentemente). Ya me imagino que a muchas personas esto les supondrá un alivio. Eso sí: si detectas que tu cuerpo reacciona de algún modo negativo, tendrás que ser fuerte y evitar el gluten tanto como te sea posible. Si resulta que posteriormente, con la ayuda de pruebas más específicas y sofisticadas, confirmas que sufres de algún tipo de intolerancia al gluten o algún trastorno autoinmune, también deberías prescindir de todo alimento que lo contenga.[324]

Existe la posibilidad de que, para tu sorpresa, constates que tu organismo reacciona negativamente a los dos grupos de alimentos en los que nos estamos centrando con más atención. Relájate, nada de nervios; no es tan infrecuente como podrías pensar. Con mucha frecuencia, yo me enfrento a casos en los que, tras consumir caseína (la proteína de la leche), mis pacientes sufren de mucosidad en las vías nasales o la faringe. O bien que sienten cierto malestar difuso e incluso confusión al día siguiente de comer productos con gluten, o quizás que no descansan bien precisamente tras ese consumo. Cuanta más atención prestes para no perder de vista tu propio panorama global a largo plazo y más firmemente apliques los principios de mi metodología terapéutica, menos te atormentarán las molestias y mejor podrás prevenir trastornos y enfermedades. Si los resultados de este autotest te dejan con sensación de inseguridad o quieres cerciorarte de cuál es la situación con una segunda opinión, puedes solicitar a tu médico o doctora (previo pago, si es necesario) análisis de sangre y heces. Por ejemplo, para verificar la existencia de intolerancias al gluten o a las proteínas de la leche.

Y ya puestos, ¡deberías sentir orgullo por lo que has logrado! En los últimos 30 días no solo has mejorado tu ritmo de vida y has transformado la manera en que lidias con el estrés y lo sobrellevas, sino que con este paso probablemente has desenmascarado a los factores fatigantes que se ocultaban en tu alimentación. Con todo ello, has sentado las bases para reforzar tu sistema inmunitario y disfrutar de una mejor salud. Has llegado a la cima de un sendero muy arduo, paladea el momento. Estás en la cumbre, ¡disfruta de las vistas!

¿Y DESPUÉS, **QUÉ**?

Hasta aquí, todo claro, ¿pero qué viene a continuación? Pues este es el momento en que tu futuro llama a la puerta: tienes la posibilidad de adaptar tu ritmo de vida, tu alimentación e incluso los complementos nutritivos que tomes de la manera que mejor se ajuste a tus características individuales. Si el plan de nutrición ¡ENERGÍA! te ha sentado bien, continúa ateniéndote en adelante a sus principios. Apuesta por la gran variedad de alimentos, hierbas y especias con efectos saludables que tienes a tu alcance y así irás mejorando tu balance nutritivo de forma natural. También es posible que hayas echado de menos a alguno de tus alimentos habituales favoritos. Espero que al menos no se trate de las patatas fritas o las pizzas congeladas... Claro que puedes complementar tus menús en cualquier momento, pero te ruego que lo hagas sin atiborrarte de nuevo de edulcorantes y azúcares ni te centres en la última moda que promocionen los fabricantes de productos ultraprocesados. Lo ideal sería que en adelante disfrutases con gustos sencillos y alimentos naturales. Si sientes unas ganas irrefrenables de tomar algún alimento concreto, pruébalo, pero vigila bien a ver cómo reacciona tu organismo. Porque la máxima autoridad eres tú. En cualquier caso, si resulta que sufres de algún trastorno autoinmune, deberías tomarte muy en serio mis recomendaciones. Por cierto, mis sugerencias de terapia y diagnóstico siempre se actualizan según los últimos avances en la investigación. En mi página web www.docfleck.com puedes mantenerte al tanto de las últimas noticias y avances.

Ahora, tras 30 días de plan, puedes volver a incorporar lentamente las legumbres y las solanáceas (tomates, pimientos, berenjenas y patatas) a tu dieta, probando cada alimento individualmente. Si tienes cuidado y dosificas la ingesta (empezando por cantidades pequeñas), ayudarás a que se regenere tu capacidad digestiva. Y una cosa más: pronto descubrirás que tus nervios gustativos también se han recuperado. Si echas de menos el café o tomar una copa de vino junto a tu pareja cuando salgáis de casa o acudáis a una fiesta, ¡no te cortes y disfruta! Pero no olvides los consejos de Paracelso: «¿Veneno o remedio? ¡Eso depende de la dosis!». Escucha bien lo que te susurre tu organismo, que será totalmente sincero y te confesará qué le aporta energía y qué se la roba. Lo más bonito de todo esto es que, tras superar el plan ¡ENERGÍA! de 30 días, ahora entiendes a tu cuerpo mejor que nunca.

Pero cuidado, que todavía no hemos llegado al final de este fascinante viaje. Por esa misma razón te hablé con tanto detalle en la primera parte del libro acerca de los factores fatigantes y patógenos ocultos. Espero que recuerdes esos pasajes, que fueron sin duda algo durillos. Pero también por ese motivo incluí todos los tests actuales en formato de notas y apuntes pensados para complementar y preparar tus visitas médicas. Puedes realizarlos de nuevo, tras los 30 días de plan, para desenmascarar e identificar problemas y prevenir enfermedades.

¡ES HORA DE SACAR LA LUPA! MOTIVACIÓN PARA INVESTIGAR AL DETALLE

Aunque ya notes una franca mejoría en tu estado de salud, te recomiendo que continúes la labor de investigación para desentrañar más problemillas. Sin prisas, sin nervios, pero sin pausa. No te obsesiones, pero tampoco lo dejes de lado. Una cosa es cierta: el plan ¡ENERGÍA! ya habrá eliminado una parte muy importante de estos problemas, solucionándolos mediante la innovadora transformación de tu estilo de vida. Sin embargo, si resulta que finalmente sufres de algún trastorno o molestia no diagnosticados, quizás te falte la guinda del pastel para disfrutar de tu verdadero potencial de vitalidad y salud. La decisión está en tus manos. A lo mejor estás pensando que con el libro este ya has adelantado mucho y total, a veces hay cosas que es mejor no saber. Entonces llegarás a la conclusión de que lo más práctico es seguir adelante y a ver qué tal te vas encontrando. Es una opción. Otra posibilidad sería proseguir la labor detectivesca y analizarlo todo minuciosamente. Muy importante: deberías aprovechar a fondo las fantásticas posibilidades y la seguridad que proporcionan los métodos de la medicina convencional moderna, en buena medida también para descartar que padezcas algún trastorno grave.

A la hora de tomar una decisión, sopesa qué sería lo mejor para tu nivel de energía y tu sistema inmunitario. Porque no lo olvidemos, la vida es bella, pero también corta. Y lo que todo el mundo quiere es vivir muchos años con fuerza y energía para disfrutar de lo que de verdad merece la pena: la familia, los amigos, compartir experiencias con otras personas, jugar y reír con tus hijos y nietos. El objetivo es llegar a una edad avanzada con la máxima calidad de vida posible, sin fatigas excesivas, sin sufrir el acoso de las enfermedades, ir disfrutando de los años sin grandes sobresaltos. Si compartes esta misma idea, mi consejo es que limpies bien la lupa y sigas vigilando con ella.

Haz caso de las sugerencias que te he planteado para buscar indicios con la ayuda de tu médico o doctora y también para aplicar terapias. No olvides nunca la regla de oro de ¡ENERGÍA!: *tranquilidad, nada de nervios, relájate.* No te dejes asustar por la magnitud de la tarea ni caigas presa del pánico. Se trata de tener esa lupa siempre a mano, sin nerviosismos, para escudriñar cualquier detalle sospechoso con la vista bien afilada.

EL CAMINO MÁS SALUDABLE PARA ESCAPAR DEL LABERINTO DE LA FATIGA: EL HILO DE ARIADNA

A continuación te presentaré una guía con planteamientos prácticos tomados de mi método terapéutico. Te ayudarán a detectar, identificar y superar causas ocultas que te generen fatiga.

1. Primer paso: da marcha atrás en el tiempo

Para nuestra labor detectivesca, todos los detalles que recuerdes son valiosos, por insignificantes que puedan parecer. Por eso cuando trabajo con mis pacientes a menudo los invito a que se embarquen en un viaje en el tiempo. Y precisamente eso es lo que te animo a emprender ahora. Da marcha atrás al reloj en tu cabeza y ve dibujando tu línea temporal individual y personalísima. Seguro que hubo una época en la que afrontabas cada jornada con una energía pletórica, sin asomo de fatiga. ¿Cuándo fue? ¡Piénsalo bien, rebusca en la memoria! ¿Te acuerdas de grandes acontecimientos, sacudidas emocionales, altibajos, enfermedades repentinas, operaciones, momentos clave en la consulta de tu dentista o accidentes? No escondas tampoco los momentos de júbilo, momentos especiales como grandes fiestas y ocasiones, bodas, etc. que te llenaron de energía y felicidad. Anota cuanto recuerdes en tu libreta, junto con el momento temporal (aproximado) en que sucedieron las vivencias más relevantes. La línea temporal o cronograma constituye un método fabuloso para rastrear cualquier causa desencadenante de problemas.

Autotest

Línea temporal

Apunta la fecha aproximada en la que te sentías a tope de energía y después, como si fueses un o una especialistas de la investigación criminal, anota detalladamente los sucesos más importantes. Procura no olvidar ninguno. Es posible que al principio no veas ninguna relación entre los distintos acontecimientos y tu estado actual. Te ruego que perseveres: apunta todo cuanto te haya ocurrido y ordena esos eventos en orden cronológico. Luego da marcha atrás en el tiempo y contempla los altibajos de tu estado de salud. Fíjate también en cómo fue cambiando tu estilo de vida. Presta especial atención a aquellos momentos que tengas más marcados en la memoria. Saber más o menos cuándo y qué podría haber alterado tu equilibrio emocional y físico te ayudará a comprender mejor en qué circunstancias te encuentras, contribuirá a que descubras cuál es la mejor vía para reconducir la situación y te permitirá trabajar con más ahínco en tu recuperación.

A continuación te propongo un ejemplo de línea temporal, que según pude comprobar resultó muy eficaz como punto de partida.

Acontecimientos vitales	Fecha (año)
Punto de partida: ¡Me encuentro fenomenal! Me siento una persona pletórica, llena de energía, sin ninguna molestia ni síntomas de enfermedad.	¿Cuándo me sentí en plena forma?
Enfermedades (enfermedades graves, gripe, COVID-19, traumatismos con afectación a la columna cervical, cáncer, síndromes y enfermedades autoinmunes, síndromes dolorosos) • _____ • _____ • _____	
Operaciones • _____ • _____ • _____	
Tratamientos odontológicos (extracciones de piezas dentales, empastes con amalgama u oro, implantes, endodoncias) • _____ • _____ • _____	

Acontecimientos vitales	Fecha (año)
Punto de partida: ¡Me encuentro fenomenal! Me siento una persona pletórica, llena de energía, sin ninguna molestia ni síntomas de enfermedad.	¿Cuándo me sentí en plena forma?
Momentos emocionales: (episodios de duelo y luto, accidentes, separaciones, divorcios, bodas y uniones, mudanzas, pérdidas de empleo, grandes preocupaciones, traumas, casos de abusos o maltrato) • _____ • _____ • _____ • _____	
Medicamentos (fechas de la toma, notas sobre terapias prolongadas, efectos secundarios, interacciones, efectos adversos) • _____ • _____ • _____ • _____	
Otros aspectos • _____ • _____ • _____ • _____	

También puedes descargar esta tabla desde la página web **www.docfleck.com.**

2. Segundo paso: Pide ayuda a tu médico, doctora o terapeuta de confianza y colaborad

Si no lo habías hecho antes, ahora es el momento ideal para consultar y recabar su ayuda. Tenéis que cooperar, no le escondas ni pizca de información. Reflexiona sobre esto: los profesionales de la medicina que tienen espíritu práctico no desean otra cosa que ayudar a sus pacientes de la mejor manera posible. De lo contrario, no hubiesen dedicado años de estudio, no soportarían la presión de ser responsables de la salud de otras personas ni tampoco aguantarían el estrés laboral que suponen largas jornadas con guardias nocturnas y trabajo en muchos días festivos. Tienen una vocación. Por desgracia, la burocracia, las limitaciones de tiempo y los presupuestos a menudo ponen cortapisas a la comunicación con el personal profesional de la salud. Cuando en realidad para encontrar la causas de los problemas y diseñar la terapia ideal se requiere una comunicación de calidad, con tiempo y paciencia para escuchar. A la hora de buscar al médico o la doctora más indicados, merece la pena echar un vistazo a las posibilidades que tienes a tu alcance. Por ejemplo, puedes mirar en Internet y buscar profesionales cuya labor esté específicamente orientada a la prevención (o sea, especialistas en medicina preventiva), con formación concreta para abordar tu estilo de vida en el plan terapéutico.

UN CONSEJO: ....

Es imprescindible que cuentes con la cooperación de tu médico de cabecera. Sobre todo si se trata de una persona en cuyos conocimientos, capacidades y empatía confías. Elige a alguien que acepte acompañarte en tu viaje, que demuestre interés por seguir aprendiendo y que se tome en serio lo que tú propones y pides. Los ingredientes imprescindibles que debe reunir son humanidad, competencia y experiencia profesionales y también voluntad de ayudarte y cambiar. Si tienes dudas, probablemente tengas que dedicar bastante tiempo a buscar y a esperar hasta encontrar una opción a la medida de tus necesidades. Además, también te he redactado una carta de presentación para que se la hagas llegar a tus doctores. Si te hace falta, puedes recurrir a ella para animar a quienes dirigen tu tratamiento y tu terapia a seguir indagando en las posibles causas de tu fatiga o tus problemas de salud. Esa carta está disponible para descargar en mi página web www.docfleck.com (con toda la información en idioma alemán). Es posible que todavía no te hayas percatado ni seas del todo consciente de lo que has logrado, pero creo que has alcanzado la cumbre de tu nuevo nivel de energía y salud. Disfruta del panorama y no pierdas la curiosidad por seguir avanzando.

INNOVACIÓN EN
DIAGNÓSTICO Y
MÉTODOS TERAPÉUTICOS

Si te propones aliarte con tu médico o doctora de confianza para proseguir la labor detectivesca, es absolutamente imprescindible que os planteéis las preguntas correctas. Y para ello he recopilado una serie de listas de verificación resumidas que os servirán de ayuda en las visitas a la consulta. Los tests que se indican en ellas servirán para recabar resultados muy útiles como fuente de información para elaborar recomendaciones y sugerencias para terapia. Que no te asusten los tecnicismos que aparecen. Estas listas de verificación están concebidas a modo de «patrones de cuestionarios» para tu médico o doctora, la persona encargada de medir tu salud.

Pídele a tu médico que lleve a cabo los tests o pruebas que correspondan. Eso sí, debes tener en cuenta que muchas de esas pruebas y las consultas prolongadas y exhaustivas pueden chocar con los presupuestos y las limitaciones que afrontan los propios profesionales de la medicina e imponen las mutuas y los seguros de salud. Los análisis de laboratorio más innovadores sirven de ayuda para detectar potenciales problemas mucho antes de que se conviertan en una verdadera molestia. O sea, mucho antes de que los valores detectados se salgan de los parámetros considerados como admisibles.

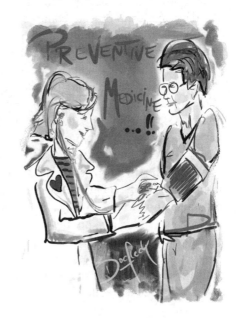

La medicina preventiva y la nutrición son disciplinas innovadoras, que actúan desde una perspectiva individual y contemplan a la persona en su conjunto.

Aún así, a pesar de todo, conviene no hacerse excesivas ilusiones, porque los tests más innovadoras tampoco son la panacea. Es imprescindible que escuches con atención a tu propio cuerpo. Si es necesario, siempre puedes repetir los autotests que te propongo en el libro. Espero que en el futuro aparezcan métodos de diagnóstico todavía más precisos, dotados de mayor sensibilidad para detectar los problemas y desvelar causas ocultas de tus molestias. En mi práctica profesional, yo aplico una metodología de diagnóstico por fases, que voy adaptando a los últimos descubrimientos y los avances de la medicina preventiva. Si resulta que en los próximos años se producen grandes saltos adelante y se idean nuevos enfoques fruto de la investigación, informaré de todo ello en mi página web **www.docfleck.com** y también en los cursos y seminarios que imparta, para mantener a todo el mundo al tanto.

¡ENERGÍA! - DIAGNÓSTICO BÁSICO

Para evaluar cuál es tu estado de salud actual, lo más aconsejable es comenzar por un diagnóstico básico según el método ¡ENERGÍA! que tiene un espíritu muy pragmático. En caso de que hayas realizado los autotests propuestos en el libro o hayas creado tu «línea temporal» y con ello ya sospeches de algún posible problema, consulta a tu médico o doctora para profundizar en el diagnóstico. Quizás sea necesario recurrir a análisis de sangre, heces u orina (consulta el apartado anexo: *Mantente bien informado/a*). Algunas de estas pruebas están cubiertas por la inmensa mayoría de mutuas y seguros de salud. Por desgracia, otras pruebas como son los modernos análisis de la microbiota intestinal todavía no figuran entre las prestaciones de algunas instituciones, cosa que lamento profundamente. Pero siempre puedes preguntar, naturalmente. Evidentemente, queda la opción de solicitar esas pruebas clínicas y análisis en un laboratorio o clínica independientes, pagando de tu propio bolsillo. Muchas clínicas y laboratorios ofrecen estos servicios de forma muy práctica, con citas a las que deberás acudir para las tomas de muestras. Eso sí, en algunos casos también ofrecen la posibilidad de que tú envíes las muestras directamente al laboratorio. Incluso se pueden contratar estos servicios por Internet. El mercado es muy amplio, así que más vale que te fijes bien; busca empresas, páginas web e instituciones serias, con ofertas sensatas y razonables. Los análisis de laboratorio permiten amplificar la investigación detectivesca: es como si dispusieran de un microscopio frente a tu humilde lupa, para detectar (o descartar) los posibles orígenes de la falta de energía que padeces. Cuando por fin consigas identificar a los factores culpables, te recomiendo que consultes y sigas mis consejos terapéuticos. Con una pizca de constancia, lograrás retomar el rumbo y poner proa hacia una mejor salud.

Busca los factores detonantes de tu fatiga y tus molestias de salud

Si todavía no lo habías hecho, aprovecha para esbozar ahora rápidamente la «línea temporal» de tus molestias o problemas de salud en una libreta o en este mismo libro, anotando al margen. Y no olvides llevar esas notas a tu próxima cita médica. Tal vez parezcan triviales, pero suponen una ayuda excepcional para cualquier profesional de la salud a la hora de rastrear en busca de posibles causas y servirán de base para trabajar en el diagnóstico (véase el anterior autotest, denominado «Línea temporal», en la página 356).

LISTA DE PUNTOS CLAVE PARA TU CITA MÉDICA

Diagnóstico de laboratorio

A continuación enumeraré parámetros de laboratorio muy aconsejables de cara a realizar un estudio básico. Lo más recomendable sería controlar la evolución de esos parámetros a lo largo del tiempo (por ejemplo, repitiendo el estudio dentro de tres o seis meses) para comprobar si la terapia da resultado.

Análisis y pruebas de laboratorio para tu próxima cita médica:

- Hemograma completo
- Análisis de la función hepática (GOT, GPT, gamma-GT)
- Análisis de la función renal (creatinina, urea)
- Glucosa en ayunas
- HbA1C (memoria a largo plazo del contenido de azúcar en sangre)
- Electrolitos: potasio, calcio, sodio y magnesio (en análisis de sangre entera, ¡no de suero sanguíneo!)
- Análisis de lípidos en sangre: triglicéridos, colesterol total, colesterol HDL, colesterol LDL y si es posible, también LDL oxidado (es un indicador del estrés oxidativo)
- VSG o hs-CRP (high sensitivity), calprotectina (permite identificar procesos inflamatorios ocultos)
- Análisis de amoníaco: sirve como indicador de un aporte proteico excesivo y de trastornos en la función hepática
- Análisis de niveles de micronutrientes: hierro, ferritina (proteína que almacena hierro), vitamina D_3 (25-OH), vitamina B_{12}, holotranscobalamina (almacena vitamina D_{12}), ácido fólico
  Si es necesario: vitamina B_6, coenzima Q_{10}, zinc y magnesio

También se recomienda el siguiente método de diagnóstico para la primera etapa (si existen sospechas que lo justifiquen)

- Perfil tiroideo (véase a continuación)
- Trastornos del tracto gastrointestinal (véase a continuación)
- Test de intolerancia al gluten: anticuerpos antigliadina (AGA) y anticuerpos antigliadina desaminada (DGA) en sangre y heces. Se recomienda repetir estas mismas pruebas al cumplirse seis meses.

Asimismo, son recomendables las siguientes pruebas

- Examen de ultrasonidos de los órganos abdominales (ecografía abdominal): permite descartar que se padezca de hígado graso no alcohólico, problemas hepáticos focales o de esplenomegalia (agrandamiento del bazo) o hepatomegalia (agrandamiento anómalo del hígado).
- Índice de hígado graso (FLI): la mejor manera de identificar un hígado graso no alcohólico es mediante ecografía (ultrasonidos), cuando se detecte que el 10 % de las células hepáticas son adiposas. Los valores hepáticos pueden ser normales aunque exista una degeneración adiposa (sucede en el 80 % de los casos, aproximadamente). Por eso se recomienda determinar el índice FLI. Se calcula a partir de los niveles de gamma-GT o gamma-glutamil transferasa, el nivel de triglicéridos, el índice de masa corporal y el perímetro abdominal. En Internet puedes encontrar calculadoras para determinar tu índice FLI. Si el valor se sitúa por encima de 60, es muy probable que sufras de hígado graso (no alcohólico). Este es un test muy útil, pero lamentablemente todavía no está bien consolidado en la práctica clínica más habitual. Sería genial que mis colegas lo fuesen adoptando.
- Ecografía tiroidea (análisis de la glándula tiroides mediante ultrasonidos): permite determinar el tamaño de este órgano y posibilita el diagnóstico temprano en caso de alteraciones estructurales.

DIAGNÓSTICO EN PROFUNDIDAD

La fatiga y la falta de energías como síntomas principales

· ·

 Enfermedades y trastornos autoinmunes

Diabetes mellitus tipo I

- Niveles en ayunas de azúcar en sangre, insulina, péptido C, HbA1C (memoria a largo plazo del nivel de azúcar en sangre).
- Anticuerpos anti glutamato decarboxilasa (GAD65): permiten realizar un diagnóstico diferencial respecto a la diabetes tipo II.

Tiroiditis de Hashimoto

- Los siguientes parámetros se consideran seguros para evaluar el estado de la glándula tiroides:
  - TSH 1–2 mU/l
  - T4 libre > 1 ng/dl
  - T3 libre > 2,6 pg/ml (se considera ideal un valor > 3,2)
  - T3 reversa
  - Anticuerpos antitiroglobulina y anticuerpos antiperoxidasa tiroidea (TPO)
- La relación entre T3 libre y T3 reversa es un factor muy esclarecedor.
- La detección de los anticuerpos confirma el diagnóstico.

UN CONSEJO: ·
Como complemento, se puede analizar también el nivel de selenio en plasma o sangre entera y el nivel de yodo en toda la orina en 24 horas.

Artritis reumatoide/enfermedades inflamatorias reumáticas (screening)

- Factores reumatoides IgG, IgM, IgA
- Autoanticuerpos anti-CCP (péptido cíclico citrulinado)
- Proteína C reactiva (mejor la opción hs-CRP, CRP de alta sensibilidad)
- Análisis ANA (anticuerpos antinucleares = una modalidad especial de autoanticuerpos, que actúan contra las estructuras del núcleo celular propias del organismo)

- HLA B27: proteína del grupo de los antígenos de leucocitos humanos (HLA), un marcador genético útil para conseguir un diagnóstico diferencial de las enfermedades reumáticas

Celiaquía

- Anticuerpos antigliadina (AGA) y anticuerpos antigliadina desaminada, como test específico, que debe repetirse (lo ideal sería seis meses después del primer test).
- Test de anticuerpos contra el gluten en heces. Si el resultado es positivo, se debe eliminar el gluten de la dieta, de por vida.
- Es aconsejable realizar un diagnóstico de déficits de micronutrientes: ácido fólico, hierro, vitamina B_{12}, vitamina D, zinc, vitamina K y aporte de ácidos grasos omega 3 (índice HS-omega-3).
- Recomendaciones para la terapia:
  1. Alimentación según la dieta ¡ENERGÍA! sin gluten y sin lácteos.
  2. Consejos del manual básico de terapia para una digestión sana, terapia de la digestión con saneamiento a largo plazo del intestino y refuerzo del hígado (véase el capítulo *Una digestión sana: manual básico para terapia* de la segunda parte del libro).
  3. Reducción del nivel de estrés con prácticas de mindfulness, regeneración e higiene del sueño.
  4. Planteamiento de una detoxificación robusta y estable (véase el capítulo *Cómo detoxificarnos correctamente* de la segunda parte).

En caso de que se detecten enfermedades autoinmunes, se recomienda controlar el nivel de anticuerpos posteriormente, cuando transcurran entre uno y tres meses, para verificar el resultado de las medidas multimodales complementarias del plan ¡ENERGÍA! que se hayan aplicado. La terapia para sanear y recuperar la función intestinal, especialmente la toma de glutamina, probióticos y prebióticos, debe aplicarse a largo plazo y bajo el asesoramiento de profesionales de la medicina con experiencia.

 Trastornos de la capacidad de detoxificación del organismo

Diagnóstico no imprescindible, pero muy recomendable e informativo:

- Análisis genético para detectar el gen MTHFR (metilentetrahidrofolato reductasa): este gen codifica la producción de la enzima metilentetrahidrofolato reductasa. La misión de dicha enzima es descomponer el aminoácido homocisteína. Si la actividad enzimática está limitada, es posible que el nivel de homocisteína sea anormalmente alto. Este fenómeno favorece la aparición de inflamaciones y el posible desarrollo de trastornos cardiovasculares derivados de ellas.[325] Los niveles elevados de homocisteína también suelen ser concomitantes con una carencia de ácido fólico, vitamina B_6 y vitamina B_{12}.

- Recomendaciones para la terapia: Si se confirma que el organismo tiene debilitada su función de detoxificación o se sospecha que debe enfrentarse a una carga tóxica muy elevada:
  1. Alimentación según la dieta ¡ENERGÍA!
  2. Plan de recuperación del intestino, que debe aplicarse al menos durante seis meses. Al principio con la toma de ácido húmico (disponible en farmacia) durante cuatro semanas. Se debe reforzar la función hepática durante la fase de saneamiento del intestino o a largo plazo.
  3. Terapia con micronutrientes para mejorar la capacidad de detoxificación: preparado multivitamínico convencional, ácido fólico activado, complejo vitamínico B y vitamina B_{12} activada, ácido alfa lipoico, MSM, taurina, vitamina C.
  4. Fomento de la capacidad de detoxificación del propio organismo mediante la aplicación de medidas diarias (véanse los capítulos «Cómo detoxificarnos correctamente» y «Los ladrones de energía tóxicos en tu día a día y cómo librarte de ellos» de la segunda parte).

Infecciones y enfermedades infecciosas

La clave más importante es pensar en las infecciones crónicas y, si surgen sospechas, realizar análisis para detectar la presencia de anticuerpos contra virus, bacterias y parásitos. Por ejemplo:

- Toxoplasmosis: si existe la sospecha de una infección aguda: análisis de marcadores IgM correspondientes a un afección que requiera terapia; análisis de IgG como memoria a largo plazo inmunológica. Estos tests de anticuerpos son fiables para detectar primeras infecciones, pero complementariamente se recomienda realizar un test de transformación linfocitaria (TTL).
- Análisis de cargas víricas crónicas, con frecuencia muy útiles por ejemplo para el virus de Epstein-Barr, Herpes simplex, virus de la varicela zoster, parvovirus B_{19}, etc. Un ejemplo para el diagnóstico del virus de Epstein-Barr: anticuerpos IgG anti VCA del virus de Epstein-Barr (VCA = antígeno de la cápside vírica), anticuerpos IgM contra el EA del virus de Epstein-Barr (EA = «antígeno temprano»), anticuerpos IgG anti EBNA (NA = «antígeno nuclear» del virus de Epstein-Barr). Véase también el capítulo «Inquilinas ocultas e insidiosas: las infecciones»).

- Si existen sospechas clínicas: Análisis parasitológico de heces. Si el test no arroja resultados conclusivos y las sospechas persisten, se recomienda realizar un análisis de sangre especial, por ejemplo con ayuda de un instituto especializado en microbiología y enfermedades tropicales o exóticas. Recomendaciones para la terapia:
  1. Alimentación según la dieta ¡ENERGÍA!
  2. Saneamiento y recuperación del intestino durante al menos 9-24 meses, inicialmente con la toma de ácido húmico (disponible en farmacia) para favorecer la excreción de sustancias tóxicas entre cuatro y ocho semanas. En paralelo, se debe fortalecer la función hepática durante la duración del saneamiento intestinal.
  3. Terapia con micronutrientes para reforzar el sistema inmunitario: con espermidina, vitamina D, zinc, vitamina C, magnesio, complejo vitamínico B y ácidos grasos omega 3.
  4. Reducción del nivel de estrés.
  5. Higiene del sueño.
  6. Detoxificación (véase el capítulo «Cómo detoxificarnos correctamente» de la segunda parte).

Síndrome de activación mastocitaria (SAM)

- Análisis de triptasa sérica (muy importante: puede ser difícil de ver a pesar de la existencia del síndrome)
- Histamina (muestra de primera orina de la mañana, estabilizada)
- N-metilhistamina (muestra de orina total de 24 horas)
- Cromogranina A sérica
- Diaminooxidasa sérica
- Ecografía abdominal (hígado/bazo: para excluir un posible agrandamiento)
- Eventualmente: gastroscopia y colonoscopia con biopsia, con el fin de detectar la presencia de células mastocitarias activadas.
- Recomendaciones para la terapia:
  1. Consulta y cooperación con un médico o doctora con experiencia en este problema.
  2. Alimentación según la dieta ¡ENERGÍA! adaptada a las tolerancias y circunstancias individuales, con recomendaciones específicas para la intolerancia a la histamina.
  3. Manual básico para la digestión sana, recomendaciones para la recuperación del intestino y el fortalecimiento de la función hepática.
  4. Toma de vitamina C 1–4 g por día, diaminooxidasa (por ejemplo, Daosin) antes de las comidas, quercetina 500 mg y té de albahaca morada (Ocimum tenuiflorum, preparados disponibles en farma-

cias, parafarmacias y herbolarios, también en Internet). 5. Reducción del nivel de estrés y reafirmación positiva; este es un aspecto especialmente importante. 6. Higiene del sueño. 7. Ejercicio físico moderado.

Mitocondriopatías (como fenómeno secundario, por ejemplo tras traumatismos en la columna vertebral o ante casos de fatiga de origen incierto)

- Estrés oxidativo: peroxidación lipídica, LDL oxidado, gamma-GT: los valores anormalmente altos indican que no existe un estrés oxidativo derivado del consumo excesivo de alcohol. Eventualmente: superóxido dismutasa, glutatión peroxidasa
- Estrés nitrosativo: citrulina en muestra de la primera orina de la mañana, nitrotirosina (EDTA en sangre), holotranscobalamina, ácido metilónico (en orina)
- Análisis de la concentración de ATP (en sangre) y/ función mitocondrial (en laboratorios especializados, véase el apartado anexo «Mantente bien informado/a»).
- Análisis de lactato y piruvato en orina: relación lactato/piruvato. Se considera que una proporción normal es de 15–20:1, un cociente más elevado indicaría una alteración del metabolismo mitocondrial.
- Recomendaciones para la terapia:
  1. Alimentación según la dieta ¡ENERGÍA!
  2. Terapia con micronutrientes (especialmente con complejo vitamínico B, ácido fólico, coenzima Q_{10}, zinc, manganeso, magnesio, ácidos grasos omega 3).
  3. Ejercicio físico, por ejemplo, con entrenamiento de alta intensidad por intervalos (HIIT). 4. Oxigenoterapia

Intolerancias a alimentos

- Test de síndrome de intestino permeable, es decir, para identificar si hay alteraciones en la barrera de la mucosa intestinal: zonulina, alfa-1-antitripsina, sIgA (véase lo dicho anteriormente) en heces
- Test de anticuerpos contra el gluten en heces, anticuerpos antigliadina (AGA) y anticuerpos antigliadina desaminada
- Eventualmente se pueden realizar pruebas de aliento para detectar intolerancias a la lactosa, la fructosa u otros compuestos (por ejemplo, la intolerancia al sorbitol)

- Prueba RAST (radioalergoabsorbencia) en suero sanguíneo para la exclusión inmediata de alergias; prueba de IgG para alergias tardías (en suero sanguíneo)
- Intolerancia a la histamina: diaminooxidasa en sangre
- Autotest: test de eliminación con una abstención mínima de 14 días de las sustancias desencadenantes; por ejemplo gluten, lácteos, etc. Quizás sea necesario continuar probando por eliminación con huevos, soja, solanáceas (tomates, pimientos, berenjenas, patatas) y legumbres
- Recomendaciones para la terapia:
  1. Alimentación según la dieta ¡ENERGÍA! adaptada a las tolerancias y circunstancias individuales (en caso de sospecha, se puede proceder a probar por eliminación otros alimentos, individualmente).
  2. Manual básico para la digestión sana. Se deben aplicar las recomendaciones para el saneamiento y la recuperación del intestino al menos durante entre nueve y 12 meses. En paralelo, se debe fortalecer la función hepática.
  3. En caso de intolerancia a la histamina: adaptación de la dieta con alimentos (y técnicas culinarias) bajos en histamina. Véanse los capítulos *La fuerza de la alimentación y La alimentación contra la intolerancia a la histamina).* Se recomienda tomar estable y permanente probióticos y prebióticos, además de tomar también vitamina C 1–4 g por día, diaminooxidasa (por ejemplo, Daosin) antes de las comidas, quercetina 500 mg y té de albahaca morada regularmente (preparados disponibles en farmacias, parafarmacias, herbolarios e Internet).
  4. Reducción del nivel de estrés. 5. Higiene del sueño. 6. Ejercicio físico moderado.

Insuficiencia suprarrenal

- Perfil de estrés neurológico (test hormonal): para realizar esta prueba deben tomarse muestras varias veces durante un día con el fin de determinar el nivel total de cortisol y su oscilación con el ritmo de actividad cotidiano. Si es preciso, se deberá realizar un test adicional para analizar adrenalina, noradrenalina, dopamina y serotonina en saliva/orina.
- Si existen sospechas clínicas: test de autoanticuerpos suprarrenales
- Recomendaciones para la terapia:
  1. Optimización del ritmo de actividad cotidiano diario (comidas a horarios regulares, pausas para descansar, suficientes horas de sueño).
  2. Reducción del nivel de estrés.
  3. Alimentación según la dieta ¡ENERGÍA! sin pausas de ayuno.
  4. Manual básico para la digestión sana.

5. Toma de complementos nutricionales y adaptógenos: por ejemplo, ginseng, extracto de bufera, Rhodiola rosea (véanse los capítulos «Dopaje sano y con medios naturales» de la segunda parte y «Plan para recuperarse de una insuficiencia suprarrenal» de la tercera parte).

Inflamaciones silentes

- El diagnóstico de laboratorio está cubierto por la investigación básica.
- Recomendaciones para la terapia:
  1. Alimentación según la dieta ¡ENERGÍA!
  2. Manual básico para la digestión sana, recomendaciones para el saneamiento y la recuperación del intestino y el fortalecimiento de la función hepática.
  3. Complementación nutricional con dosis elevadas de vitamina C y aceite de algas.
  4. Reducción del nivel de estrés. 5. Ejercicio físico moderado y actividad deportiva.

Estudios toxicológicos

- En la actualidad, a menudo resulta muy difícil detectar e identificar la presencia de toxinas. Por eso lo más aconsejable es solicitar un diagnóstico a un médico o doctora con experiencia en este ámbito. Por ejemplo, especialistas en medicina ambiental o medicinal funcional.
- Como alternativa a los diagnósticos mediante análisis de sangre y orina, existe la posibilidad de recurrir al análisis multielemental de muestras de tejidos, realizado en laboratorios especializados (véase el apartado anexo «Mantente bien informado/a»).
- Para el proceso de anamnesis correspondiente, se recomienda ejecutar también pruebas para detectar posibles infecciones por hongos. La sensibilización del organismo ante la presencia de hongos se puede detectar mediante pruebas específicas de IgE o IgG, o bien mediante un test de transformación linfocitaria.
- Recomendaciones para la terapia:
  1. Alimentación según la dieta ¡ENERGÍA!
  2. Saneamiento y recuperación del intestino durante entre 9 y 12 meses como mínimo, con refuerzo de la función hepática en paralelo.
  3. Terapia de desintoxicación aplicada con máxima prudencia después de sanear la función intestinal (véase el capítulo «Cómo detoxificarnos correctamente» de la segunda parte).

4. Complementación nutricional, entre otros elementos con la incorporación de espermidina, vitamina C, vitamina D, zinc y magnesio.
5. Si las molestias persisten, se debe consultar a un médico o una doctora con experiencia en este campo concreto. Por ejemplo, especialistas en medicina ambiental. Es preciso seguir estrictamente sus indicaciones y asesorarse con personas expertas.
6. Si se confirma la presencia de una infección por hongos, se recomienda proceder a una terapia específica y aplicarla con máximo cuidado.

Molestias y alteraciones del tracto digestivo

- Evaluación del estado de la barrera mucosa intestinal: análisis de zonulina y alfa-1-antitripsina en heces (la presencia de zonulina en las heces es un indicador mucho más claro que su presencia en el suero sanguíneo); análisis de sIgA en heces
- Test de la microbiota o flora bacteriana intestinal: prueba de disbiosis (determinación de la flora bacteriana en heces mediante estudio genético-molecular)
- Recomendaciones para la terapia:
  1. Alimentación según la dieta ¡ENERGÍA!
  2. Manual rápido para la digestión sana, recomendaciones para el saneamiento y la recuperación del intestino y el fortalecimiento de la función hepática. 3.
  3. Reducción del nivel de estrés.

Salud bucodental

- En caso de que existan cargas tóxicas, por ejemplo debidas a la presencia de antiguas endodoncias o dientes muertes, se aconseja realizar un análisis de laboratorio para detectar tioéteres y mercaptanos y RANTES (transmisor de efecto inflamatorio) si se sospecha de que hay focos inflamatorios y como medida de control.
- Las pruebas de imagen mediante tomografía computarizada dental son especialmente indicadas para analizar el área de las raíces. La tomografía volumétrica digital permite obtener representaciones tridimensionales de los huesos mandibulares. Es importante acudir a especialistas con experiencia para que evalúen las imágenes y emitan un diagnóstico.
- Recomendaciones para la terapia:
  1. Consulta a especialistas en odontología o cirugía maxilar (medicina ambiental).

2. Se recomienda seguir una alimentación según el plan ¡ENERGÍA! y saneamiento para recuperar la función intestinal entre cuatro y ocho semanas antes de la cita del tratamiento.

3. Terapia con micronutrientes, especialmente con la incorporación de vitamina D, magnesio, zinc, complejo vitamínico B, vitamina C 1–4 g y coenzima Q_{10}.

4. Estimulación de la capacidad de detoxificación propia del organismo (véase el capítulo «Cómo detoxificarnos correctamente» de la segunda parte).

UN CONSEJO: . . . .

Si se opta por retirar un empaste o relleno de amalgama, debe ejecutarse exclusivamente aplicando medidas de protección adecuadas. Una hora antes de la extracción, se recomienda tomar polvos de geoterapia o algas del género Chlorella[326] (que actúan como «absorbedores de toxinas») disueltos en agua, para que se acoplen a las partículas de amalgama que podríamos tragar accidentalmente. Inmediatamente después de la extracción, se aconseja enjuagar el espacio bucodental con una solución de tiosulfato de sodio (¡es fundamental que lo escupas por completo!). Está disponible en farmacias. Además, también es recomendable estimular los procesos de detoxificación del propio organismo según las indicaciones del plan ¡ENERGÍA! y tomar algas del género Chlorella (15 g diarios) durante unas cuatro semanas. Como alternativa a las algas chlorella, se puede recurrir a tomar una cucharadita de cáscaras de psilio bio molidas disueltas en 250 ml de agua, 3 veces por día.

PLAN PARA RECUPERARSE DE UNA INSUFICIENCIA SUPRARRENAL

Si tras realizar un autotest surge la sospecha de que padeces una insuficiencia suprarrenal y que ese problema es la causa de tu fatiga, te recomiendo también que sigas las indicaciones del plan de alimentación ¡ENERGÍA! y tomes complementos nutricionales (sobre todo magnesio, zinc, vitamina C, vitaminas B, coenzima Q_{10}, ácidos grasos omega 3 y, durante las primeras semanas, también extractos de ginseng, ashwagandha y rodiola). Este método terapéutico, de eficacia demostrada, te ayudará a superar la debilidad de tus glándulas suprarrenales. Este es un plan diario que debes interpretar como una base flexible y aproximada, que debes adaptar a tu rutina cotidiana y tus necesidades individuales.

- **Mañanas:** Intenta dormir siempre que sea posible un número de horas suficientes. Cuantas más, mejor.
- **Ritual matutino:** Bebe dos vasos grandes de agua en ayunas y añádeles media cucharadita de sal (no te excedas). Si te apetece, puedes agregar

unas gotitas de zumo de limón. Haz un par de ejercicios de respiración y relajación.

- **Desayuno:** ¡Nada de saltarte el desayuno! Evita por completo los productos elaborados con harinas refinadas. Lo ideal es elegir una combinación de proteínas y grasas saludables (como por ejemplo el *desayuno de la Doctora Fleck*, véanse las *Recetas ¡ENERGÍA!*, página 346). Elimina de tu desayuno la cafeína y también el café descafeinado. Toma complementos nutricionales, especialmente magnesio (200–300 mg), vitamina C (500 mg–1 g), vitaminas del grupo B, coenzima Q_{10} y grasas omega 3. Al principio es aconsejable tomar por la mañana ginseng y rodiola durante unos tres meses.

- **Mediodía:** Planifica tu almuerzo para que sea siempre a mediodía. Elige combinaciones de alimentos ¡ENERGÍA! con proteínas saludables, ensaladas ricas en fibra vegetal o verduras y hortalizas al vapor, aceites saludables (como el aceite de oliva virgen extra) y una pizca de aceite de algas, todo aderezado con especias y hierbas aromáticas frescas si las tienes a mano. También puedes incluir una ración pequeña de carbohidratos no refinados.

¡RECUERDA MASTICAR BIEN! . . . .

Olvídate del café y de los dulces al terminar de comer. Pero sí deberías tomar también 1 g de vitamina C y magnesio (200–300 mg), para compensar el bajón de energías que suele llegar a primera hora de la tarde.

- **Tentempiés a media mañana y a media tarde:** Para que las glándulas suprarrenales se recuperen, se requiere un aporte *regular y periódico* de energía, a través de varias comidas al día, no demasiado abundantes. En este caso, y como excepción, están muy indicados los tentempiés entre horas. Una merienda o tentempié sanos debería suministrar proteínas, grasas saludables y carbohidratos no refinados. Por ejemplo, una manzana u otra pieza de fruta, acompañadas de un puñado de nueces, almendras, semillas o frutos secos; o quizás unos tallos de apio con pasta de sésamo o de almendras. No bebas ni comas constantemente, ni picotees de vez en cuando. Eso tendría efectos negativos sobre tu nivel de energía, por muy rico que sepa lo que pruebes o por más que te apetezca (sobre todo cosas como refrescos, bebidas de cola sin azúcar, dulces o chucherías, galletas, patatas fritas, etc.).

- **Cena:** Nunca te saltes la cena. Debe incluir proteínas, verduras ricas en fibra, grasas saludables y una pizca de hidratos de carbono de alta calidad, como el arroz, el mijo, la quinoa o las patatas, que aportarán energía a las glándulas suprarrenales durante la noche. Complementa las comidas con nueces, almendras u otros frutos secos, hierbas aromáticas y especias. Toma tus complementos nutricionales por la noche, especialmente magnesio (200–300 mg) y zinc (15 mg). Tras cambiar tu dieta, al principio, la experiencia me empuja a aconsejarte también que tomes extracto de rodiola por la noche (durante tres meses) y de ashwagandha durante cuatro semanas (véase el capítulo «Dopaje sano y con medios naturales» de la segunda parte).

- **Ritual para terminar el día:** Diseña un ritual bonito para dar por finalizada la jornada: practica ejercicios de relajación y respiración, escribe un diario con las vivencias del día o un diario de gratitud, escucha música tranquila o disfruta de una ceremonia del té para este momento.
- **Descanso nocturno:** Procura irte siempre a dormir temprano, como máximo sobre las 23:00. Lo mejor sería incluso adelantarlo a las 22:00.

¿ALGO MÁS? . . . .

Adopta una actitud positiva. Evita factores y agentes que te absorban energía en tu entorno social y en la alimentación (como los alimentos muy ricos en azúcares y carbohidratos, que disparan el nivel de azúcar en sangre). Si te ataca la fatiga a media mañana o a media tarde pero tienes la oportunidad de tumbarte un ratito, hazlo. Es mejor antes de las 15:00, para que luego no te resulte difícil conciliar el sueño por la noche. Aprecia lo que estás haciendo y haz tu trabajo con esmero, dedicación y alegría. Pero no olvides nunca este detalle: el trabajo es como un gas, que se expande hasta ocupar todo el espacio que tú le cedas. Proponte ponerle límite a la cacofonía de ideas y reflexiones que bulle en tu cabeza y ponle límite también a las citas innecesarias.

EPÍLOGO

No basta saber, se debe también aplicar. No es suficiente
querer, se debe también hacer.

.... JOHANN WOLFGANG VON GOETHE ...

Para disfrutar de una vida plena, dos pilares fundamentales son la salud y la energía que nos permiten caminar para alcanzar los anhelos que nos dicte el corazón.

La fatiga crónica siempre es una señal del cuerpo, que nos advierte de alguna carencia oculta en los procesos que se desarrollan en el cuerpo y la psique. Lo que este libro se propone como misión es ayudarte a desenmascarar esos problemas, combatirlos y revertirlos, averiguar dónde se esconden los orígenes ocultos de esas alteraciones y contribuir de forma eficaz a que el organismo los resuelva.

Es imposible darle marcha atrás al reloj para impedir que aparezcan, pero sí que puedes tomar ahora las riendas de tu salud. Y tengo buenas noticias: con los conocimientos que has aprendido y los enfoques terapéuticos de eficacia probada que ofrece el Plan ¡ENERGÍA!, tienes en tus manos la llave ideal para reconquistar tu vitalidad y retomar el control sobre tu salud. No la dejes escapar, aprovéchala y úsala sabiamente para insuflar más energía y alegría a tu vida. Jamás deberías perder la perspectiva sobre ti y tus objetivos en la vida.

Personalmente, además de mi pasión por la creatividad, por escribir y pintar, no hay nada más satisfactorio ni hermoso profesionalmente que ayudar a otras personas a vivir con salud, luchar por el avance de la medicina preventiva moderna y abrir el camino a innovaciones. Espero con ilusión que ¡ENERGÍA! sirva para inspirar a muchas personas profesionales de la medicina, pero también que anime a perfiles políticos a replantearse nuestro sistema de salud. Otro de los motivos para escribir este libro era promover el debate sobre la importancia de buscar las causas, fomentar la atención a la medicina preventiva e individualizada. Y estaré encantada de recibir comentarios y opiniones al respecto de esta obra.

No aplaces tu cambio a una nueva vida, no lo dejes para más adelante. No merece la pena esperar a que el sistema de salud se transforme y surja un nuevo paradigma que fomente las pruebas, los métodos y las terapias que llegan de la mano de las innovaciones en medicina nutricional y preventiva. Ponte manos a la tarea hoy mismo, aunque lo hagas a tu ritmo. Te lo debes a ti, pero también a las personas que tienen fe en ti, que te aprecian y te aman.

Cordialmente,

Anne Fleck

NOTAS

[1] Berger, M. *et al.:* The Expanded Biology of Serotonin. Annu Rev Med. 2009; 60.

[2] Lyte, M.: Microbial Endocrinology in the Microbiome-Gut-Brain Axis: How Bacterial Production and Utilization of Neurochemicals Influence Behavior. Plos Pathogens. 2013; Vol. 9.11: e1003726.
Cryan, J. y Dinan, T. G.: Mind-altering microorganisms: the impact of the gut microbiota on brain and behaviour. Nature Reviews Neuroscience. 2012; Vol. 13, 701–712.

[3] Maes, M. *et al.:* The Gut-brain Barrier in Major Depression: Intestinal Mucosal Dysfunction with An Increased Translocation of LPS from Gram Negative Enterobacteria (Leaky-Gut) Plays a Role in The Inflammatory Pathophysiology of Depression. Neuro Endocrinol Lett. 2008; 29.

[4] Hawrelak, J. A. y Myers, S. P.: The Causes of Intestinal Dysbiosis. A Review. Alternative Medicine Review. 2004; 9(2): 180–197.

[5] Fasano, A. y Shea-Donohue, T.: Mechanisms of Disease: The Role of the Intestinal Barrier Function in the Pathogenesis of Gastrointestinal Autoimmune Disease. Natur Clinical Practice: Gastroenterology and Hepatology. 2005; 2(9): 416–422.
Smith, M. D. *et al.:* Abnormal Bowel Permeability in Ankylosing Spondylitis and Rheumatoid Arthritis. J Rheumatol. 1985; 12.

[6] Gibson, R. J. y Bowen, J. M.: Biomarkers of Regimen-related Mucosal Injury. Cancer Treat Rev. 2011; 60.

[7] Sturgeon, C. y Fasano, A.: Zonulin, a regulator of epithelial and endothelial barrier functions, and its involvement in chronic inflammatory diseases. Tissue Barriers. 2016; oct 21;4(4).

[8] Ometto, F. *et al.:* Calprotectin in rheumatic diseases. Exp Biol Med (Maywood). 2017; abr; 242(8): 859–873.

[9] Ayling, R. M. y Kok, K.: Fecal Calprotectin. Adv Clin Chem. 2018; 87: 161–190.

[10] Schofield, W. B. y Palm, N. W.: Gut Microbiota: IgA Protects the Pioneers. Curr Biol. 2018; sep 24;28(18): 1 117–1 119.

[11] Maes M. *et al.:* Increased IgA Responses to the LPS of Commensal Bacteria Is Associated with Inflammation and Activation of Cell-mediated Immunity in Chronic Fatigue Syndrome. J Affect Disord. 2012; 136.

[12] Medzihtov R.: Origin and Physiological Roles of Inflammation. Nature. 2008; 454.

13 Egger, G. y Dixon, J.: Inflammatory Effects of Nutritional Stimuli: Further Support for the Need for a Big Picture Approach to Tackling Obesity and Chronic Disease. Obes Rev. 2010; 11.

14 Levine, B. y Kroemer, G.: Biological Functions of Autophagy Genes: A Disease Perspective. Cell. 2019; ene 10; 176(1–2): 11–42.

15 Galland, L.: Diet and inflammation. Nutr Clin Pract. 2010; dic. 25(6): 634–40.

16 Egger, G. y Dixon, J.: Non-Nutrient Causes of Low-grade, Systemic Inflammation: Support for a ›Canary in the Mineshaft‹ View of Obesity in Chronic Disease. Obes Rev. 2011; 12.

17 Morris, G. et al.: Central pathways causing fatigue in neuro-inflammatory and autoimmune illnesses. BMC Med. 2015; feb 6; 13:28.

18 Maes, M. et al.: Increased IgA Responses to the LPS of Commensal Bacteria Is Associated with Inflammation and Activation of Cell-mediated Immunity in Chronic Fatigue Syndrome. J Affect Disord. 2012; 136.

19 Abu-Shakra, M. et al.: The Mosaic of Autoimmunity: Hormonal and Environmental Factors Involved in Autoimmune Disease. Israel Medical Association Journal. 2008; 10(1): 8–12.

20 Wu, Q. et al.: Low Population Selenium Status is associated with Increased Prevalence of Thyroid Disease. Journal of Clinical Endocrinology and Metabolism. 2015; 100 (11): 4037–4047.
   Sanna, A. et al.: Zinc Status and Autoimmunity: A Systematic Review and Meta-Analysis. Nutrients. 2018; ene 11;10(1): 68.

21 Fasano, A. y Shea-Donohue, T.: Mechanisms of Disease: The Role of the Intestinal Barrier Function in the Pathogenesis of Gastrointestinal Autoimmune Disease. Natur Clinical Practice: Gastroenterology and Hepatology. 2005; 2(9): 416–422.

22 Shivaraj, G. et al.: Thyroid function tests: a review. European Review of Medical and Pharmacological Sciences. 2009; 13: 341–349.

23 Diana, T. et al.: Prevalence and clinical relevance of thyroid stimulating hormone receptor-blocking antibodies in autoimmune thyroid disease. Clin Exp Immunol. 2017; (9) 189(3): 304–309.

24 Ragusa, F. et al.: Hashimotos' thyroiditis: Epidemiology, pathogenesis, clinic and therapy. Best Pract Res Clin Endocrinol Metab. 2019; dic 33(6): 101367.

25 Bennani, H. N. et al.: Treatment of refractory myasthenia gravis by double-filtration plasmapheresis and rituximab: A case series of nine patients and literature review. J Clin Apher. 2020; dic 21. doi: 10.1002/jca.21868.
   Jambon, F. et al.: Efficacy of plasmapheresis and semi-selective immunoadsorption for removal of anti-HLA antibodies. J Clin Apher. 2020; nov 30. doi: 10.1002/jca.21858.

26 Ochoa-Repáraz, J. et al.: The Gut Microbiome and Multiple Sclerosis. Cold Spring Harb Perspect Med. 2018; jun 1; 8(6): a 029017. doi: 10.1101/cshperspect.a029017.

27 Etemadifar, M. et al.: Soil heavy metals are associated with the distribution of multiple sclerosis in Isfahan, Iran. Acta Neurol Scand. 2016 oct; 134(4): 292–9. Hachim, M. Y. et al.: The Beneficial and Debilitating Effects of Environmental and Microbial

Toxins, Drugs, Organic Solvents and Heavy Metals on the Onset and Progression of Multiple Sclerosis. Toxins (Basel). 2019 mar 5; 11(3): 147.

28 Ludvigsson, J.: Diagnostics of type 1 diabtes must be improved]. Lakartidningen. 2018; ene 26; 115.

29 https://www.deutsche-diabetes-gesellschaft.de/fileadmin/user_upload/05_Be handlung/01_Leitlinien/Evidenzbasierte_Leitlinien/2018/S3-LL-Therapie-Typ-1-Diabetes-Auflage-2-Langfassung-09042018.pdf. Consulta 07.12.2020.

30 Haak, T. *et al.:* Therapy of Type 1 Diabetes. Exp Clin Endocrinol Diabetes. 2019; dic. 127(S 01): 27–38.

31 Katz, P.: Causes and consequences of fatigue in rheumatoid arthritis. Curr Opin Rheumatol. 2017; may; 29(3): 269–276.

32 Fasano, A.: Leaky gut and autoimmune diseases. Clin Rev Allergy Immunol. 2012; feb; 42(1): 71–8.

33 Kay, J. y Upchurch, K. S.: ACR/EULAR 2010 rheumatoid arthritis classification criteria. Rheumatology (Oxford). 2012; dic; 51 Suppl 6: vi5–9.

34 Arbuckle, M. R. *et al.:* Development of Autoantibodies before the Clinical Onset of Systemic Lupus Erythematodes. New England Journal of Medicine. 2003; 349, 16. (10): 1526–1533.

35 *Ibidem.*

36 De Molon, R. S. *et al.:* Linkage of Periodontitis and Rheumatoid Arthritis: Current Evidence and Potential Biological Interactions. Int J Mol Sci. 2019; sep 13; 20(18): 4541.

37 Lebwohl, B. *et al.:* Coeliac disease. Lancet. 2018; ene 6; 391(10115): 70–81.

38 Claßen, M.: Hafer bei Zöliakie wohl unbedenklich. Fortschr Med. 2018; sep; 160(16): 33.

39 Thompson, T.: Gluten Contamination of Commercial Oat Products in the United States. New England Journal of Medicine. 2004; 351, 19, (11): 2021–2022.

40 Leffler, D. A. *et al.:* Extraintestinal manifestations of coeliac disease. Nat Rev Gastroenterol Hepatol. 2015; oct; 12(10): 561–71.

41 Al-Toma, A. *et al.:* European Society for the Study of Coeliac Disease (ESsCD) guideline for coeliac disease and other gluten-related disorders. United European Gastroenterol J. 2019; jun; 7(5): 583–613.

42 Schiepatti, A. *et al.:* Seronegative coeliac disease: clearing the diagnostic dilemma. Curr Opin Gastroenterol. 2018; May; 34(3): 154–158.

43 Carroccio, A. *et al.:* Self-Reported Non-Celiac Wheat Sensitivity in High School Students: Demographic and Clinical Characteristics. Nutrients. 2017; jul 19;9(7): 771. doi: 10.3390/nu9070771.

44 Leonard, M. M. *et al.:* Celiac Disease and Nonceliac Gluten Sensitivity: A Review. JAMA. 2017; ago 15; 318(7): 647–656.

45 Cardoso-Silva, D. *et al.:* Intestinal Barrier Function in Gluten-Related Disorders. Nutrients. 2019; oct 1; 11(10): 2325.

46 Biagi, F. *et al.:* A Milligram of Gluten a Day Keeps the Mucosal Recovery Away. A Case Report. Nutrition Reviews. 2004; 62 (9): 360–363.

[47] Duntas, L. H.: Does Celiac Disease Trigger Autoimmune Thyreoiditis? Nature Reviews: Endocrinology. 2009; (5) n.º 4: 190–191.

[48] Naseri, H. *et al.*: Evaluating the relationship between dietary intake with inflammatory factors, lipid profile and clinical symptoms in patients with rheumatoid arthritis. Clin Nutr ESPEN. 2020; dic; 40: 138–143. doi: 10.1016/j.clnesp.2020.09.215. Epub 2020 oct 20.

[49] De Kloet, E. R. *et al.*: Stress and the Brain: From Adaption to Disease. Nat Rev Neurosci. 2005; 6.

[50] Chrousos, G. P.: Stress and Disorders of the Stress System. Nat Rev Endocrinol. 2009; 5.

[51] Rohleder, N. *et al.*: Hypocortisolism and Increased Glucocorticoid Sensitivity of Pro-Inflammatory Cytokine Production in Bosnian War Refugees with Posttraumatic Stress Disorder. Biological Psychiatry. 2004; 55(7): 745–751.

[52] Glaser, R.: Stress-associated Immune Dysregulation and its Importance for Human Health: A Personal History of Psychoneuroimmunology. Brain, Behav and Immun. 2005; 19: 3–11.

[53] Gárate, I. *et al.*: Stress-induced Neuroinflammation. Role of Tole-like-Receptor-4-Pathway. Biol Psychiatry 2013; 73.

[54] Furth, A. y Harding, J.: Why Sugar is Bad for You. New Scientist. 1989; sept 23; 44. Yudkin, J.: Sweet and Dangerous. 1974; Bantam Books. 129.
Donnini, D. *et al.*: Glucose May Induce Cell Death through a Free Radical-Mediated Mechanism. Biochemical and Biophysical Research Communications. 1996; 219 (2): 412–417.

[55] Gallo, M. *et al.*: Relationships between food and diseases: What to know to ensure food safety. Food Res Int. 2020; nov; 137: 109414. doi: 10.1016/j.foodres.2020.109414. Epub 2020 jun 9.

[56] Milan, A. M.: Comparison of the impact of bovine milk beta-casein variants on digestive comfort in females self-reporting dairy intolerance: a randomized controlled trial. Am J Clin Nutr. 2020; Jan 1; 111(1): 149–160. doi: 10.1093/ajcn/nqz279.

[57] Mishra, S. P. *et al.*: New horizons in microbiota and metabolic health research. J Clin Endocrinol Metab. 2020; oct 31: dgaa769. doi: 10.1210/clinem/dgaa769. Disponible online, pendiente de impresión.

[58] Pruimboom, L. y de Punder, K.: The opioid effects of gluten exorphins: asymptomatic celiac disease. J Health Popul Nutr. 2015; nov 24; 33:24. doi: 10.1186/s41043- 015-0032-y.

[59] Grand, E.: Food Allergies and Migraine. Lancet. 1979; 1 no 8123 (5): 955–959.

[60] Kleine-Tebbe, J. *et al.*: Nahrungsmittelallergie und -unverträglichkeit: Bewährte statt nicht evaluierte Diagnostik. Dtsch Arztebl. 2005; 102(27): A-1965 / B-1660 / C-1564.

[61] Frieling, T. *et al.*: Evidence for mast cell activation in patients with therapy-resistant irritable bowel syndrome. Z Gastroenterol. 2011; 49: 191–194.

[62] Lucas, H. J. *et al.*: Fibromyalgia – new concepts of pathogenesis and treatment. Int J Immunopathol Pharmacol. 2006; 19: 5–9.

[63] Afrin, L. B.: Never Bet against Occam. Mast Cell Activation Disease and the Modern Epidemics of Chronic Illness and Medical Complexity. 2016; Sisters Media LLC.

64 Molderings, G. J. *et al.:* Systemische Mastzellaktivierungserkrankung: Ein praxisorientierter Leitfaden zu Diagnostik und Therapie. Dtsch Med Wochenschr. 2014; 1390: 1523–1538. doi 10.1055/s-0034-1370055. Online Publikation: 06.05.2014.

65 En el sitio web www.mastcellresearch.com hay disponible más información sobre la investigación más actual. Consulta 07.12.2020.

66 Hamilton, M. J. *et al.:* Mast cell activation syndrome: A newly recognized disorder with systemic clinical manifestations. J Allergy Clin Immunol 2011; 128: 147–152.

67 Afrin, L.: Presentation, diagnosis, and management of mast cell activation syndrome. En: Mast Cells: Phenotypic features, biological functions, and role in immunity. Happauge, NY, Nova Science Publishers. 2013; 155–231.

68 Frieling, T. *et al.:* Das Reizdarmsyndrom – eine Fehlbezeichnung? Z Gastroenterol. 2011; 49: 577–578.

69 Blanco, I. *et al.:* Abnormal overexpression of mastocytes in skin biopsies of fibromyalgia patients. Clin Rheumatol. 2010; 29: 1403–1412.

70 Yeom, J. S. *et al.:* Relationship between headache and mucosal mast cells in pediatric Helicobacter pylori-negative functional dyspepsia. Cephalalgia. 2013; 33: 323–329.

71 Liu, R. *et al.:* Mast cell-mediated hypersensitivity to fluoroquinolone is MRGPRX2 Dependent. International Immunopharmacology. 2019; Volume 70, (5): 417–427.

72 Hengartner, M. O.: The Biochemistry of Apoptosis. Nature. 2000; 407 (6805): 770–776.

73 Joza, N. *et al.:* Essential Role of the Mitochondrial Apoptosis-Inducing Factor in Programmed Cell Death. Nature. 2001; (3); 410 (6828): 549–554.

74 Mihyll, S. *et al.:* Chronic Fatigue Syndrome and Mitochondrial Dysfunction. Int J Clin Exp Med. 2009; 1–16.

75 Duchen, M. R.: Mitochondria in Health and Disease: Perspectives on a New Mitochondrial Biology. Mol Aspects Med. 2004; 25: 365–451.

76 Vitamin B12 enthält Kobalt und dient deshalb als Abwehrrakete gegen nitrosativen Stress. Ein Vitamin-B-12-Mangel ist daher auch immer ein versteckter Hinweis auf nitrosativen Stress.

77 Kuklinski, B.: Das HWS Trauma. 2006, Aurum Verlag.

78 *Ibidem.*

79 *Ibidem.*

80 Kuklinski, B.: Mitochondrien. Symptome, Diagnose und Therapie. 2016, Aurum Verlag.

81 Lagouge, M. y Larsson N. G.: The Role of Mitochondrial DNA Mutations and Free Radicals in Disease and Ageing. J Intern Med. 2013; jun; 273, (6): 529–543.

82 Smith, R. A. *et al.:* Mitochondria-Targeted Antioxidants in the Treatment of Disease. Ann NY Acad Sci. 2008; (12); 1147: 105–111.

83 Kuklinski, B. y van Lunteren, I.: Gesünder mit Mikronährstoffen. 8. Auflage 2017, Aurum Verlag.

84 Lane, N.: Power, Sex, Suicide. Mitochondria and the Meaning of Life. 2005, Oxford University Press.

85 Para profundizar en este tema, recomiendo Gröber, U.: Arzneimittel und Mikronährstoffe, Medikationsorientierte Supplementierung. 2018, 4. Auflage, Wissenschaft liche Verlagsgesellschaft Stuttgart.

86 Maggini, S. *et al.:* Immune Function and Micronutrient Requirements Change over the Life Course. Nutrients. 2018; oct 17; 10(10): 1531. doi: 10.3390/ nu10101531.

87 https://www.wwf.de/fileadmin/user_upload/WWF-Report-Aufnahme_von_Mi kroplastik_aus_der_Umwelt_beim_Menschen.pdf. Consulta 07.12.2020.

88 Ramanjuk, A. *et al.:* The Role of Heavy Metal Salts in Pathological Biomineralization of Breast Cancer Tissue. Adv Clin Exp Med. 2016; sep-oct; 25(5): 907–910.

Khanjani, N. *et al.:* Arsenic and breast cancer: a systematic review of epidemiologic studies. Rev Environ Health. 2017; sep 26; 32(3): 267–277.

Byrne, C. *et al.:* Metals and breast cancer. J Mammary Gland Biol Neoplasia. 2013; mar; 18(1): 63–73.

Wang, Y. *et al.:* Long-term cadmium exposure promoted breast cancer cell migration and invasion by up-regulating TGIF. Ecotoxicol Environ Saf. 2019; jul 15; 175: 110–117.

89 Branca, J. J. V. *et al.:* Cadmium-induced neurotoxicity: still much ado. Neural Regen Res. 2018; nov; 13(11): 1879–1882.

Movahedian, A. *et al.:* Serum Mercury Level and Multiple Sclerosis. Biological Trace Elem Res. 2012; 146: 150–153.

Aliomrani, M. *et al.:* Correlation between heavy metal exposure and GSTM1 polymorphism in Iranian multiple sclerosis patients. Neurol Sci. 2017; jul; 38(7): 1271–1278.

Dehghanifiroozabadi, M. *et al.:* Blood lead levels and multiple sclerosis: A case-control study. Mult Scler Relat Disord. 2019; ene; 27: 151–155.

90 Fournié, G. J. *et al.:* Induction of Autoimmunity through bystander Effects: lessons from Immunological Disorders induced by Heavy Metals. J Autoimmun. 2001; 16: 319–326.

91 Gallagher, C. M. y Meliker, J. R.: Mercury and Thyroid Autoantibodies in US Women. NHANES 2007–2008. Environ Int. 2012; 40: 39–43.

92 Mutter, J.: Lass dich nicht vergiften. 2012, 9. Auflage, Gräfe & Unzer.

93 https://www.bfr.bund.de/de/fragen_und_antworten_zu_arsengehalten_in_reis_ und_reisprodukten-194346.html. Consulta 07.12.2020.

94 https://www.bfr.bund.de/de/suche.html?search%5Bquery%5D=BLEI. Consulta 07.12.2020.

95 Mirza, A. *et al.:* Aluminium in brain tissue in familial Alzheimer's disease. J Trace Elem Med Biol. 2017; mar; 40:30–36. doi: 10.1016/j.jtemb.2016.12.001. Epub 2016 dic 9.

Huat, T. J. *et al.:* Metal Toxicity Links to Alzheimer's Disease and Neuro-inflammation. J Mol Biol. 2019; abr 19; 431(9): 1843–1868. doi: 10.1016/j.jmb.2019.01.018. Epub 2019 ene 18.

96 Swandulla, D. *et al.:* Bisphenol A inhibits voltage-activated Ca2+ Channels in vitro: Mechanisms and Structural Requirements. Molecular Pharmacology. 2013; (b) 83 (2). doi: 10.1124/.mol.112.081372.

[97] De Coster, S. y van Larebeke, N.: Endocrine-Disrupting Chemicals: associated Disorders and Mechanisms of Action. J Environ Public Health. 2012; 713696. Epub 6. sept; 2012.

Graceli, J. B. *et al.:* The impact of endocrine-disrupting chemical exposure in the mammalian hypothalamic-pituitary axis. Mol Cell Endocrinol. 2020; dic 1; 518: 110997. doi: 10.1016/j.mce.2020.110997. Epub 2020 ago 22.

[98] Sabino, R. *et al.:* The role of occupational Aspergillus exposure in the development of diseases. Med Mycol. 2019; abr 1; 57(Supplement_2): 196–205. doi: 10.1093/mmy/myy090.

[99] Degen, G. H.: Mycotoxins in food: Occurrence, importance and health risk. Bundesgesundheitsblatt Gesundheitsforschung Gesundheitsschutz. 2017; jul; 60(7): 745–756. doi: 10.1007/s00103-017-2560-7.

[100] Grehn, C. *et al.:* Urban Life as Risk Factor for Aspergillosis. Front Cell Infect Microbiol. 2020; nov 2; 10: 601834. doi: 10.3389/fcimb.2020.601834. eCollection 2020.

[101] Choi, M. A. *et al.:* Identification and Characterization of Fungi Contaminated in the Built-In Furniture of an Apartment Home. Mycobiology. 2019; dic 26; 47(4): 430–440. doi: 10.1080/12298093.2019.1703529.

[102] Reich y Schiffner, 1999, del artículo: https://www.zm-online.de/archiv/2016/24/zahn medizin/stoffwechsel-und-toxizitaet-von-fluorid/seite/alle. Consulta 07.12.2020.

[103] http://www.fluoridealert.org/faq. Consulta 07.12.2020.

[104] Pontigo-Loyola, A. *et al.:* Dental Fluorosis in 12- and 15-Year Olds at High Altitudes in Above-Optimal Fluorated Communities in Mexico. Journal of Public Health Dentistry. 2008; 68(3): 163–166.

[105] Nabrzyski, M. y Gajewska, R.: Aluminium and Fluorid in Hospital Daily Diets and in Teas. Z Lebensm Unters Forsch. 1995; 201(4): 307–310.

[106] Graf, K.: Störfeld Zahn. Der Einfluss von Zähnen und zahnärztlichen Werkstoffen auf die Gesundheit. 2010, Urban & Fischer Elsevier.

[107] Von Baehr, V. *et al.:* Histologie und Immunologie der kavitätenbildenden Osteolysen des Kieferknochens. 2015, 1. Auflage, MDV Maristen Druck und Verlag. Lechner, J.: Kavitätenbildende Osteolysen des Kieferknochens. 2011, 1. Auflage, MDV Maristen Druck und Verlag.

[108] https://www.imd-berlin.de/spezielle-kompetenzen/zahnmedizin/belastung-mit-metallen.html. Consulta 07.12.2020.

Zimmer, H. *et al.:* Determination of mercury in blood, urine and saliva for the biological monitoring of an exposure from amalgam fillings in a group with self-reported adverse health effects. Int. J. Envirom Health. 2002; 205(3): 205–211.

[109] Vázquez, M. *et al.:* In vitro evaluation of inorganic mercury and methylmercury effects on the intestinal epithelium permeability. Food Chem Toxicol. 2014; dic; 74:349–59. doi: 10.1016/j.fct.2014.10.022. PMID: 25445761.

Assefa, S. y Köhler, G.: Intestinal Microbiome and Metal Toxicity. Curr Opin Toxicol. 2020; feb; 19:21–27. doi: 10.1016/j.cotox.2019.09.009. Epub 2019 sep 30. PMID: 32864518.

[110] Ajith, T. A. *et al.:* Effect of palladium α-lipoic acid complex on energy in the brain mitochondria of aged rats. Altern Ther Health Med. 2014; may-jun; 20(3): 27–35. PMID: 24755568.

[111] Weingart, D. *et al.:* Titanium Deposition in Regional Lymph Nodes After Insertion of Titanium Screw Implants in Maxillofacial Region. International Journal of Oral and Maxillofacial Surgery. 1994; 23: 6,2: 450–452.

[112] FDA. US Food and Drug Administration. Center of Devices and Radiological Health. Biological Response to Metal Implants, septiembre 2019.

[113] *Ibidem.*

[114] Graf, K.: Störfeld Zahn. Der Einfluss von Zähnen und zahnärztlichen Werkstoffen auf die Gesundheit. 2010, Urban & Fischer Elsevier.

[115] Claesson, R. *et al.:* Production of Volatile Sulfur Compounds by Various Fusobacterium Species. Oral Microbiol Immuno. 1990; 5: 137–142.
Langendijk, P. S. *et al.:* Sulfate-Reducing Bacteria in Association with Huma Periodontitis. J Clin Periodontol. 2000; 27(12): 943–950.

[116] Lechner, J.: Kavitätenbildende Osteolysen des Kieferknochens. 2011, MDV Maristen & Verlag.

[117] Mori, F. *et al.:* RANTES correlates with inflammatory activity and synaptic excitability in multiple sclerosis. Mult Scler. 2016; oct; 22(11): 1405–1412. doi: 10.1177/1352458515621796. Epub 2016 Jan 5.

[118] Agere, S. A. *et al.:* RANTES/CCL5 Induces Collagen Degradation by Activating MMP-1 and MMP-13 Expression in Human Rheumatoid Arthritis Synovial Fibroblasts. Front Immunol. 2017; oct 18; 8: 1341. doi: 10.3389/fimmu.2017.01341. eCollection 2017.
Pavkova Goldbergova, M. *et al.:* RANTES, MCP-1 chemokines and factors describing rheumatoid arthritis. Mol Immunol. 2012; oct; 52(3–4): 273–8. doi: 10.1016/j.molimm.2012.06.006. Epub 2012 Jun 29.

[119] Fonk, I.: Darmparasitose, die zentrale Immunstörung. 2000, Medizinisch Literarische Verlagsgesellschaft.
Theel, E. S. y Pritt, B. S.: Parasites. Microbiol Spectr. 2016; ago; 4(4). doi: 10.1128/microbiolspec.DMIH2-0013-2015.

[120] https://www.who.int. Consulta 07.12.2020.

[121] Theel, E. S. y Pritt, B. S.: Parasites. Microbiol Spectr. 2016; Aug; 4(4). doi: 10.1128/microbiolspec.DMIH2-0013-2015.

[122] https://www.who.int. Consulta 07.12.2020.

[123] https://www.aerzteblatt.de/archiv/208347/Toxoplasmose-in-Deutschland. Consulta 07.12.2020.

[124] Un viejo y fascinante manual de estudio: Medizinische Praxis. Sammlung für Ärztliche Fortbildung. Editor: Fromme, A. *et al.* Band 39: Klinik Parasitäre Erkrankungen del Prof. Dr. René Schubert y Dr. Herbert Fischer. 1959, Dr. Dietrich Steinkopff Verlag.

[125] Montoya, J. M. y Liesenfeld, O.: Toxoplasmosis. Lancet. 2004; 363: 1965–1976.

[126] Flegr, J. *et al.:* Toxoplasmosis – A Global Threat. Correlation of Latent Toxoplasmosis with Specific Disease Burden in a Set of 88 Countries. PloS One. 2014; mar 24; 9(3): e90203. doi: 10.1371/journal.pone.0090203. eCollection 2014.

127 Flegr, J. y Escudero, D. Q.: Impaired Health Status and Increased Incidence of Diseases in Toxoplasma-seropositiv Subjects – an explorative Cross-Sectional Study. Parasitology. 2016; 143: 1974–1989.

128 Watts, E. *et al.*: Novel Approach Reveal that Toxoplasma gondii Bradyzoites within Tissue Cysts are Dynamic and Replicatin Entities in Vivo. Microbiology, Immunology and Molecular Genetics Faculty Publications. 2015; Paper 67.

129 Auf der Straße, U: Das Toxoplasmose Handbuch. Ein Parasit täuscht die Medizin und macht uns krank – Toxoplasma gondii erkennen und behandeln. 2019; 2. Auflage, BoD.

130 Ho-Yen, D. O. *et al.*: Use of Polymerase Chain Reaction to Detect Toxoplasma gondii in Human Blood Samples. J Clin Pathol. 1992; 45: 910–913.

131 Auf der Straße, U: Das Toxoplasmose Handbuch. Ein Parasit täuscht die Medizin und macht uns krank – Toxoplasma gondii erkennen und behandeln 2019; 2. Auflage, BoD; 54–59.

132 Weiss, L. y Dubey, J. P.: Toxoplasmosis: A history of Clinical Observation. Int J Parasitol. 2009; jul 1: 39(8): 895–901.

133 Nowalk, A. y Green, M.: Epstein-Barr Virus. Microbiol Spectr. 2016; jun; 4(3). doi: 10.1128/microbiolspec.DMIH2-0011-2015.

134 Toussirot, E. y Roudier, J.: Epstein-Barr-Virus in Autoimmune Diseases. Best Pract Res Cl Rh. 2008; 22(5): 883–896.

135 https://www.aerzteblatt.de/nachrichten/77972/Epstein-Barr-Virus-erhoeht-MS-Risiko-in-allen-Ethnien. Consulta 07.12.2020.

136 https://www.aerzteblatt.de/nachrichten/93550/Epstein-Barr-Virus-schaltet-Ri-sikogene-fuer-Autoimmunerkrankungen-an. Consulta 07.12.2020.

137 Pender, M. P.: Review Article: CD8+ T-Cell-Deficiency; Epstein-Barr-Virus Infection, Vitamin D Deficiency and Steps to Autoimmunity: A unifying Hypothesis. Autoimmune Dis. 2012; doi: 10.1155/2012/189096.

Balandraud, N. *et al.*: Epstein-Barr-Virus and Rheumatoid Arthritis. Autoimmunity Rev. 2004; 3: 362–367.

Zivadinov R. *et al.*: Epstein-Barr virus is associated with grey matter atrophy in multiple sclerosis. J Neurol Neurosurg Psychiatry. 2009; jun; 80(6): 620–5. doi: 10.1136/jnnp.2008.154906. Epub 2009 Jan 23.

Toussirot, E. y Roudier, J.: Epstein-Barr-Virus in Autoimmune Diseases. Best Pract Res Cl Rh. 2008; 22(5): 883–896.

138 https://link.springer.com/article/10.1007/s15006-016-8556-7.

139 Reinke, H. y Asher, G.: Crosstalk between metabolism and circadian clocks. Nat Rev Mol Cell Biol. 2019; Apr; 20(4): 227–241. doi: 10.1038/s41580-018-0096-9. PMID: 30635659 Review.

140 Evans, J. A.: Collective timekeeping among cells of the master circadian clock. Endocrinol. 2016; jul;230(1): R27–49. doi: 10.1530/JOE-16-0054. Epub 2016 may 6.

141 Dong, D. *et al.*: Circadian rhythm in pharmacokinetics and its relevance to chronotherapy. Biochem Pharmacol. 2020; ago; 178: 114045. doi: 10.1016/j.bcp.2020.114045. Epub 2020 may 22.

[142] Potter, G. D. *et al.*: Nutrition and the circadian system. Br J Nutr. 2016; ago; 116(3): 434–42. doi: 10.1017/S0007114516002117. Epub 2016 may 25.

[143] Vitale, J. A. y Weydahl, A.: Chronotype, Physical Activity, and Sport Performance: A Systematic Review. Sports Med. 2017; sep; 47(9): 1859–1868. doi: 10.1007/s40279- 017-0741-z.

[144] Firsov, D. y Bonny, O.: Circadian rhythms and the kidney. Nat Rev Nephrol. 2018; oct; 14(10): 626–635. doi: 10.1038/s41581-018-00489. PMID: 30143787 Review.

[145] Amaral, F. G. D. y Cipolla-Neto, J.: A brief review about melatonin, a pineal hormone. Arch Endocrinol Metab. 2018; Aug; 62(4): 472–479. doi: 10.20945/2359-3997000000066.

[146] De Cabo, R. y Mattson, M. P.: Effects of Intermittent Fasting on Health, Aging, and Disease. MP N Engl J Med. 2019; dic 26; 381(26): 2541–2551. doi: 10.1056/NEJ- Mra1905136.

[147] Ichimiya, T. *et al.*: Autophagy and Autophagy-Related Diseases: A Review. Int J Mol Sci. 2020; nov 26; 21(23): E8974. doi: 10.3390/ijms21238974.

[148] Madeo, F. *et al.*: Spermidine in health and disease. Science. 2018; ene 26; 359(6374): eaan2788. doi: 10.1126/science.aan2788.

[149] Cipolla-Neto, J. y Amaral, F. G. D.: Melatonin as a Hormone: New Physiological and Clinical Insights. Endocr Rev. 2018; dic 1; 39(6): 990–1028. doi: 10.1210/er.2018-00084.

[150] Potter, G. D. *et al.*: Nutrition and the circadian system. Br J Nutr. 2016; Aug; 116(3): 434–42. doi: 10.1017/S0007114516002117. Epub 2016 may 25.

[151] Myung, J. *et al.*: The Kidney Clock Contributes to Timekeeping by the Master Circadian Clock. Int J Mol Sci. 2019; jun 5; 20(11): 2765. doi: 10.3390/ijms20112765.

[152] Vitale, J. A. y Weydahl, A.: Chronotype, Physical Activity, and Sport Performance: A Systematic Review. Sports Med. 2017; sep; 47(9): 1859–1868. doi: 10.1007/s40279- 017-0741-z.

[153] Witasek, A.: Manual de Medicina de F.X. Mayr-Medizin; 2019, Springer Verlag.

[154] Trefts, E. *et al.*: The liver. Curr Biol. 2017; nov 6; 27(21): R1147-R1151. doi: 10.1016/j. cub.2017.09.019.

[155] Sen, S. *et al.*: Ultradian feeding in mice not only affects the peripheral clock in the liver, but also the master clock in the brain. Chronobiol Int. 2017; 34(1): 17–36. doi: 10.1080/07420528.2016.1231689. Epub 2016 sep 26.

[156] https://www.aerztezeitung.de/Medizin/Das-Risiko-fuer-einen-Asthma-Anfall-ist-nachts-am-hoechsten-392975.html. Consulta 07.12.2020.

[157] Por tradición familiar, desde la niñez estoy familiarizada con la hidroterapia de Kneipp. Esta disciplina fue fundada por Sebastian Kneipp (1821–1897), sacerdote y especialista en medicina naturista, quien conoció a mi bisabuelo Karl y le curó una afección pulmonar. De hecho, mi bisabuelo lo invitó a casa y allí contagió a toda la familia con su pasión por el poder sanador de la naturaleza. Así que mi propio bisabuelo colaboró en la puesta en marcha el movimiento Kneipp en nuestra patria chica. Me gustaría mucho que volviese a florecer esta rama de la medicina naturista, cuya eficacia ha sido probada pero ha caído un poco en el olvido. Y como

sé apreciar las cualidades y las bondades de las terapias de Kneipp, recojo muchas de sus propuestas en mi propio método terapéutico.

[158] Locher, C. y Pforr, C.: The legacy of Sebastian Kneipp: linking wellness, naturopathic, and allopathic medicine. J Altern Complement Med. 2014; jul;20(7): 521–6. doi: 10.1089/acm.2013.0423. Epub 2014 abr 28.

[159] Flanagan, A. *et al.*: Chrono-nutrition: from molecular and neuronal mechanisms to human epidemiology and timed feeding patterns. J Neurochem. 2020; nov 22. doi: 10.1111/jnc.15246.

[160] Si quieres profundizar en el tema del «hambre emocional oculta», te recomiendo que continúes con el libro *Schlank! und gesund mit der Doc Fleck Methode*. En ese título examino al detalle los distintos tipos de apetito (que tienen su origen en el estómago, la vista, el olfato, el gusto o el corazón) y propongo estrategias de conducta prácticas con fines terapéuticos para desprogramar y reprogramar con éxito tus hábitos respecto a la comida.

[161] Paoli, A. *et al.*: The Influence of Meal Frequency and Timing on Health in Humans: The Role of Fasting. Nutrients. 2019; mar 28; 11(4):719. doi: 10.3390/nu11040719.

[162] D'Anci, K. E.: Hydration and Brain Function. Diet, Brain, Behavior: Practical Implications. 2012.

[163] Esch, T. y Stefano, G. B.: The Neurobiology of Stress Management. Neuro Endocrinol Lett. 2012; 31.

[164] Olzewski, P. K. *et al.*: Oxytocin as Feeding Inhibitor: Maintaining Homeostasis in Consummatory Behavior. Pharmacol Biochem Behav. 2010; 97.

[165] Valeix, M. *et al.*: Interference Competition and Temporal Niche Shifts: Elephants and Herbivore Communities at Waterholes. Oecologia. 2007; 153.

[166] *Ibidem.*

[167] Petersson, M. *et al.*: Oxytocin Decreases Corticosterone and Nociception an Increases Motor Activity in OVX Rats. Maturitas. 2005; 51.

[168] Olzewski, P. K. *et al.*: Oxytocin as Feeding Inhibitor: Maintaining Homeostasis in Consummatory Behavior. Pharmacol Biochem Behav. 2010; 97.

[169] Volkert, D. *et al.*: ESPEN guideline on clinical nutrition and hydration in geriatrics. Clin Nutr. 2019; feb; 38(1): 10–47. doi: 10.1016/j.clnu.2018.05.024. Epub 2018 jun 18.

[170] Jagannath, A. *et al.*: The genetics of circadian rhythms, sleep and health. Hum Mol Genet. 2017; oct 1; 26(R2): R128-R138. doi: 10.1093/hmg/ddx240.

[171] Jessen, N. A. *et al.*: The Glymphatic System: A Beginner's Guide. Neurochem Res. 2015; dic; 40(12): 2583–99. doi: 10.1007/s11064-015-1581-6. Epub 2015 may 7.

[172] Rasmussen, M. K. *et al.*: The glymphatic pathway in neurological disorders. Lancet Neurol. 2018; nov; 17(11): 1016–1024. doi: 10.1016/S1474-4422(18)30318-1.

[173] Beurer Schlafatlas, 2017. www.schlafatlas.de. Consulta 07.12.2020.

[174] Walker, M.: *Por qué dormimos.* 2019, Capitán Swing.

[175] Jniene, A. *et al.*: Perception of Sleep Disturbances due to Bedtime Use of Blue Light-Emitting Devices and Its Impact on Habits and Sleep Quality among Young Medical Students. Biomed Res Int. 2019; dic 24; 2019: 7012350. doi: 10.1155/2019/7012350. eCollection 2019.

[176] Walker, M.: *Por qué dormimos.* 2019, Capitán Swing.

[177] Esaki, Y. *et al.:* Wearing blue light-blocking glasses in the evening advances circadian rhythms in the patients with delayed sleep phase disorder: An open-label trial. Chronobiol Int. 2016; 33(8): 1037–44. doi: 10.1080/07420528.2016.1194289. Epub 2016 Jun 20.

[178] Nagai, N. *et al.:* Suppression of Blue Light at Night Ameliorates Metabolic Abnormalities by Controlling Circadian Rhythms. Invest Ophthalmol Vis Sci. 2019; sep 3; 60(12): 3786–3793. doi: 10.1167/iovs.19-27195.

[179] Yuan, L. *et al.:* Cronobiología – Premio Nobel 2017 en Fisiología o Medicina. 2018; ene 20; 40(1): 1–11. doi: 10.16288/j.yczz.17-397.

[180] Voigt, R. M. *et al.:* Circadian Rhythm and the Gut Microbiome. Int Rev Neurobiol. 2016; 131: 193–205. doi: 10.1016/bs.irn.2016.07.002. Epub 2016 sep 6.

Kantermann, T. *et al.:* Fibromyalgia Syndrome and Chronotype. Late Chronotypes are more affected. J Biol Rhythms. 2012; 27.

Roenneberg, T. *et al.:* Social Jetlag and Obesity. Curr Biol. 2012; 22.

Vetter, C. *et al.:* Association Between Rotating Night Shift Work and Risk of Coronary Heart Disease Among Women. JAMA. 2016; abr 26; 315(16): 1726–34. doi: 10.1001/jama.2016.4454.

Sulli, G. *et al.:* Interplay between Circadian Clock and Cancer: New Frontiers for Cancer Treatment. Trends Cancer. 2019; Aug; 5(8): 475–494. doi: 10.1016/j.trecan.2019.07.002. Epub 2019 ago 3.

[181] Walker, M.: *Por qué dormimos.* 2019, Capitán Swing.

[182] Feld, M.: Dr. Felds große Schlafschule. 2018, 1. Auflage, Gräfe & Unzer.

Walker, M.: *Por qué dormimos.* 2019, Capitán Swing.

[183] Chakravorty, S. *et al.:* Alcohol Dependence and Its Relationship With Insomnia and Other Sleep Disorders. Alcohol Clin Exp Res. 2016; nov; 40(11): 2271–2282. doi: 10.1111/acer.13217. Epub 2016; oct 5.

[184] Si buscas más literatura para profundizar en los remedios y medicamentos naturales que favorezcan el sueño, te recomiendo consultar el libro *Schlank! und gesund mit der Doc Fleck Methode.* 2017, BJV Verlag.

[185] Hollon, J. *et al.:* Effect of Gliadin on Permeability of Intestinal Biopsy Explants from Celiac Disease Patients and Patients with Non-Celiac Glutensensitivity. Nutrients. 2015; 7 no 3. feb 27.: 1565–1576.

[186] Fasano, A.: All disease begins in the (leaky) gut: role of zonulin-mediated gut permeability in the pathogenesis of some chronic inflammatory diseases. F1000Res. 2020; ene 31; 9: F1000 Faculty Rev-69. doi: 10.12688/f1000research.20510.1. eCollection 2020. PMID: 32051759.

[187] Boyd Eaton, S.: The Ancestral Human Diet. What was it and should it be a Paradigm of Contemporary Nutrition? Proceedings of the Nutrition Society. 2006; 65(19) 1–6.

[188] Thompson, T.: Gluten Contamination of Commercial Oat Products in the United States. N Engl J of Medicine. 2004; 351, n.º 19: 2021–2022.

[189] Knip, M. *et al.:* Dietary Intervention in Infancy and Later Signs of Beta-Cell-Autoimmunity. N Engl J of Med. 2010; 363, n.º 20: (nov 11, 2010): 1900–1908.

[190] Jenkins, H. *et al.:* Evolutionary Distance from Human Homologs Reflects Allergenicity of Animal Food Proteins. J Allergy Clin Immunol. 2007; 120. n.º 6: 1399–1405.

[191] Messina, M. y Redmond, G.: Effects of soy protein and soybean isoflavones on thyroid function in healthy adults and hypothyroid patients: a review of the relevant literature. Thyroid. 2006; mar; 16(3): 249–58. doi: 10.1089/thy.2006.16.249.

[192] Massey, R. G. *et al.:* Oxalate Content of Soybean Seeds. (Glycine Max: Leguminosae), Sovfoods and Other Edible Legumes. J of Agriculture and Food Chemistry. 2001; 49. n.º 9: 4262–4266.

[193] Hogervorst, E. *et al.:* High Tofu Intake Is associated with Worse Memory in Elderly Indonesian Men and Women. Dementia and Geriatric Cognitive Disorders. 2008; 26. n.º 1. 50–57. Doi: 10.1159/000141484.

[194] Johnson, R. K. *et al.:* Dietary Sugars Intake and Cardiovascular Health: A Scientific Statement from the American Heart Association. Circulation. 2009; 120(11): 1011–1020.

[195] Furth, A. y Harding, J.: Why Sugar is Bad for You. New Scientist. 1989; sept 23: 44.

[196] Freeman, C. R. *et al.:* Impact of sugar on the body, brain, and behavior. Front Biosci (Landmark Ed). 2018; jun 1; 23: 2255–2266.

[197] Lemann, J.: Evidence That Glucose Ingestion Inhibits Net Renal Tubular Reabsorption of Calcium and Magnesium. J of Clinical Nutrition. 1976; 236–245.

[198] Michaud, D.: Dietary Sugar, Glycemic Load and Pancreatic Cancer Risk in a Prospective Study. J of National Cancer Institute. 2002; 94, n.º 17: 1232–1300. Liao, W. C. *et al.:* Blood glucose concentration and risk of pancreatic cancer: systematic review and dose-response meta-analysis. BMJ. 2015; ene 2; 350: g7371. doi: 10.1136/bmj.g7371.

[199] Moldogazieva, N. T. *et al.:* Oxidative Stress and Advanced Lipoxidation and Glycation End Products (ALEs and AGEs) in Aging and Age-Related Diseases. Oxid Med Cell Longev. 2019; ago 14; 2019:3085756. doi: 10.1155/2019/3085756. eCollection 2019.

[200] Appleton, N.: Lick the Sugar Habit. 1988; Avery Penguin Putnam.

[201] Moldogazieva, N. T. *et al.:* Oxidative Stress and Advanced Lipoxidation and Glycation End Products (ALEs and AGEs) in Aging and Age-Related Diseases. Oxid Med Cell Longev. 2019; ago 14; 2019:3085756. doi: 10.1155/2019/3085756. eCollection 2019.

[202] *Ibidem.*

[203] Grand, E.: Food Allergies and Migraine. Lancet. 1979; 1, n.º 8123: 955–959.

[204] Darlington, L. *et al.:* Placebo-Controlled, Blind Study of Dietary Manipulation Therapy in Rheumatoid Arthritis. Lancet. 1986; 1, n.º 8475: 236–238. Freeman, C. R. *et al.:* Impact of sugar on the body, brain, and behavior. Front Biosci (Landmark Ed). 2018; jun 1; 23:2255–2266.

[205] Feehley, T. y Nagler, C. R.: Health: The Weightly Costs of Non-Caloric Sweeteners. Nature. 2014; 514, n.º 7521: 176177. doi: 10.1038/nature13752.

[206] Bokulich, N. A. y Blaser, M. J.: A Bitter Aftertaste: Unintended Effects of Artificial Sweeteners on the Gut Microbiome. 2014; Cell Metabolism. 20, n.º 5: 701–703.

390 | ¡ENERGÍA!

[207] Kim, Y. y Giovannucci, E. L.: Association between dietary fat intake and mortality from all-causes, cardiovascular disease, and cancer: A systematic review and meta-analysis of prospective cohort studies. Clin Nutr. 2020; jul 14: S0261-5614(20)30355-1. doi: 10.1016/j.clnu.2020.07.007.

[208] De Alzaa, F. *et al.:* Evaluation of Chemical and Physical Changes in Different Commercial Oils During Heating. Acta Scientific Nutritional Health. 2018; Vol 2; jun 218: 2–11.

[209] Si quieres profundizar en el tema de las terapias con grasas saludables, te recomiendo consultar los libros *Ran an das Fett*, 2019, de la editorial Rowohlt Verlag, y *Ran an das Fett – das Praxisbuch*, 2020, de la misma editorial Rowohlt Verlag.

[210] Naylor, R. *et al.:* The Relationship between Lifestyle, Metaflammation and Chronic Pain. A Systematic Review. American J of Lifestyle Medicine. 2013; 7.
Manning, P. J. *et al.:* Postprandial Cytokine Concentrations and Meal Composition in Obese and Lean Woman. Obesity. Silver Spring. 2008; 16.

[211] Aune, D. *et al.:* Fruit and vegetable intake and the risk of cardiovascular disease, total cancer and all-cause mortality – a systematic review and dose-response meta-analysis of prospective studies. Int J Epidemiol. 2017; jun 1; 46(3): 1029–1056. doi: 10.1093/ije/dyw319. PMID: 28338764.

[212] Patek, A. J.: Chlorophyll and Regeneration in the Blood: Effect of Administration of Chlorophyll Derivates to Patients with chronic Hypochromic Anemia. Archives of Internal Medicine. 1936; 57(1): 73.

[213] Deghan, M. *et al.:* Associations of Fats and Carbohydrate Intake with Cardiovascular Disease and Mortality in 18 Countries from five Continents (PURE). A Prospective Cohort Study. Lancet. 2017; 390 (10107): 2050–2062.

[214] Faghihnia, N. *et al.:* Effects of Dietary Saturated Fat on LDL Subclasses and Apolipoprotein CIII in Men. Eur J Clin Nutr. 2012; 66 (11): 1229–1233.

[215] Calder, P. C.: Omega-3 fatty acids and inflammatory processes: from molecules to man. Biochem Soc Trans. 2017; oct 15; 45(5): 1105–1115. doi: 10.1042/BST20160474. Epub 2017 sep 12. PMID: 28900017.

[216] Liao, Y. *et al.:* Efficacy of omega-3 PUFAs in depression: A meta-analysis. Transl Psychiatry. 2019; ago 5; 9(1): 190. doi: 10.1038/s41398-019-0515-5. PMID: 31383846.

[217] Yajima, K. *et al.:* Meal rich in rapeseed oil increases 24-h fat oxidation more than meal rich in palm oil. PLoS One. 2018; jun 14; 13(6): e0198858. doi: 10.1371/jour- nal.pone.0198858. eCollection 2018. PMID: 29902225.

[218] De Alzaa, F. *et al.:* Evaluation of Chemical and Physical Changes in Different Commercial Oils During Heating. Acta Scientific Nutritional Health. 2018; Vol 2; jun 218: 2–11.

[219] *Ibidem.*

[220] La fruta, sobre todo en sus variedades de sabor más amargo y menos ricas en azúcares, es un alimento fantástico, pura ¡ENERGÍA! Pero todos los zumos puros y néctares de frutas provocan que se dispare el azúcar en sangre a toda velocidad, así que no son los mejores aliados para tu energía vital.

[221] La mantequilla clarificada también se conoce como «ghee». Está muy presente dentro de la cocina ayurvédica. La mayoría de personas tolera y digiere excelentemente bien las grasas de la leche animal; el principal problema lo constituye la proteína característica de la leche, llamada caseína. La mantequilla clarificada o ghee tan solo contiene las grasas de la mantequilla clásica. En este formato, las proteínas que provocan la reacción inmunitaria están totalmente ausentes. Además, contiene butirato, un ácido graso de cadena corta dotado de unas magníficas propiedades antiinflamatorias, que apoya a las células inmunitarias radicadas en el intestino. Por eso el plan de nutrición ¡ENERGÍA! mira con buenos ojos la mantequilla clarificada, que por si fuera poco, es ideal como grasa segura (y sabrosa) para freír o rehogar.

[222] https://www.codecheck.info/news/Diese-12-Obst-und-Gemuesesorten-ste-cken-voller-Pestizide-375492. Consulta 07.12.2020.

[223] Comas-Basté, O. *et al.:* Histamine Intolerance: The Current State of the Art. Biomolecules. 2020; ago 14;10(8): 1181. doi: 10.3390/biom10081181.

[224] Jafarinia, M. *et al.:* Quercetin with the potential effect on allergic diseases. Allergy Asthma Clin Immunol. 2020; may 14; 16:36. doi: 10.1186/s13223-020-00434-0. eCollection 2020.

Ding, Y. *et al.:* Quercetin inhibits Mrgprx2-induced pseudo-allergic reaction via PLCγ-IP3R related Ca2+fluctuations. Int Immunopharmacol. 2019; ene; 66: 185–197. doi: 10.1016/j.intimp.2018.11.025. Epub 2018 nov 21.

[225] Ishii, K. *et al.:* Medium-chain triglycerides enhance mucous secretion and cell proliferation in the rat. J Gastroenterol. 2009; 44(3): 204–11. doi: 10.1007/s00535-008- 2308-0. Epub 2009 feb 13.

[226] Blasbalg, T. L.: Changes in consumption of omega-3 and omega-6 fatty acids in the United States during the 20th century. American Journal of Clinical Nutrition. 2011; (93): 950–62.

[227] Richter, M. y al: Vegan Diet. Position of the German Nutrition Society (DGE): Ernährungs-Umschau. 2016; 63: 92–102.

[228] Lerner, A. *et al.:* Adverse effects of gluten ingestion and advantages of gluten withdrawal in nonceliac autoimmune disease. Nutr Rev. 2017; dic 1; 75(12): 1046–1058. doi: 10.1093/nutrit/nux054.

[229] Fasano, A.: All disease begins in the (leaky) gut: role of zonulin-mediated gut permeability in the pathogenesis of some chronic inflammatory diseases. F1000Res. 2020; ene 31; 9: F1000 Faculty Rev-69. doi: 10.12688/f1000research.20510.1. eCollection 2020.

[230] Leitzmann, C. y Keller, M.: Vegetarische Ernährung. 2013, Verlag Eugen Ulmer. Herrmann, W. y Obeid, R.: Ursachen und frühzeitige Diagnostik von Vitamin-B12-Mangel. Dt. Ärzteblatt. 2008; 105(40): 680–686. Keller, M.: Vitamin B12: Manchmal wird es knapp. UGB-Forum. 2009; 2/09: 58–61. Herrmann, W. y Obeid, R.: Utility and limitations of biochemical markers of vitamin B12 deficiency. European Journal of Clinical Investigation. 2013; 43(3): 231– 237.

[231] Herrmann, W. y Obeid, R.: Ursachen und frühzeitige Diagnostik von Vitamin-B12-Mangel. https://www.aerzteblatt.de/pdf.asp?id=61696. Consulta 07.12.2020.

232 *Ibidem.*

233 *Ibidem.*

234 von Schacky, C.: Omega-3 index in 2018/19. Proc Nutr Soc. 2020; may 11: 1–7. doi: 10.1017/S0029665120006989. Online ahead of print.

235 https://www.oekotest.de/essen-trinken/Vegane-Burger-im-Test-Knapp-die-Ha-elfte-mit-Mineraloel-verunreinigt_10922_1.html. Consulta 07.12.2020.

236 George Kerry, R. *et al.:* Benefaction of probiotics for human health: A review. J Food Drug Anal. 2018; jul; 26(3): 927–939. doi: 10.1016/j.jfda.2018.01.002. Epub 2018 feb 2.

237 Swartz-Basile, D. A. *et al.:* Vitamin A deficiency inhibits intestinal adaptation by modulating apoptosis, proliferation and enterocyte migration. Am J Physiol Gastrointest Liver Physiol. 2003; 285(2): G424–32.

238 Fernández-Villa, D. *et al.:* Tissue Engineering Therapies Based on Folic Acid and Other Vitamin B Derivatives. Functional Mechanisms and Current Applications in Regenerative Medicine. Int J Mol Sci. 2018; dic 16; 19(12): 4068. doi: 10.3390/ijms19124068.

239 Constantini, L. *et al.:* Impact of Omega-3 Fatty Acids on the Gut Microbiota. Int J Mol Sci. 2017; dic 7; 18(12): 2645. doi: 10.3390/ijms18122645.

240 George Kerry, R. *et al.:* Benefaction of probiotics for human health: A review. J Food Drug Anal. 2018; jul; 26(3): 927–939. doi: 10.1016/j.jfda.2018.01.002. Epub 2018 feb 2.

241 Graham, D. Y. *et al.:* Enzyme therapy for functional bowel disease-like post-prandial distress. J Dig Dis. 2018; nov; 19(11): 650–656. doi: 10.1111/1751-2980.12655. Epub 2018 sep 21.

242 Schütz, K. *et al.:* Taraxacum – a review on its phytochemical and pharmacological profile. Ethnopharmacol. 2006; oct 11; 107(3): 313–23. doi: 10.1016/j.jep.2006.07.021. Epub 2006 jul 22.

243 *Ibidem.*

244 Al-Howiriny, T. *et al.:* Gastric antiulcer, antisecretory and cytoprotective properties of celery (Apium graveolens) in rats. Pharm Biol. 2010; jul, 48(7): 786–93.

245 Haniadka, R. *et al.:* A review of the gastroprotective effects of ginger (Zingiber officinale Roscoe). Food Funct. 2013; jun; 4(6): 845–55. doi: 10.1039/c3fo30337c. Epub 2013 abr 24.

246 Leech, B. *et al.:* Treatment Interventions for the Management of Intestinal Permeability: A Cross-Sectional Survey of Complementary and Integrative Medicine Practitioners. J Altern Complement Med. 2019; jun; 25(6): 623–636. doi: 10.1089/ acm.2018.0374. Epub 2019 abr 29.

247 Pattel, B. *et al.:* Potato Glycoalkaloids Adversly Affect Intestinal Impermeability and Aggravate Intestinal Bowel Disease. Inflamm Bowel Dis. 2002; 8.

248 Keshavarzian, A. *et al.:* Evidence that Chronic Alcohol Exposure promotes Intestinal Oxidative Stress, Intestinal Hyperpermeability and Endotoxemia Prior to Development of Alcohol Steatohepatitis in Rats. J Hepatol. 2009; 50.

Amin, P. B. *et al.:* Dose-Dependent Effects of Ethanol and E. coli on Gut Permeability and Cytokine Production. J of Surgical Research. 2009; 157.

249 Campanella, C. y Jamali, F.: Influence of Prolonged Exposure of Short Half Life Non-Steroidal Antiinflammatory Drugs on Gastrointestinal Safety. Inflammopharmacology. 2009; 17.

250 Lammers, K. M. *et al.:* Gliadin Induces and Increases in Intestinal Permeability and Zonulin Release by Binding to the Chemokine Receptor CXCR3. Gastroenterology. 2008; 135.

251 Francis, G. *et al.:* The Biological Action of Saponins in Animal Systems: A Review. Br J Nutr. 2002; 88.

Cheeke, P. R.: Nutritional and Physiological Implications of Saponins. A Review. Canadian Journal of An Science. 1971; 51.

252 Belmonte, L. *et al.:* Effects of glutamine supplementation on gut barrier, glutathione content and acute phase response in malnourished rats during inflammatory shock. World J Gastroenterol. 2007; 13(20): 2833–40.

253 Biesalski, H. K. *et al.:* Vitamine, Spurenelemente und Mineralstoffe: Prävention und Therapie mit Mikronährstoffen. 2002, 1. Auflage, Georg Thieme Verlag KG.

254 Peterson, C. T. *et al.:* Effects of Turmeric and Curcumin Dietary Supplementation on Human Gut Microbiota: A Double-Blind, Randomized, Placebo-Controlled Pilot Study. Evid Based Integr Med. 2018; ene-dic; 23: 2515690X18790725. doi: 10.1177/2515690X18790725.

255 Lobo de Sá, F. D. *et al.:* Curcumin Mitigates Immune-Induced Epithelial Barrier Dysfunction by Campylobacter jejuni. Int J Mol Sci. 2019; sep 28; 20(19): 4830. doi: 10.3390/ijms20194830.

256 Leech, B. *et al.:* Treatment Interventions for the Management of Intestinal Permeability: A Cross-Sectional Survey of Complementary and Integrative Medicine Practitioners. J Altern Complement Med. 2019; jun; 25(6): 623–636. doi: 10.1089/acm.2018.0374. Epub 2019 abr 29.

257 Watson, J. L. *et al.:* Green Tea Polyphenol – Epigallocatechin Gallate Blocks Epithelial Barrier Dysfunction Provoked by IFN-Gamma but Not by IL-4. Am J of Physiology. Gastrointestinal and Liver Physiology. 2004; 287, n.º 5: 954–961.

Kuriyama, S. *et al.:* Green Tea Consumption and Mortality due to Cardiovascular Disease, Cancer, and All Causes in Japan: The Ohsaki Study. J of the American Medical Association. 2006; 296, n.º 10: 1255–1265.

258 Ushiroda, C. *et al.:* Green tea polyphenol (epigallocatechin-3-gallate) improves gut dysbiosis and serum bile acids dysregulation in high-fat diet-fed mice. J Clin Biochem Nutr. 2019; jul; 65(1): 34–46. doi: 10.3164/jcbn.18-116. Epub 2019 abr 6.

259 Méabed, E. M. H. *et al.:* Chemical analysis of aqueous extracts of Origanum majorana and Foeniculum vulgare and their efficacy on Blastocystis spp. cysts. Phytomedicine. 2018; abr 1; 43: 158–163. doi: 10.1016/j.phymed.2018.04.017. Epub 2018 abr 10.

260 Fiallos, N. M. *et al.:* Antimicrobial effectiveness of grape seed extract against Enterococcus faecalis biofilm: A Confocal Laser Scanning Microscopy analysis. Aust Endod J. 2020; ago; 46(2): 191–196. doi: 10.1111/aej.12390. Epub 2019 dic 8.

Han, M. *et al.*: Dietary grape seed proanthocyanidins (GSPs) improve weaned intestinal microbiota and mucosal barrier using a piglet model. Oncotarget. 2016; dic 6; 7(49): 80313-80326. doi: 10.18632/oncotarget.13450.

[261] Ankri, S. y Mirelman, D.: Antimicrobial properties of allicin from garlic. Microbes Infect. 1999; feb; 1(2): 125–9. doi: 10.1016/s1286-4579(99)80003-3.

Goncagul, G. y Ayaz, R.: Antimicrobial effect of garlic (Allium sativum). Recent Pat Antiinfect Drug Discov. 2010; ene; 5(1): 91–3. doi: 10.2174/157489110790112536.

[262] Lu, M. *et al.*: Bactericidal Property of Oregano Oil Against Multidrug-Resistant Clinical Isolates. Front Microbiol. 2018; oct 5; 9: 2329. doi: 10.3389/fmicb.2018.02329. eCollection 2018.

Rodríguez-García, I. *et al.*: Oregano Essential Oil as an Antimicrobial and Antioxidant Additive in Food Products. Crit Rev Food Sci Nutr. 2016; jul 26; 56(10): 1717–27. doi: 10.1080/10408398.2013.800832.

[263] Kooti, W.: Phytochemistry, pharmacology, and therapeutic uses of black seed (Nigella sativa). Chin J Nat Med. 2016; oct; 14(10): 732–745. doi: 10.1016/S1875-5364(16)30088-7. Epub 2016 oct 31.

[264] Kajander, K. *et al.*: Clinical trial: multispecies probiotic supplementation alleviates the symptoms of irritable bowel syndrome and stabilizes Intestinal microbiota. Alimentary Pharmacology & Therapeutics. 2008; 27(1): 48–57.

[265] Markowiak, P. y Śliżewska, K.: Effects of Probiotics, Prebiotics, and Synbiotics on Human Health. Nutrients. 2017; 15; 9(9). pii: E1021.

[266] Zaman, S. A. y Sarbini, S. R.: The potential of resistant starch as a prebiotic. Crit Rev Biotechnol. 2016; 36(6): 578–84.

[267] Markowiak, P. y Śliżewska, K.: Effects of Probiotics, Prebiotics, and Synbiotics on Human Health. Nutrients. 2017; 15; 9(9); pii: E1021.

[268] Seymur, G. J. *et al.*: Relationship between Periodontal Infections and Systemic Disease. Clin Microbiol Infect. 2007; 13 Suppl 4.

[269] Gbinigie, O. *et al.*: Effect of oil pulling in promoting oro dental hygiene: A systematic review of randomized clinical trials. Complement Ther Med. 2016; jun; 26: 47–54. doi: 10.1016/j.ctim.2016.02.011. Epub 2016 feb 20.

[270] Peedikayil, F. C. *et al.*: Effect of Coconut Oil in Plaque Related Gingivitis – A Preliminary Report. Nigerian Medical Journal. 2015; 56, n.º 2: 143–147.

[271] Seminario-Amez, M. *et al.*: Probiotics and oral health: A systematic review. Med Oral Patol Oral Cir Bucal. 2017; may 1; 22(3): e282-e288. doi: 10.4317/medo- ral.21494.

[272] Gröber, U.: Orthomolekulare Medizin. Ein Leitfaden für Apotheker und Ärzte. 2002, Wissenschaftliche Verlagsgesellschaft.

[273] Palmieri, B. *et al.*: Nutrition in wound healing: investigation of the molecular mechanisms, a narrative review. J Wound Care. 2019; oct 2; 28(10): 683–693. doi: 10.12968/jowc.2019.28.10.683.

[274] Cline, J. C.: Nutritional aspects of detoxification in clinical practice. Altern Ther Health Med. 2015; may–jun; 21(3): 54–62.

[275] Park, G. *et al.*: Coriandrum Sativum L protects Humans Keratinocytes from Oxidative Stress by Regulating oxidative Defense Systems. Skin Pharmacol Physiol. 2012; 25: 93–99.

Prachayasittikul, V. *et al.:* Coriander (Coriandrum sativum): A promising functional food toward the well-being. Food Res Int. 2018; mar; 105: 305–323. doi: 10.1016/j.foodres.2017.11.019. Epub 2017 nov 21.

Wei, J. N. *et al.:* Phytochemical and bioactive profile of Coriandrum sativum L. Food Chem. 2019; jul 15; 286: 260–267. doi: 10.1016/j.foodchem.2019.01.171. Epub 2019 feb 1.

276 Mero, A. *et al.:* Effects of far-infrared sauna bathing on recovery from strength and endurance training sessions in men. Springerplus. 2015; jul 7; 4: 321. doi: 10.1186/s40064-015-1093-5. eCollection 2015.

277 Brandani, J. Z. *et al.:* The hypotensive effect of Yoga's breathing exercises: A systematic review. Complement Ther Clin Pract. 2017; ago; 28: 38–46. doi: 10.1016/j.ctcp.2017.05.002. Epub 2017 may 9.

278 Merino, J. J. *et al.:* The Long-Term Algae Extract (Chlorella and Fucus sp) and Aminosulphurate Supplementation Modulate SOD-1 Activity and Decrease Heavy Metals (Hg++, Sn) Levels in Patients with Long-Term Dental Titanium Implants and Amalgam Fillings Restorations. Antioxidants (Basel). 2019; abr 16; 8(4): 101. doi: 10.3390/antiox8040101.

279 Uchikawa, T. *et al.:* Chlorella suppresses Methylmercury transfer to The Fetus in Pregnant Mice. J Toxicol Sci. 2011; oct; 36(5): 675–680.

280 Xu, H. *et al.:* Effects of Chronic Voluntary Alcohol Drinking on Thiamine Concentrations, Endoplasmic Reticulum Stress, and Oxidative Stress in the Brain of Crossed High Alcohol Preferring Mice. Neurotox Res. 2019; nov; 36(4): 777–787. doi: 10.1007/s12640-019-00032-y. Epub 2019 abr 10.

281 Khademi, F. *et al.:* Nicotine-Induced Oxidative Stress in Human Primary Endometrial Cells. Int J Toxicol. 2019; may/jun; 38(3): 202–208. doi: 10.1177/1091581819848081. Epub 2019 may 21.

282 Romani, A. *et al.:* Health Effects of Phenolic Compounds Found in Extra-Virgin Olive Oil, By-Products, and Leaf of Olea europaea L. Nutrients. 2019; ago 1; 11(8): 1776. doi: 10.3390/nu11081776.

283 Huber, R. *et al.:* Effects of abdominal hot compresses on indocyanine green elimination – a randomized cross over study in healthy subjects. BMC Gastroenterology. 2007; 7:27. DOI: 10.1186/1471-230X-7-27.

284 https://www.unibw.de/lrt7/entkeimungsgeraet.pdf. Consulta 07.12.2020.

285 Enlace para profundizar en los contenidos de la Sociedad Alemana de Odontología ambiental (Deutsche Gesellschaft für Umweltzahnmedizin): https://www.deguz.de/de/startseite. Consulta 07.12.2020.

286 https://www.bvl.bund.de/DE/Arbeitsbereiche/01_Lebensmittel/03_Verbraucher/09_InfektionenIntoxikationen/09_Schimmelpilzgifte/lm_Pilzgifte_Bakterien_node.html. Consulta 07.12.2020.

287 Rautiainen, S. *et al.:* Dietary supplements and disease prevention - a global overview. Nat Rev Endocrinol. 2016; jul; 12(7): 407–20. doi: 10.1038/nrendo.2016.54. Epub 2016 may 6.

288 Saito, T. *et al.:* Micronutrient supplementation affects transcriptional and epigenetic regulation of lipid metabolism in a dose-dependent manner. Epigenetics. 2020; dic 14. doi: 10.1080/15592294.2020.1859867. Online ahead of print.

[289] Grant, W. B. *et al.*: The Benefits of Vitamin D Supplementation for Athletes: Better Performance and Reduced Risk of COVID-19. Nutrients. 2020; dic 4; 12(12): E3741. doi: 10.3390/nu12123741.

[290] EFSA: European Food Safety Authority = Autoridad europea de seguridad alimentaria.

[291] Índice omega 3: parámetro de medición en diagnósticos de laboratorio para determinar si existe una carencia de ácidos grasos omega 3, que repersenta el porcentaje de los ácidos grasos de cadena larga respecto al contenido total en lípidos presente en la sangre. Valor óptimo > 8 %–10 %.

[292] European Food Safety Authority = Autoridad europea de seguridad alimentaria.

[293] Hoffmann, N. B.: Dehydration in the Elderly: Insidious and Manageable. Geriatrics. 1991; 46; n.º 6: 35–38.

[294] Mariage, P. A. *et al.*: Efficacy of Panax ginseng Meyer Herbal Preparation HRG80 in Preventing and Mitigating Stress-Induced Failure of Cognitive Functions in Healthy Subjects: A Pilot, Randomized, Double-Blind, Placebo-Controlled Crossover Trial. Pharmaceuticals (Basel). 2020; mar 29; 13(4): 57. doi: 10.3390/ph13040057.

[295] Liu, H. *et al.*: Panax ginseng C. A. Meyer as a potential therapeutic agent for organ fibrosis disease. Chin Med. 2020; nov 24; 15(1): 124. doi: 10.1186/s13020-020-00400-3.

[296] Shikov, A. N. *et al.*: Medicinal Plants from the 14th edition of the Russian Pharmacopoeia, recent updates. J Ethnopharmacol. 2020; dic 10: 113685. doi: 10.1016/j.jep.2020.113685. Online ahead of print.

[297] Panossian, A. G. *et al.*: Evolution of the adaptogenic concept from traditional use to medical systems: Pharmacology of stress- and aging-related diseases. Med Res Rev. 2021; ene; 41(1): 630–703. doi: 10.1002/med.21743. Epub 2020 oct 25.

[298] Lin, X. *et al.*: Amelioration of experimental autoimmune encephalomyelitis by Rhodiola rosea, a natural adaptogen. Biomed Pharmacother. 2020; may; 125: 109960. doi: 10.1016/j.biopha.2020.109960. Epub 2020 feb 10.

[299] Panossian, A.: Novel molecular mechanisms for the adaptogenic effects of herbal extracts on isolated brain cells using systems biology. Phytomedicine. 2018; nov 15; 50: 257–284. doi: 10.1016/j.phymed.2018.09.204. Epub 2018 sep 20.

[300] Singh, B. *et al.*: Adaptogenic activity of a novel withanolide-free aqueous fraction from the roots of Withania somnifera Dun. (Part II). Phytother Res. 2003; 17(5): 531–6.

[301] Zhu, H. *et al.*: Macamides: A review of structures, isolation, therapeutics and prospects. Food Res Int. 2020; dic; 138(Pt B): 109819. doi: 10.1016/j.foodres.2020.109819.

[302] Brooks, N. A. *et al.*: Beneficial effects of Lepidium meyenii (Maca) on psychological symptoms and measures of sexual dysfunction in postmenopausal women are not related to estrogen or androgen content. Menopause. 2008; 15(6): 1157–62.

[303] Lee, M. *et al.*: The use of maca (Lepidium meyenii) to improve semen quality: A systematic review. Maturitas. 2016; 92: 64–69.

304 Ononamadu, C. J. *et al.:* In vitro and in vivo anti-diabetic and anti-oxidant activities of methanolic leaf extracts of Ocimum canum. Caspian J Intern Med. 2019; Spring; 10(2): 162–175. doi: 10.22088/cjim.10.2.162.

305 Kelm, M. A. *et al.:* Antioxidant and cyclooxygenase inhibitory phenolic compounds from Ocimum sanctum Linn. Phytomedicine. 2000; 7,1: 7–13.
Prakash, P. y Gupta, N.: Therapeutic uses of Ocimum sanctum Linn (Tulsi) with a note on eugenol and its pharmacological actions: a short review. Indian J Physiol Pharmacol. 2005; 49, 2: 125–131.

306 Hartig, T. *et al.:* Restorative Effects of Natural Environment Experiences. Environment and Behavior. 1991; 23 (19): 3–16.

307 Pretty, J. *et al.:* Green Exercise in the UK Countryside: Effects on Health and Psychological Well-Being and Implications for Policy and Planning. J of Environmental Planning in Management. 2007; 50(2): 211–231.

308 Hansen, M. M. *et al.:* Shinrin-Yoku (Forest Bathing) and Nature Therapy: A State-of-the-Art Review. Int J Environ Res Public Health. 2017; jul 28; 14(8): 851. doi: 10.3390/ijerph14080851. PMID: 28788101.

309 Qing, L. *et al.:* A Forest Bathing Trip Increases Human Natural Killer Activity and Expression of Anti-Cancer Proteins in Female Subjects. J of Biological Regulators and Homeostatic Agents. 2008; 22(1): 45–55.

310 Zhao, S. Z. *et al.:* The Association between Electronic Device Use During Family Time and Family Well-Being: Population-Based Cross-Sectional Study. J Med Internet Res. 2020; oct 14; 22(10): e20529. doi: 10.2196/20529.

311 https://blog.dscout.com/mobile-touches.

312 García, C. *et al.:* Use of Cryotherapy for Managing Chronic Pain: An Evidence-Based Narrative. Pain Ther. 2020; dic 14. doi: 10.1007/s40122-020-00225-w. Online ahead of print.

313 Zielińska-Nowak, E. *et al.:* New Strategies for Rehabilitation and Pharmacological Treatment of Fatigue Syndrome in Multiple Sclerosis. J Clin Med. 2020; nov 7; 9(11): 3592. doi: 10.3390/jcm9113592.

314 Bringmann, H. C. *et al.:* Meditation-Based Lifestyle Modification: Development of an Integrative Mind-Body Program for Mental Health and Human Flourishing. Complement Med Res. 2020; dic 7: 1–11. doi: 10.1159/000512333. Online ahead of print.

315 Mueller, P. A. y Oppenheimer, D. M.: The Pen is Mightier Than the Keyboard: Advantages of Longhand Over Laptop Note Taking. Psychological Science. 2014; 25 (6).

316 Dalai Lama: *El arte de la felicidad* 2003, Debolsillo.

317 Witaseck, A.: Lehrbuch der F. X. Mayr Medizin. Grundlagen, Diagnostik und Therapie. 2019, 1. Auflage, Springer Verlag.

318 Lally, P. *et al.:* How are habits formed: Modelling habit formation in the real world. European Journal of Social Psychology. 2009; doi.org/10.1002/ejsp.674.

319 Janson, M.: Orthomolecular medicine: the therapeutic use of dietary supplements for anti-aging. Clin Interv Aging. 2006; 1(3): 261–5. doi: 10.2147/ciia.2006.1.3.261.

[320] Brenner, H. y Schöttker, B.: Vitamin D Insufficiency May Account for Almost Nine of Ten COVID-19 Deaths: Time to Act. Comment on: «Vitamin D Deficiency and Outcome of COVID-19 Patients». Nutrients. 2020; 12: 2757. Nutrients. 2020; nov 27; 12(12): E3642. doi: 10.3390/nu12123642.

[321] Annweiler, G. *et al.:* Vitamin D Supplementation Associated to Better Survival in Hospitalized Frail Elderly COVID-19 Patients: The GERIA-COVID Quasi-Experimental Study. Nutrients. 2020; nov 2; 12(11): 3377. doi: 10.3390/nu12113377.

[322] Kuklinski, B. y Schemionek, A.: Mitochondrientherapie – die Alternative. 2016, 5. Auflage, Aurum Verlag.

[323] Di Liberto, D. *et al.:* Gluten Free Diet for the Management of Non Celiac Diseases: The Two Sides of the Coin. M. Healthcare (Basel). 2020; oct 14; 8(4):400. doi: 10.3390/healthcare8040400.

[324] *Ibidem.*

[325] Calim, A. *et al.:* The Relation between Homocysteine Levels in Patients with Acute Coronary Syndrome and Grace Score. Sisli Etfal Hastan Tip Bul. 2020; sep 10; 54(3): 346–350. doi: 10.14744/SEMB.2018.77864. eCollection 2020.

[326] Merino, J. J.: The Long-Term Algae Extract (Chlorella and Fucus sp) and Aminosulphurate Supplementation Modulate SOD-1 Activity and Decrease Heavy Metals (Hg++, Sn) Levels in Patients with Long-Term Dental Titanium Implants and Amalgam Fillings Restorations. Antioxidants (Basel). 2019; abr 16; 8(4): 101. doi: 10.3390/antiox8040101.

PARA QUE CUENTES CON TODA LA **INFORMACIÓN**

Más libros para consultar y profundizar

- **Davis, William:** *Sin trigo, gracias Dile adiós al trigo, pierde peso y come de forma saludable.* Editorial Aguilar. Madrid, 2014.
- **Feld, Michael:** *Dr. Felds große Schlafschule.* Gräfe und Unzer, 2018.
- **Fleck, Anne:** *Ran an das Fett. Das Praxisbuch.* Rowohlt, 2020.
- **dies.:** *Schlank! und gesund mit der Doc Fleck Methode.* BJV Verlag, 2017.
- **Gröber, Uwe:** *Arzneimittel als Mikronährstoffräuber. Was Ihr Arzt und Apotheker Ihnen sagen sollten.* Wissenschaftliche Verlagsgesellschaft Stuttgart, 2017.
- **del mismo autor:** *Die wichtigsten Nahrungsergänzungsmittel. Das Plus für Ihre Gesundheit.* Südwest, 2019.
- **Kharrazian, Datis:** *Schilddrüsenunterfunktion und Hashimoto anders behandeln.* VAK, 2016.
- **Kuklinski, Bodo:** *Mitochondrien. Symptome, Diagnose und Therapie.* Aurum, 2016.
- **del mismo autor, con Anja Schemionek:** *Mitochondrientherapie – die Alternative.* Aurum, 2016.
- **Mutter, Joachim:** *Lass dich nicht vergiften. Warum uns Schadstoffe chronisch krank machen und wie wir ihnen entkommen.* Gräfe und Unzer, 2018.

Información útil y práctica

Encontrarás más información, artículos en profundidad y mucho más en mi página web: **www.docfleck.com**:

- Descargas todas las listas de verificación de este libro
- Referencias de complementos nutricionales
- Enlaces interesantes de instituciones, organizaciones y laboratorios especializados
- Novedades científicas
- Información sobre el método terapéutico de la Doctora Fleck

ÍNDICE TEMÁTICO

al gluten, 80
a la lactosa, 80
Intolerancias alimentarias/a alimentos,
26, 27, 38, 79-85, 180, 184, 244, 268
Ir(te) a dormir, *véase también* acostarte,
172, 246

J
Jet-lag, 173

L
Lácteos, productos, 122, 177, 179, 182,
197, 204, 208, 249, 251
Lactosa, 80, 82, 182, 244, 367
Ladrones de energía, *véase también*
factores fatigantes
Leche, *véase también* lácteos
Legumbres, 84, 194, 212-220, 353
Lípidos, *véase también* grasa, 100, 185,
191, 228, 253, 302, 361
Luminoterapia, 175
Luz azul, 171, 172, 175
Luz diurna, 154, 175

M
Madrugar *véase también* alondra, 27,
152, 172
Magnesio, 46, 101-110, 184, 189, 220,
237, 244, 246, 247, 251
Mandíbula, 57
Huesos de, 370
Inflamación de, 127, 128
Manganeso, 96, 273, 367
Manos, terapias, 60, 61, 115, 129, 292
frío en las, 130
lavado de, 139, 240
cremas para, 226
acupresión en, 282
Medicamentos, alergia, 88, 103
Medicamentos, *véase también* fármacos

Medicina ambiental, 58, 114, 115, 118,
127, 241, 369, 370
Medicina tradicional china, 151, 152,
159, 161-166, 274, 280, 282
Mediodía, comida de, *véase también*
almuerzo
Meditación, 76, 153, 155, 160, 286, 295
Melatonina, 34, 123, 150, 151, 154, 157,
161-166, 171
Memoria, 56, 59, 72, 73, 81, 88, 115,
121, 129, 159, 183, 276, 294, 300,
356, 361-365
Mercurio
Metabolismo
Metabolismo de la glucosa, 105
Metabolismo de las grasas/los lípi-
dos109, 253
Metabolismo de mitocondrias, 125
Metabolismo de las proteínas, 254
Metabolismo energético, 51, 55, 94,
107, 110, 117, 252, 253,
Metabolismo óseo, 107, 110
Metabolismo, alteraciones del
Metales pesados, 53, 55, 58, 96, 99,
113-120, 128, 226, 251, 261, 262
Metas, *véase también* objetivos
Método de la Doctora Fleck, 13, 156,
202, 299
Microbioma, 26, 33, 34, 35, 38, 258
Micronutrientes, 105-130, 145, 150,
216, 218, 226, 227, 231, 234, 307,
314
Microplásticos, 45, 113-130, 239
Migraña, 82, 88, 90, 91, 105, 132, 185,
247, 253, 302, 350
Mitocondrias, 22-25, 93-103, 307, 314
Modorra del mediodía, 159
Moho, *véase también* hongos
Motivación
Movimiento *véase también* ejercicio
físico, 14, 47, 53, 149, 170, 202, 286,
293, 367, 368

LISTA DE ABREVIATURAS Y PALABRAS CLAVE

AGE	Advanced Glycation Endproducts
ANA	Anticuerpos antinucleares
ATP	Adenosintrifosfato
CRP (hs)	Proteína C reactiva de alta sensibilidad (high sensitive)
CRP	Proteína C reactiva
DAO	Diaminooxidasa
DGE	Deutsche Gesellschaft für Ernährung, Sociedad Alemana de Nutrición
DHA	Ácido docohexanoico (ácido graso omega 3)
EPA	Ácido eicosapentanoico (ácido graso omega 3)
FLI	Índice de hígado graso (Fatty Liver Index)
HEPA	Filtros de aire de alta eficiencia para partículas (High Efficiency Particulate Airfilter)
HGH	Hormona del crecimiento humana (Human Growth Hormone) o somatotropina
LDL	Lipoproteína de baja densidad, colesterol LDL (Low Density Lipoprotein)
LPS	Lipopolisacáridos
mg	miligramo
ml	mililitro
ng	nanogramo
NO	Óxido nítrico
NSC	Núcleo supraquiasmático
RGE	Reflujo gastroesofágico
ROS	Especies reactivas de oxígeno, radicales libres (Reactiv Oxygen Species)
SAM	Síndrome de activación mastocitaria
TAC	Tomografía axial computerizada
TTL	Test de transformación linfocitaria
TVD	Tomografía volumétrica digital
VEB	Virus de Epstein-Barr
VHS	Virus del herpes simple
VSG	Velocidad de sedimentación globular

¡GRACIAS!

Hacía muchos años que soñaba con escribir este libro. Me ha costado mucho tiempo y he invertido un enorme esfuerzo en investigar y documentarme.

Desde aquí, doy las gracias a todos y todas mis pacientes. Me han abierto los ojos y me han enseñado que siempre merece la pena profundizar y buscar las causas de los problemas. Y así me han hecho crecer y aprender para ayudar a muchas más personas con mi método terapéutico. Fueron mis pacientes quienes me animaron también a ofrecer este libro como herramienta para promover un enfoque moderno, basado en la medicina preventiva.

Quiero expresarle mi agradecimiento especialmente a Barbara Laugwitz, por su apoyo para escribir e ilustrar mis libros.

También a Andrea Löhndorf y Ellen Venzmer, por su trabajo de lectura y corrección tan lleno de sensibilidad. Y a todo el equipo de la editorial dtv, por sus consejos y su asesoramiento.

Doy también gracias a todos los científicos del ámbito de la medicina, cuyos avances han abierto el camino para este libro.

Gracias a todas las personas que trabajan en servicios de asistencia y terapia, quienes hacen realidad a diario la medicina y pelean por la salud de nuestros congéneres con tanto ahínco.

Y finalmente, gracias de corazón a mi familia, a mis amigos y a mi equipo, la más maravillosa fuente de apoyo y motivación.